# EXPÉRIENCES
# EN ERGOTHÉRAPIE

Dépôt légal : octobre 2011

I.S.B.N. : 978-2-84023-741-9
E.A.N. : 9782840237419

*Imprimé en France*

Impression & brochage sepec
Numéro d'impression : 0692110901

IMPRIM'VERT®

RENCONTRES EN RÉADAPTATION
N° 17

# EXPÉRIENCES EN ERGOTHÉRAPIE

*VINGT-QUATRIÈME SÉRIE*

Sous la direction de

**Marie-Hélène IZARD**

Avec la participation de

**Richard NESPOULOUS**

Avec la collaboration de

G. ADANT, F. BARRÉ, C. BELIO, N. BOYER, J.-M. CAIRE, M. CARREAU, P. CASTELEIN, S. CLÉMENT-FAVRE, E.-M. D'ARAGON, E. DAYRE, D. DE CRITS, P. DEMELIS, N. DESFOUX, J.-M. DESTAILLATS, C. DIAS-MIRANDELA, A. DONJON, V. DUPUY, F. EURAN, A. FAJARNES, L. FOUCHET-INCAUX, N. FUNAKOSHI, R. GENDARME, D. GIROUX, P. GUILLEZ, H. HERNANDEZ, C. HOLLENSTEIN, M. IZQUIERDO, E. JANVIER, T. JOURNOLLEAU, M. KOLECK, P. LATIÈRE, N. LAVOIPIERRE, K. LEMARIÉ, C. LESAGE, J. LYTHAM, C. MAGOT, S. MARCATAND, P. MARINELLI, A. MATOUSSI, M. MAUVILLAIN, J.-M. MAZAUX, K. MERCERON, A. MICHELET, M.-C. MOREL-BRACQ, O. MOURGLIA-LAVENANT, V. NERO, J.-G. NEUVEGLISE, M. OSTROWIECKI, J. PEREZ, M. PIPERNO, A. PROUTEAU, V. PROUVOST, V. QUÉAU, I. QUINTAL, P. RENE-CORAIL, F. SAGET, P. SIGNORINO, L. SIMON, N. SIMON, M. SOUBEYRAN, V. SOUCHAY, C. SOUCHET, C. SPICHER, M. TAILLADE, A. TEGHILLO, S. TÉTREAULT, D. TURPI, L. ULRIC, A. UNHASSOBISCAY, M. VERBAEYS, S. VERGNE, M. VIENNE, L. VUILLEUMIER, C. WOEHRLE

sauramps medical
Montpellier - Paris
11, boulevard Henri IV - 34000 Montpellier
E.mail : sauramps.medical@wanadoo.fr

# TABLE DES MATIÈRES



## - 1 - ACTUALITÉS ET RECHERCHE

## - 2 - PSYCHIATRIE



## - 3 - PRATIQUES EN ERGOTHÉRAPIE

# *AVANT-PROPOS*

*Nous présentons ici le XXIV*[e] *ouvrage de la série* "Expériences en Ergothérapie", *nouvelle contribution reflétant l'activité pratique toujours croissante et diversifiée des ergothérapeutes français et francophones. Ils nous font partager le fruit de leur expérience quotidienne dans un échange toujours dynamique. Ils apportent les résultats qu'ils obtiennent, ils font état de leur contribution à la recherche. Reflets de la spécialité, les nombreux thèmes évoqués témoignent du caractère pluridisciplinaire de l'ergothérapie.*

*Les intervenants, en remettant le texte de leur présentation, permettent ainsi l'édition de cet ouvrage. Il est le résultat d'une large confrontation entre professionnels. Ils l'ont écrit et c'est pour l'ensemble des ergothérapeutes et des étudiants en ergothérapie qu'il est édité.*

*Tous les professionnels ou étudiants en voie de formation qui sont concernés par la pratique de la rééducation, de la médecine physique et de la réadaptation, quel qu'en soit le domaine, trouveront sûrement un grand intérêt pratique à la lecture de ce livre.*

*Les ergothérapeutes sont les premiers concernés, qu'ils soient professionnels ou en cours de préparation du diplôme d'état.*

*Les autres praticiens de l'équipe de soins de rééducation vont découvrir ici ce que l'ergothérapie peut apporter de plus que leur propre activité en cherchant à atteindre un même objectif. Leur travail n'est pas concurrentiel, il est complémentaire.*

*Les médecins de médecine physique et de réadaptation doivent connaître les possibilités que leur offrent les techniques d'ergothérapie, en appréciant les résultats ici apportés chaque année. Cela leur sera utile dans la préparation du programme de prise en charge des patients.*

*Les médecins, généralistes, spécialistes et tous ceux qui œuvrent au maintien à domicile, méconnaissent encore trop souvent l'ergothérapie. Cet ouvrage leur donne ici l'occasion de découvrir très simplement ce qu'elle est ; il leur est donc aussi destiné.*

*Les personnes en situation de handicap peuvent prendre connaissance, à la lecture de ce livre, des solutions parfois très simples qu'on n'a pas toujours su leur proposer, et ce, face aux difficultés nombreuses et variées qu'ils rencontrent dans leur vie de tous les jours.*

*Cette XXIV*[e] *série des* "Expériences en Ergothérapie", *témoignage des rencontres annuelles, initiées et poursuivies par Marie-Hélène Izard qui a, comme les précédentes, l'ambition de susciter des vocations pour cette profession dont les besoins ne font que croître. Elle offre chaque jour de nouvelles perspectives, renforcées pour cela par un nouveau programme d'études, aujourd'hui largement actualisé et permettant de préparer un exercice professionnel de qualité tout en suivant un cursus universitaire qui donne le grade de licence.*

*Professeur Lucien Simon*
*Ancien Directeur-Fondateur de l'Institut de Formation en Ergothérapie de Montpellier*

*XXIV*[e] *Expériences en Ergothérapie* a été le thème d'une rencontre nationale organisée dans le cadre de l'Enseignement Permanent de l'Ergothérapie avec le concours de l'Institut de Formation en Ergothérapie de Montpellier. Cette réunion a été coordonnée par Marie-Hélène Izard (avec la participation de Richard Nespoulous), La Grande-Motte, Hérault, 6 et 7 octobre 2011.

# - 1 -
# ACTUALITÉS ET RECHERCHE

## IMPACT DU PASSAGE AU SYSTÈME LMD SUR LA FORMATION DES FUTURS ERGOTHÉRAPEUTES

L. FOUCHET-INCAUX

*Ce travail a été réalisé dans le cadre d'un mini-mémoire d'obtention d'une unité d'enseignement d'un Master 1 "Responsable de projet de formation".*

De tout temps, l'être humain a tenté par divers moyens, de se soigner, de se faire soigner. Les sciences médicales ne datent donc pas d'hier, et se sont développées et améliorées au fur et à mesure des guerres et différents conflits. Les professions paramédicales dont l'ergothérapie, sont venues ensuite compléter les soins médicaux et infirmiers très longtemps portés par l'Eglise catholique en France, notamment. Petit à petit, sorties du système religieux, des écoles paramédicales ont fleuri sur tout le territoire afin de répondre aux besoins croissants d'une société qui développait la Santé de ses membres au même titre que l'Education. Depuis fin 2007, les ergothérapeutes aux côtés des masseurs kinésithérapeutes, pédicures podologues se sont engagés dans un travail de réingénierie du Diplôme d'Etat, coordonné par la DHOS (remplacé actuellement par la DGOS) au Ministère de la Santé, faisant suite à la réflexion engagée par les infirmiers en 2005. Ce travail vise une harmonisation universitaire des études d'ergothérapie, au niveau national, mais également européen (convention de Bologne 1999). Tout récemment (Arrêté du 5 juillet 2010), les études d'ergothérapie sont rentrées dans le processus universitaire et donc dans le système européen Licence-Master-Doctorat.

Ergothérapeute, PEP64 IEMFP – "Le Hameau Bellevue" BP 10 - 64270 Salies-de-Béarn

Je vais tenter de mettre à jour ce que cette nouvelle législation va changer dans le cadre de l'institut de formation en ergothérapie (IFE) et notamment en ce qui concerne la formation des formateurs, des intervenants, et des tuteurs de stages de cet institut.

En effet, après avoir défini rapidement cette profession et les études qui y mènent, je développerai la particularité de cette école en région aquitaine, et le rôle qu'a joué la directrice de cette école dans la reconnaissance des études d'ergothérapie en Licence. Puis, je définirai très rapidement le nouveau programme des études, et apporterai des notions théoriques sur les compétences et l'ingénierie de formation, et donc ce que ces nouvelles dispositions sont censées apporter comme changements aux études d'ergothérapie (versus formateur). Je développerai alors les questions que je me suis posées, la problématique choisie, et des hypothèses que j'ai décidé de vérifier ou d'infirmer par le biais d'un questionnaire aux professionnels formateurs, intervenants et tuteurs de stages dans cette école (méthodologie). J'analyserai les résultats, et répondrai ou non à l'hypothèse de départ. Puis, je ferai une analyse critique de ma pratique, la méthodologie choisie, et le recul que j'aurai pris sur ce travail. Pour conclure, j'essayerai de dégager des pistes de réflexion pour une optimisation de l'enseignement de l'ergothérapie à l'IFE de Bordeaux, dans l'intérêt de la profession, des étudiants en ergothérapie et de leurs futurs patients.

## CONTEXTE ET DÉFINITIONS

*L'ergothérapie :* l'ergothérapeute est un professionnel de la santé. Membre d'équipes pluridisciplinaires, il est l'intervenant central dans le processus de réadaptation, d'adaptation et d'intégration sociale des personnes aux prises avec des problèmes de fonctionnement dans leur quotidien. Aujourd'hui, la profession connaît un essor important lié entre autre au vieillissement de la population, l'augmentation de l'espérance de vie, l'émergence de nouvelles pathologies (troubles de l'apprentissage, autisme, maladie d'Alzheimer, maladies rares). Le développement des technologies médicales et le développement des actions de promotion de la santé entraînent une hausse importante de la demande de service en ergothérapie.

*Les études d'ergothérapie :* La formation dure trois ans avec au programme (arrêté du 24 septembre 1990 complété et bientôt abrogé par l'arrêté de 5 juillet 2010) :

- L'étude de l'homme aussi bien au niveau somatique (anatomie, physiologie) que psychique et intellectuel (développement psychomoteur, fonction mentale, vie de relation et de communication). Cet enseignement est complété par une formation à la relation qui permet de développer ses capacités, d'établir une relation avec autrui, et de percevoir ses propres attitudes.
- L'étude de l'homme en activité, les composantes cinésiologiques et biomécaniques du mouvement, les rapports "homme-travail", la méthodologie ergonomique et son apport à l'exercice de l'ergothérapie.
- L'apprentissage des techniques professionnelles, ludiques ou d'expression, permettant à l'étudiant d'acquérir des compétences pratiques et d'expérimenter les mises en situation qu'il pourra proposer dans le cadre du traitement.
- L'étude des pathologies et handicaps tant dans le domaine physique, (neurologie, traumatologie, rhumatologie, cardiologie, brûlés, affections diverses) que psychiatrique. L'apprentissage des techniques de soins et de rééducation qui relèvent de l'ergothérapie.

- L'apprentissage des techniques de réadaptation et de réinsertion, ce qui nécessite d'étudier la personne handicapée dans son environnement (notions d'architecture, organisation de la cité pour les personnes à mobilité réduite). C'est dans ce cadre que l'étudiant apprendra à connaître et utiliser l'appareillage, ainsi qu'à concevoir ou fabriquer celui qui relève de sa compétence (orthèses, aides techniques...).
- L'enseignement de la législation sociale, professionnelle et spécifique aux handicapés. Il comprend l'analyse des situations juridiques et administratives pour une meilleure intégration de la personne handicapée.
- Une réflexion globale sur l'ergothérapie, sa place dans l'organisation de la santé.

*L'enseignant-formateur :* L'activité d'enseignement est complexe, comme peut l'être également l'activité thérapeutique d'un ergothérapeute. L'enseignant, comme l'ergothérapeute, est amené à faire des choix, à évaluer, à prendre des décisions, à réagir de façon appropriée tout au long de son activité professionnelle. Il s'agit bien de professions au sens anglo-saxon qui exigent d'apprendre à travailler dans l'incertitude.

Pour augmenter ses compétences, l'enseignant, comme l'ergothérapeute, devra développer sa formation dans trois directions (Develay, 1994, cité par Morel-Bracq, 2005) : les acquisitions (savoirs), la démarche (méthodologie), l'analyse (observation et analyse).

En fait, l'enseignement insiste sur une méthodologie qui amène le futur ergothérapeute à faire l'analyse des différents paramètres concernant la personne en perte d'autonomie pour élaborer et mettre en œuvre une prise en charge thérapeutique adaptée et constamment réajustée. L'enseignant-formateur, s'adresse à des jeunes adultes ou même à des adultes, l'âge d'entrée en formation, en 2005, allant de moins de 20 ans à 39 ans (schéma régional des formations sanitaires et sociales, 2009/2011). Il est donc important que ce formateur soit lui-même formé à l'andragogie. En effet, l'apprentissage des adultes diffère de celui des jeunes enfants par le fait même que l'adulte possède une expérience acquise au fil du temps, de ses formations, de ses activités.

*L'Institut de Formation en Ergothérapie de Bordeaux :* la Région Aquitaine permet à 30 ergothérapeutes de se former tous les ans à l'Institut de formation du CHU de Bordeaux. La Région Aquitaine recense 300 ergothérapeutes, 80 % sont des femmes, 3 % travaillent en "libéral", 62 % en secteur hospitalier et 35 % sont salariés d'autres structures (collectivités territoriales, etc.).

L'IFE de Bordeaux est en lien étroit avec l'université de Bordeaux 2 (Victor Segalen). Par dérogation aux textes officiels régissant les études d'ergothérapie, l'entrée à l'IFE se fait après une année passée en PACES (Première Année des Etudes de Santé) et validation d'un concours aménagé comportant des matières spécifiques : psychologie et ergothérapie.

La directrice de cet IFE (Marie-Chantal MOREL) est depuis 2005, engagée dans le processus de passage au système LMD, participant au niveau national (ANFE) et européen (ENOTHE) aux instances de préparation des dossiers concernant l'harmonisation européenne des études paramédicales.

Depuis l'arrêté du 5 juillet 2010 (JO du 8 juillet 2010), le référentiel de compétences du diplôme d'Etat d'ergothérapeute, définit 10 compétences que les étudiants devront valider pour obtenir le diplôme de grade Licence :

1. Evaluer une situation et élaborer un diagnostic ergothérapique.
2. Concevoir et conduire un projet d'intervention en ergothérapie et d'aménagement de l'environnement.
3. Mettre en œuvre et conduire des activités de soins, de rééducation, de réadaptation, de réinsertion et de réhabilitation psychosociale en ergothérapie.
4. Concevoir, réaliser, adapter les orthèses provisoires, à visée fonctionnelle ou à visée d'aide technique, adapter et préconiser les orthèses de série, les aides-techniques ou animalières et les assistances technologiques.
5. Elaborer et conduire une démarche d'éducation et de conseil en ergothérapie et en santé publique.
6. Conduire une relation dans un contexte d'intervention en ergothérapie.
7. Evaluer et faire évoluer la pratique professionnelle.
8. Rechercher, traiter et analyser des données professionnelles et scientifiques.
9. Organiser les activités et coopérer avec les différents acteurs.
10. **Former et informer.**

Chacune de ces compétences est détaillée et assortie de critères d'évaluation et d'indicateurs. (JO page 177 à 186). Le décret définit les rôles de chacun des acteurs des stages dans la formation des étudiants.

L'annexe VI de l'arrêté comporte le portfolio de l'étudiant : celui-ci est un outil destiné au suivi du parcours de formation clinique et à la capitalisation des éléments de compétences au cours des stages. Il est centré sur l'acquisition des compétences lors des activités et des interventions en ergothérapie. Pour le tuteur et les formateurs, il est un outil de lisibilité et un guide. Pour l'étudiant, il doit permettre de mieux organiser et évaluer sa progression. Il fait le lien entre les temps de formation en institut et les temps de formation en stage.

Les objectifs principaux de cet outil sont de : – favoriser une analyse de la pratique qui s'inscrit dans une démarche de professionnalisation ; – permettre au(x) formateur(s) intervenant dans le parcours de formation et au tuteur de stage de coordonner leurs interventions ; – positionner ce qui a été appris au regard de ce qui est exigé en terme de niveau de fin de formation.

Le portfolio comporte deux types de documents :

1. Des fiches à remplir avant, pendant et après chaque période de stage : ces fiches permettent d'apprécier les acquis et la progression de l'étudiant et de fixer des objectifs d'amélioration ou d'apprentissage. Elles comportent : – des éléments sur le cursus de formation suivi par l'étudiant en amont du stage, – l'analyse de pratique effectuée au cours du stage, rédigée par l'étudiant, – une feuille de bilan de stage remplie par le tuteur à la fin du stage remise à l'institut de formation.
2. Des grilles d'évaluation des compétences à remplir pour chaque stage conjointement par l'étudiant et le tuteur en fonction des acquisitions.

Chaque semestre, le formateur responsable du suivi pédagogique de l'étudiant fait le bilan des acquisitions avec celui-ci. Il conseille l'étudiant et le guide pour la suite de son parcours. Il peut être amené à modifier le parcours de stage au vu des éléments contenus dans le portfolio. Les éléments contenus dans le portfolio contribuent à l'établissement du bilan de fin de formation avant le passage devant le jury final.

L'acquisition des éléments de chaque compétence est progressive, chaque étudiant peut avancer à son rythme, à condition de répondre aux exigences minimales portées dans l'arrêté de formation, l'objectif étant la validation de l'ensemble des compétences dans les Unités d'enseignements et les stages, pour l'obtention du diplôme d'État.

Ce nouveau référentiel a pris donc effet à partir de la rentrée 2010/2011, pour les nouveaux étudiants ergothérapeutes.

***Remarque :** nous pouvons voir en compétence 10, que la formation fait maintenant partie intégrante du référentiel de compétences des ergothérapeutes.*

## APPORTS THÉORIQUES

Nous voyons ici que les études d'ergothérapie sont menées dans leur conception en ingénierie de formation (en amont recueil et analyse de la demande, référentiel métier, évaluations avec critères et indicateurs pour chacune des compétences requises).

### Qu'est-ce que la compétence ?

Etymologiquement, le mot compétence vient du latin *competens, competere*, et de l'indo-européen *pete* < pot (pouvoir). Selon Le Boterf, ce terme prend donc deux acceptions :

**1)** Convenir : réunir à, être en état de, convenable pour,

**2)** Rivaliser, compétition (notion de pouvoir).

Selon Zarifian, la compétence peut être définie comme suit : *"Une occupation experte de l'espace d'autonomie reconnue au salarié, espace d'indétermination, de non-prescription, que l'action de l'individu ou du groupe doit remplir", "L'expression des capacités individuelles singulières, au sein d'un ensemble collectif."*

Dans les années 80, il est clairement apparu que le mode taylorien, principalement centré sur les capacités corporelles des travailleurs, ne suffisait plus pour être productif et compétitif. Ainsi, le travail évolue et devient de moins en moins prescrit, car il est en perpétuelle évolution. Il exige une adaptation, des transformations rapides. Le système de qualification arrive à ses limites. On évolue du système de qualification vers celui de la compétence. La qualification ne dit rien sur *"la capacité d'être en situation de travail"*. La compétence vise la situation de travail, dans l'entreprise, et se mesure par le résultat accompli. L'approche par compétence correspond mieux aux entreprises qui bougent et se transforment.

Selon Zarifian, la compétence peut alors être définie comme suit : *"Décentraliser une partie du pouvoir de décision auprès des équipes de base pour qu'elles puissent répondre à la montée en complexité des performances."*

Dans les années 90, apparaît pour le salarié, la notion de professionnalisme, qui se traduit par la nécessité de posséder un portefeuille de compétences complémentaires à ses diplômes. Plus qu'hier, il devient responsable de ses actions, de son activité et de son parcours professionnels.

Le champ scientifique de référence est, au départ, celui des sciences linguistiques avec Noam Chomsky qui oppose compétence et performance. Pour lui *"la compétence d'un locuteur est une virtualité dont l'actualisation, par la parole ou l'écriture, constitue la performance"*. C'est par analogie à cette conception que la psychologie cognitive a défini les compétences comme *"un ensemble de capacités cognitives ou instruments cognitifs qui permet et engendre l'action."* (Aubret et Gilbert, 2003).

Le terme compétence se développera dans le champ de la psychologie et de la psychopédagogie grâce aux travaux et recherches issus de la psychologie du travail et des organisations. Quatre grands domaines voient la diffusion de cette notion de compétence : l'évaluation des personnes, l'analyse des activités, l'orientation professionnelle et l'étude des relations entre l'individu et l'organisation.

Pour Le Boterf *"La compétence est la mobilisation ou l'activation de plusieurs savoirs, dans une situation et un contexte donné"*. Il distingue plusieurs types de savoirs :

- savoirs théoriques (savoir comprendre, savoir interpréter),
- savoirs procéduraux (savoir comment procéder),
- savoir-faire procéduraux (savoir procéder, savoir opérer),
- savoir-faire expérientiels (savoir y faire, savoir se conduire),
- savoir-faire sociaux (savoir se comporter, savoir se conduire),
- savoir-faire cognitifs (savoir traiter de l'information, savoir raisonner, savoir nommer ce que l'on fait, savoir apprendre).

Cependant, posséder ces ressources reste insuffisant pour gérer des problèmes, des événements ou des situations professionnelles. C'est davantage la capacité à organiser et à mobiliser ces ressources en combinatoires pertinentes qui rend le professionnel compétent. Cela signifie que l'activation des ressources mobilisées s'appuie sur la prise en compte des données contextuelles, des circonstances ou des conditions associées à une activité à réaliser. Ainsi, même si la compétence est propre à l'individu, elle est aussi le produit d'une interaction individu-organisation. Associée à une situation donnée, elle est contextualisée, c'est-à-dire étroitement liée au contexte (champ de contraintes et de ressources déterminées) dans lequel elle se met en œuvre.

Une personne agit avec compétence si elle :

- sait combiner et mobiliser un ensemble de ressources pertinentes (connaissances, savoir-faire, qualités, réseaux de ressources…),
- pour réaliser, dans un contexte particulier, des activités professionnelles selon certaines modalités d'exercice (critères d'orientation),
- afin de produire des résultats (services, produits), satisfaisant à certains critères de performance pour un client ou un destinataire.

Dans le Traité des Sciences et Techniques de la Formation, coordonné par Ph. Carré et P. Caspar, S. Bélier propose cette définition de la compétence : *"La compétence permet d'agir et/ou de résoudre des problèmes professionnels de manière satisfaisante dans un contexte particulier, en mobilisant diverses capacités de manière intégrée"*. Elle réalise ensuite une étude comparative des cinq manières d'aborder les compétences : approche par les savoirs ; approche par les savoir-faire ; approche par les comportements et le savoir-être ; approche par les savoirs, savoir-faire et savoir-être ; approche par les compétences cognitives. Pour elle, la notion de compétence *"a réintroduit l'organisation dans les pratiques centrées sur l'individu"*, et c'est là que la formation prend toute sa place. La compétence permet d'agir :

c'est là qu'on peut la repérer, elle n'existe pas en dehors de l'activité, du problème à résoudre, de l'usage qui en est fait… elle est liée à un contexte, une situation professionnelle. Elle est constituée pour chacun, de savoirs, savoir-faire et parfois, mais pas toujours de savoir-être. On peut y ajouter la notion de "compétence cognitive". Ces différentes notions impliquent différentes approches : par la connaissance, par la pratique, par le comportement, et l'approche par les trois réunies.

En conclusion, *la compétence est la capacité de l'individu à mobiliser des ressources, une combinaison de savoir-faire, d'expériences et de comportements pour trouver une solution efficace à une situation dans un contexte précis. Elle correspond donc à une capacité stratégique de ce que l'on sait faire. De fait, elle est nécessairement en lien avec la réalité et avec l'expérience. On n'est pas compétent en soi mais dans une situation donnée.* Elle se constate lors de sa mise en œuvre en situation professionnelle à partir de laquelle elle peut être validée. C'est donc à l'entreprise qu'il appartient de la repérer, de l'évaluer, de la valider et de la faire évoluer. Par ailleurs, une compétence ne peut-être observée et évaluée que par l'intermédiaire de la performance qui l'actualise. Elle est indissociable de la notion de développement de l'individu car elle est liée à ses intérêts, ses motivations intrinsèques, son expérience et sa formation informelle. La compétence est avant tout individuelle. Elle fait appel à de la technique, du relationnel, de l'organisationnel et à de l'adaptabilité. Elle est en lien avec la motivation du sujet et sa capacité à construire une stratégie cognitive. Toujours liée à un contexte, elle se situe à la frontière de trois domaines : le domaine du parcours biographique (socialisation), le domaine de l'expérience professionnelle et le domaine de l'éducation.

De même, la formation doit offrir à l'apprenant la contextualisation des contenus à sa réalité professionnelle et personnelle. Cela signifie que pour s'approprier ces compétences, l'apprenant doit nécessairement avoir un projet personnel et professionnel. Il doit aussi utiliser ses ressources et ses capacités pour construire le lien entre la formation et ses objectifs professionnels. C'est à lui seul que revient ce travail. Le rôle du formateur est uniquement de lui donner les moyens de cette démarche via l'utilisation de supports, d'outils, de techniques pédagogiques et de ressources diverses.

L'apprentissage et l'acquisition de la compétence relèvent bien d'un processus de transformation intérieure en réponse aux messages que nous percevons de l'extérieur, aux problèmes que nous avons à résoudre. Cette transformation qui est un ajustement qui tient compte de nos besoins personnels et ceux de notre environnement, impose de la créativité et une grande capacité d'auto-organisation. Cela nécessite donc de développer notre capacité d'apprendre à apprendre au contact de notre environnement.

On ne naît pas compétent, on le devient : la compétence n'est pas observable, on n'en voit que le résultat ; la compétence combine et reconstruit de façon dynamique les éléments qui la constituent ; la compétence n'est pas transmissible, on ne transmet que les éléments ; le transfert de compétence n'existe pas, on transfère des connaissances, des procédures dans des situations.

## Qu'est-ce que l'ingénierie de formation ?

L'ingénierie de formation est un ensemble de démarches méthodiques et cohérentes qui sont mises en œuvre dans la conception, la réalisation et l'évaluation d'actions ou de dispositifs de formation afin d'atteindre efficacement les objectifs visés, co-construits entre le commanditaire, les bénéficiaires et le formateur.

Plus explicitement, l'ingénierie de formation comprend : les méthodes et pratiques de l'analyse de la demande et des besoins de formation ; la conception d'un projet de formation ; la définition des méthodes et moyens à mettre en œuvre ; la coordination et le suivi de la formation ; l'évaluation de la formation ainsi que les modes de validation envisagés.

## MÉTHODOLOGIE

Après ce rappel théorique et l'apport scientifique des auteurs sur ces notions importantes, qui explicitent pourquoi les termes de compétences, référentiels de compétences et ré-ingénierie du diplôme d'ergothérapie sont apparus dans le décret, je vais maintenant exposer mes questionnements, ma problématique et les hypothèses que j'ai formulées, ainsi que la méthodologie utilisée.

Je me suis penchée en premier lieu sur l'organisation de cette école. Qui forme les étudiants ? Quelles sont les demandes faites aux formateurs, intervenants concernant leurs compétences pédagogiques ? Existe-t-il des formations spécifiques pour les tuteurs de stage ?

Puis, j'ai fait le lien entre le nouveau référentiel de compétences des futurs ergothérapeutes, issu du décret du 5 juillet 2010, et mes questionnements ci-dessus en posant la problématique suivante : *Quel impact peut avoir cette nouvelle organisation sur la formation des formateurs, intervenants et tuteurs de stages, dans cet institut ?*

Ma démarche m'a alors amenée à poser plusieurs hypothèses : initialement tous (F, I, T) sont ergothérapeutes ayant une formation de cadre de santé pour les responsables de l'institut plus ou moins couplée avec un master 1 en sciences de l'éducation. Mais les intervenants et tuteurs de stages n'apportent que leurs connaissances et savoir-faire professionnels sans qu'une formation pédagogique ne leur soit dispensée ou exigée. Evolution depuis juillet 2010 : quel impact pour les années à venir ? Est-il prévu de modifier le fonctionnement ?

L'hypothèse principale que je vais étudier est : Conséquences du passage au système LMD sur la formation en ergothérapie à l'IFE de Bordeaux (principalement sur la compétence 10 : FORMER). Pour ce faire, j'ai utilisé la méthodologie du questionnaire envoyé à la directrice de l'institut, aux responsables de formation des trois années de formation des élèves, à des intervenants extérieurs, à des tuteurs de stage de ma connaissance. Des questionnaires ont pu aussi être envoyés aux intervenants de l'IFE, par la directrice. Ce questionnaire a été élaboré à partir des hypothèses émises ci-dessus et de la problématique exposée aux professionnels. Il a été accompagné d'un mail explicatif, dans lequel je me présentais et comportant le contexte lié à ce questionnaire (pourquoi ? et à quoi ça va servir ?). J'ai bien précisé que ce questionnaire resterait anonyme, c'est pour cette raison que le tableau récapitulatif des résultats n'est pas nominatif mais comprend des numéros. Je précise simplement dans le tableau si la personne est formatrice, intervenante ou tutrice de stage. Le formateur anime des sessions entières voire encadre une promotion d'étudiants, et il est aussi référent de mémoire de fin d'études. L'intervenant anime un ou deux cours sur sa spécialité. Le tuteur encadre les stagiaires sur son lieu de travail durant environ 7 semaines à temps plein. La notion de tuteur est restée trop floue dans le questionnaire et a entraîné des confusions. En effet, il y a deux sortes de tuteurs : ceux cités ci-dessus, et ceux qui encadrent le travail de mémoire de fin d'études des étudiants. Mes connaissances du fonctionnement de cette institution m'ont permis de faire la part entre les deux notions et j'ai rectifié dans le tableau récapitulatif. Plusieurs relances ont été nécessaires avant d'obtenir un nombre de retours assez peu significatifs pour un réel travail scientifique.

## Analyse des résultats

Tout d'abord, il est intéressant de noter que, malgré une profession très féminine (80 % en Aquitaine), 3 des 4 cadres responsables de l'IFE sont des hommes. Bien que je n'ai pas rapporté le genre des professionnels ayant répondu au questionnaire, par souci d'anonymat, ceci confirme les statistiques connues sur "l'inégalité professionnelle de genre", mais là n'est pas le propos de cette intervention. Il est difficile de parler en pourcentage sur un si petit lot.

## Eléments vérifiant l'hypothèse

Une des hypothèses formulée se vérifie d'entrée, sans appel, puisque 100 % des "sondés" sont issus de la profession. Dans son mémoire de master la directrice de l'IFE explique que c'est pour des raisons culturelles : *"pendant longtemps, la formation ainsi que la pratique des ergothérapeutes français a évolué dans un cadre national plutôt fermé, pour des raisons historiques et culturelles"*. Et elle précise : *"La particularité historique en France a été le développement de l'ergothérapie en psychiatrie par des infirmiers. Parmi les particularités culturelles, nous pouvons citer l'importance des références psychanalytiques en psychiatrie, la culture orale en langue française de l'enseignement en ergothérapie et donc le manque de ressources documentaires écrites, ainsi que l'absence de travaux de recherche en ergothérapie"*. Ma connaissance du milieu de la formation en ergothérapie vient infirmer cette hypothèse, car notamment en première année, des médecins apportent leur enseignement dans les matières concernant l'anatomie, la physiologie, et les pathologies diverses et variées qu'un ergothérapeute aura à rencontrer dans son cursus professionnel. Mais cet enseignement reste essentiellement basé sur des professionnels médicaux ou paramédicaux et surtout des ergothérapeutes. Nous pouvons donc affirmer ici que, jusqu'à ce jour, les études d'ergothérapie étaient uniquement portées par des professionnels de Santé.

Ce que la réforme va apporter, c'est, comme le disait un des professionnels interrogé, un regard de l'université sur les intervenants, donc éventuellement, un apport théorique sur la pédagogie, et les connaissances apportées aux étudiants, mais cela pourrait faire l'objet d'un mémoire à part entière, et je ne fais que l'effleurer dans ce travail.

L'apport de l'anglais va aussi modifier l'approche très franco-française de l'évolution du métier, et sûrement favoriser les échanges européens, notamment, avec les projets ERASMUS, proposés par les universités, ou ENOTHE proposé par les écoles d'ergothérapie en Europe.

Le fait que 37,5 % des professionnels (fort heureusement aucun responsable de l'IFE) ne connaissent pas les concepts liés à l'apprentissage, m'interpelle. En effet, dans la compétence 10, qui, je vous l'accorde se développe au semestre 5, les concepts et notions favorisant les apprentissages doivent être acquis par les étudiants et donc mesurés par les tuteurs de stages en situation (comme indiqué dans le portfolio). Or, ceux-ci vont se trouver en difficulté lors de certaines de ces évaluations, si eux-mêmes ne les ont pas acquis.

Il va bien y avoir un impact sur la formation des étudiants avec ce système (87,5 % le pensent et en ont une idée assez réaliste) ; il est assez étonnant, par contre, de ne retrouver que 75 % des professionnels qui estiment que ce nouveau décret va impacter directement leur travail auprès de ces étudiants.

## Eléments infirmant l'hypothèse

Dans tous les résultats, j'ai trouvé peu d'éléments infirmant l'hypothèse de départ. Entre le moment où j'ai formulé cette hypothèse et la rédaction de cette intervention, l'IFE a organisé des journées d'information pour les tuteurs de stage, sur les conséquences du nouveau décret. Ceci en particulier sur le rôle qu'ils auront à tenir auprès des étudiants stagiaires et une présentation du portfolio, qu'ils auront à remplir avec l'étudiant. Mais aucune formation particulière n'est prévue pour le moment pour les tuteurs et les intervenants.

La compétence 10 du référentiel intervient dans un module débutant au semestre 5, il est donc peut-être encore prématuré pour les formateurs de l'IFE de se soucier de qui (?) et comment (?) sera dispensée cette formation aux étudiants, fin 2012.

Le passage des études d'ergothérapie dans le système universitaire européen (LMD), va impliquer plus de savoirs et de références universitaires dans la formation des étudiants. Un des professionnels a même indiqué que la partie méthodologie et travail de recherche serait plus valorisés dans le cursus.

Je porte aussi, avec le recul, un regard critique sur la rédaction des questions posées aux professionnels. En effet, comme signalé ci-dessus, de nombreux points sont restés sans réponse, ou réponse évasive, car pouvant se définir suivant plusieurs points.

Au final, les résultats sont obligatoirement faussés, car un véritable travail scientifique ne se réalise pas sur un échantillonnage aussi restreint. De plus, le questionnaire n'était pas forcément l'outil le plus adapté pour ce type de travail puisque nous étions bien sûr un travail d'ordre qualitatif et non quantitatif.

Mais il est quand même possible d'en faire ressortir quelques éléments qui seront déterminants pour une optimisation de la formation des élèves ergothérapeutes. En effet, tout au long de l'analyse des résultats, j'ai pu faire émerger des questionnements qui me paraissent essentiels. Une des conséquences de la mise en place de ce système, que je n'ai absolument pas abordé, mais que j'aurai aimé aussi traiter, c'est l'impact sur les grilles de salaires et la revalorisation des professions paramédicales suite à ce décret. En effet, depuis le début de mes études d'ergothérapie, j'entends parler de revalorisation de la profession. Celle-ci, aurait dû être depuis le début reconnue au niveau bac+3, car les études duraient 3 années pleines après une entrée sur concours post baccalauréat dans l'école. J'ai aussi occulté le rôle de la Région, notamment dans le financement des indemnisations des stagiaires, ce qui a été reprécisé dans le décret.

Pour conclure, mon hypothèse qui était que les intervenants et les tuteurs de stage ne possédaient pas systématiquement des connaissances pédagogiques s'est vérifiée, tout au moins pour cet IFE. Il se pourrait même que la compétence 10 ne soit prise en compte dans aucun IFE en France ; je déduis cela en relisant le numéro spécial de la revue ErgOthérapies de décembre 2010, qui en nommant les compétences du référentiel s'arrête à la compétence 9.

Il serait, à mon sens, intéressant de mettre en place une ou deux journées de formation pratique et théorique à la pédagogie pour ce public (par exemple une formation de formateurs). En effet, on peut être très bon professionnel et médiocre pédagogue, surtout si nous n'en possédons pas les bases théoriques.

## BIBLIOGRAPHIE

ANFE (2010). Réforme des études d'ergothérapie, in ErgOtherapies, numéro spécial décembre 2010. — ARDOUIN T. (2003) Ingénierie de formation pour les entreprises, *Dunod, Paris.* — BARBIER JM.(2009) Ingénierie et formation : détermination d'objectifs, élaboration de projets, évaluation d'action, évaluation de transfert, in Barbier J.-M. *et al.* (sous la dir.). *Encyclopédie de la formation, PUF, Paris* — BÉLIER S. (2004) La compétence est-elle un concept nouveau ? in Carré Ph et Caspar P., Traité des Sciences et Techniques de la formation, *Dunod, 2e édition, Paris.* — DEVELAY M. (1994) Peut-on former les enseignants ? *Paris, ESF, 156 p.* — LE BOTERF G. (1997) De la compétence à la navigation professionnelle, *Editions Organisations, Paris, 1997.* — LE BOTERF G. (1999) Les défis posés à l'ingénierie des formation et à la production des expertises collectives. Quelles évolutions prendre en compte ? Quelles conséquences pratiques ? *Journées d'Etude "Ingénierie des dispositifs de formation à l'international", Montpellier.* — LE BOTERF G. (2004) L'ingénierie de la formation : quelles définitions et quelles évolutions ? in Carré Ph et Caspar P., *Traité des sciences et des techniques de la formation, Dunod, 2e édition, Paris* — MEIRIEU Ph. (2009), Apprendre... oui, mais comment ? *ESF éditeur, coll. Pédagogies, 21e édition, Issy-les-Moulineaux.* — MINISTÈRE DE LA SANTÉ ET DES SPORTS par un arrêté du 05 juillet 2010 relatif au diplôme d'Etat d'ergothérapeute (JORF du 08 juillet 2010) : 125 p (de p 163 à p 288) consultable sur le site : *http://www.legifrance.gouv.fr/affichTexte.do?cidTexte=JORFTEXT000022447668&dateTexte=&categorieLien=id* — MOREL MC. (2005) Mémoires de validation Master Professionnel Sciences de l'éducation : Conseil pédagogique en Formation d'Enseignant, Université de Bordeaux 2. UE1 : Modèle d'action et statut des modèles : "analyse de pratique dans la formation des ergothérapeutes" et UE3 : Politiques éducatives : "quel impact les politiques éducatives européennes peuvent-elles avoir sur la formation des ergothérapeutes en France ?" — PAIN A. (2003) Ingénierie de la formation : état des lieux, L'Harmattan, *coll. Défi-Formation, Paris* — ZARIFIAN Ph. (2001) Objectif compétence ; pour une nouvelle logique, *éditions Liaisons, Paris* — Site de l'ANFE : *www.anfe.fr*

# EXPLOITER LE POTENTIEL THÉRAPEUTIQUE DE L'ACTIVITÉ...

M.-C. MOREL-BRACQ

L'ergothérapie est une thérapie non médicamenteuse mais quel est son pouvoir thérapeutique et comment celui-ci se développe-t-il ? Quelle est l'utilité et quelle est l'originalité de l'ergothérapie dans l'éventail des thérapies reconnues par le Code de la santé publique ? L'activité est généralement décrite comme un moyen et un but thérapeutique par les ergothérapeutes, mais toute activité peut-elle être thérapeutique ? L'activité et l'adaptation semblent être des concepts fondamentaux en ergothérapie, mais comment l'activité peut-elle devenir thérapeutique ? Ne s'agit-il pas ici *"d'exploiter le potentiel thérapeutique de l'activité"* ? Cette expression apparaît plusieurs fois dans le nouveau Référentiel de formation des ergothérapeutes. Mais comment peut-on développer le potentiel thérapeutique de l'activité ? Quelques réflexions et références théoriques issues de la science de l'activité humaine peuvent nous aider à mieux comprendre le pouvoir thérapeutique de l'activité et donc de l'ergothérapie.

## L'ACTIVITÉ EST NÉCESSAIRE POUR L'ÊTRE HUMAIN

Ann Wilcock [17, 18, 19], ergothérapeute australienne, a étudié le développement de l'activité humaine à travers le temps et en a retiré des observations intéressantes pour les ergothérapeutes. L'activité humaine est un mécanisme biologique nécessaire pour la survie et la santé : les êtres humains ont un besoin inné de s'engager dans des activités. L'activité est indispensable pour la satisfaction des besoins fondamentaux et la survie : se nourrir, se reposer et se soigner, se protéger (du froid, des agresseurs...), se reproduire... Une bonne santé permet la survie et le succès de la reproduction, au moins jusqu'à l'âge nécessaire pour élever ses enfants. C'est par la mise en action que l'Homme peut développer ses capacités motrices, sensorielles, cognitives et psychiques. Les activités d'interaction et de communication sont fondamentales dans l'établissement des relations humaines familiales, professionnelles, sociales et culturelles.

Pour Ann Wilcock, cette conception de la santé est peu consciente socialement parce qu'elle paraît naturelle. Elle remarque que les fonctions sociales et la valeur donnée aux activités dans nos sociétés post-industrielles obscurcissent leurs fonctions fondamentales : l'homme actuel semble avoir perdu l'instinct de santé. Les pathologies causées par le style de vie (troubles cardio-vasculaires, nutritionnels, cancers, accidents...) en lien avec le tabac, l'alcool, le manque d'exercice, le stress, les prises de risque... sont en relation avec des problèmes liés à l'activité. Le monde médical se soucie plus de réparer et guérir que d'accompagner les Hommes à se maintenir en bonne santé. Ann Wilcock [17] estime que le besoin d'agir, qui reconnaît l'organisme humain comme un tout en interaction avec

---

Directeur des Soins, Directrice Institut de formation en ergothérapie – CHU de Bordeaux, Rue Francisco Ferrer – 33076 Bordeaux l'environnement, a un rôle essentiel pour maintenir l'équilibre et la santé et promouvoir le bien-être. Le besoin d'agir stimule l'utilisation des capacités pour permettre à l'organisme d'atteindre son potentiel (explorer, exprimer ses pensées, être créatif...). Ce besoin prévient les troubles en équilibrant la sous-utilisation des capacités et la suractivité car le déséquilibre entraîne fatigue, stress, ennui... La satisfaction de ces besoins favorise l'homéostasie par l'équilibre entre les activités sociales, physiques, mentales et de repos. Les activités peuvent répondre à des défis, apporter des satisfactions, elles peuvent permettre la réalisation de soi et sont particulièrement efficaces si elles sont largement choisies, valorisées socialement et récompensées, si elles sont réalisées dans un environnement sûr, étayant et sain physiquement et psychologiquement.

L'activité permet de s'adapter à son contexte : par exemple, aménager son appartement permet de s'y sentir mieux, de se sentir "chez soi". Dans cette logique, un ergothérapeute travaillant en gériatrie peut se poser la question des activités nécessaires à une personne âgée pour qu'elle puisse s'adapter à un nouvel environnement comme une maison de retraite ?

Pour Ann Wilcock, l'engagement dans l'activité semble être un mécanisme central et évolutif pour maintenir et promouvoir la santé au même titre que l'alimentation. Nous avons besoin de nous nourrir suffisamment, de façon équilibrée en qualité et quantité, en rapport avec nos habitudes sociales et culturelles. L'activité est similaire : nous avons besoin de nous engager dans des activités équilibrées entre les soins personnels, les activités productives, les activités d'interaction sociale, de repos et de loisirs, qui puissent nous permettre de survivre, interagir avec notre environnement physique, social et culturel, nous développer et donner un sens à notre vie selon nos valeurs personnelles. Par exemple, un déséquilibre entre les activités liées au repos et les activités productives, lorsque le travail nous submerge, peut être source d'inconfort et devenir un facteur de risque pour la santé. Le déséquilibre dans les activités, d'autant plus courant aujourd'hui du fait de la complexité des styles de vie, de la sophistication de la technologie et de l'éloignement écologique, augmente les risques de maladie. Un déséquilibre prolongé est un facteur de risque en lui-même ou peut conduire à des comportements à risque (violence, drogue, etc.). Ann Wilcock souligne le risque accru d'accidents et la diminution des défenses immunitaires lorsque nous ne pouvons pas nous engager dans des activités qui répondent à nos besoins et nos valeurs. Pour Ann Wilcock, l'expérience du bien-être et de la santé pour l'individu et la communauté est favorisée par les opportunités offertes pour développer son potentiel, sa créativité, l'utilisation équilibrée de ses capacités, expérimenter la satisfaction, la stabilité et le soutien social et être en accord avec le sens que l'on peut donner à l'activité. Les liens entre l'activité humaine et la santé doivent être reconnus malgré leur complexité.

## L'ACTIVITÉ N'EST PAS THÉRAPEUTIQUE EN SOI

Le premier paradigme de l'ergothérapie mettait en évidence l'importance de l'activité pour l'être humain et l'amélioration possible du fonctionnement de la personne confrontée à un problème de santé par la mise en activité [6]. Nous savons tous que les hospitalisations prolongées, l'immobilisation forcée... sont particulièrement difficiles à vivre et qu'une activité productive ou créative peut permettre de passer le temps, de créer et survivre. Cependant, "l'activisme" apparent de l'ergothérapie a parfois été remis en question dans certains contextes : faire travailler un patient psychiatrique dans un souci de productivité est-il toujours bénéfique ? "Occuper" un patient hémiplégique peut-il être thérapeutique ? Toutefois, les ergothérapeutes ont dû, avec l'évolution de la médecine, rationaliser l'effet thérapeutique de l'activité en s'appuyant sur des principes de rééducation et de réadaptation.

Le deuxième paradigme de l'ergothérapie s'appuie sur l'importance du fonctionnement des systèmes internes (musculo-squelettique, nerveux, intra-psychique...). L'ergothérapie vise alors l'amélioration de ces systèmes pour permettre l'activité [6]. L'analyse de l'activité, des composantes motrices, sensorielles, psychiques puis cognitives des capacités mises en jeu a ainsi permis d'argumenter l'effet thérapeutique de certaines activités pour le développement de capacités atteintes par la pathologie. Il est évident que toute activité n'est pas thérapeutique : fumer, s'alcooliser, voler des voitures... procurent peut-être des effets bénéfiques à court terme mais certainement pas à long terme.

La question du choix de l'activité proposée à un patient a été débattue : qui choisit ? Pourquoi ? L'ergothérapeute (en lien avec la pathologie et le contexte) ? Le patient (selon ses désirs et sa motivation) ?... [1]. L'activité imposée à un patient peut-elle devenir thérapeutique ? [12, 13] a proposé une réflexion sur l'importance de la relation et du potentiel thérapeutique de l'activité en s'appuyant sur le concept psychodynamique de l'espace potentiel. Une relation thérapeutique fondée sur la compréhension des phénomènes psychiques en jeu force l'ergothérapeute à être à l'écoute du patient, à ses besoins et à ses désirs et ainsi ajuster l'activité aux objectifs du patient pour qu'elle devienne thérapeutique.

L'activité peut aussi répondre à un besoin de rééducation ou de réadaptation : on s'intéresse alors à la concordance entre les exigences de l'activité et les objectifs de traitement (exercices de préhension, activités artisanales et créatives, activités de vie quotidienne...). Ces démarches sont cohérentes avec le deuxième paradigme de l'ergothérapie mettant en évidence l'importance des systèmes internes. Cependant, l'attention de l'ergothérapeute peut être facilement obnubilée par la rééducation des troubles dûs à la pathologie, d'autant plus dans notre monde médical occidental plutôt réductionniste. La pathologie doit-elle tout dicter ? Certaines activités proposées dans un but rééducatif peuvent tout à fait passer à côté de problèmes fondamentaux concernant le projet de vie d'une personne donnée. L'environnement humain et matériel conditionne aussi beaucoup les objectifs thérapeutiques envisagés. De nombreuses activités peuvent avoir un impact thérapeutique mais rien n'est gagné d'avance.

Ces constatations et réflexions montrent que l'activité n'est pas thérapeutique en soi, c'est la démarche, le contexte, la relation qui vont permettre de développer son potentiel thérapeutique [5].

## LA THÉORIE DU *"FLOW"* DE CSIKSZENTMIHALYI

Csikszentmihalyi [2, 3, 4] a mis en évidence un lien clair entre l'engagement dans certaines activités et la qualité de vie. Pour lui, plus on expérimente *"l'expérience optimale ou Flow"*, meilleure est la qualité de vie subjective de l'individu. L'expérience optimale est ressentie lorsqu'on s'engage pleinement dans une activité qui nous intéresse, qui présente un défi pour nous et que nous parvenons à réussir. Lors de la réalisation de cette activité, le défi doit être ajusté à nos capacités, les objectifs doivent être clairs, l'attention est totalement tournée vers l'action en cours, la conscience du temps disparaît. La réussite de l'activité nous procure alors un sentiment de bien-être et de revalorisation : c'est l'expérience optimale.

Les études réalisées par Csikszentmihalyi ont montré qu'on expérimentait paradoxalement plus souvent le Flow en situation de travail que pendant les loisirs. On peut penser que les situations de travail amènent plus de contraintes dans les défis imposés et que nous mettons beaucoup d'énergie à répondre aux demandes professionnelles. Nous pouvons établir un parallèle avec les situations thérapeutiques en ergothérapie où les patients vont faire beaucoup d'efforts pour répondre à nos sollicitations. Le Flow peut être ressenti quelle que soit la valeur morale de l'activité : voler une voiture peut procurer autant de "Flow" que la réussite à un concours !

La théorie du Flow peut nous aider à ajuster les activités proposées aux patients ou aux "clients" mais ne définit pas la qualité thérapeutique de cette activité.

## L'*"OCCUPATION BY DESIGN"* DE DORIS PIERCE

Pour D. Pierce [14, 15], ergothérapeute américaine, la spécificité de l'ergothérapie réside dans sa capacité à développer le potentiel thérapeutique de l'activité pour une personne donnée dans un contexte environnemental particulier.

Dans le cadre de son doctorat en Science de l'activité humaine, D. Pierce a mis en évidence les éléments indispensables à prendre en compte pour développer le potentiel thérapeutique de l'activité. Il s'agit des dimensions subjectives de l'activité qui expliquent son attrait, des dimensions contextuelles en rapport avec sa réalité écologique ainsi que du processus de mise en place de l'activité qui en augmente la pertinence. D. Pierce remarque que depuis plusieurs années, partout dans le monde, l'ergothérapie s'éloigne du modèle médical et du réductionnisme pour développer une pratique plus holistique et systémique fondée sur les activités qui ont du sens pour la personne et qui lui permettent de vivre. Pour elle, les ergothérapeutes doivent exploiter leurs connaissances relatives à l'activité pour qu'elles constituent un fondement puissant pour la pratique. Nous devons constamment argumenter l'originalité de notre perspective clinique à travers un discours cohérent concernant l'importance de l'activité signifiante et significative, grâce à une pratique démonstrative et une formation efficace. Pour D. Pierce, un discours cohérent et exploitable sur l'utilisation de l'activité dans la pratique en relation avec les théories et la recherche est nécessaire. Des sites de démonstration seraient utiles à développer pour explorer, créer, modéliser et permettre le transfert des connaissances concernant l'activité dans les différents types de pratique. La formation des futurs ergothérapeutes doit privilégier les connaissances et les compétences relatives à l'activité nécessitant parfois un changement dans les priorités et l'équilibre des contenus pédagogiques. D. Pierce déplore le fait que les valeurs culturelles actuelles privilégient les connaissances médicales et techniques au détriment de théories décrivant l'impact de l'activité sur l'être humain. Pour elle, les jeunes diplômés doivent être capables d'expliquer la pertinence de leurs interventions utilisant l'activité signifiante et significative pour une personne donnée dans un objectif spécifique.

Dans sa thèse, D. Pierce décrit les éléments qui peuvent permettre de comprendre, expliquer et argumenter le développement du potentiel thérapeutique de l'activité : les dimensions subjectives et contextuelles de l'activité, les origines du potentiel thérapeutique et le processus de mise en place de la situation thérapeutique. Ainsi, *les dimensions subjectives de l'activité* sont représentées par son potentiel de productivité, de plaisir et de ressourcement. Très souvent, c'est la nécessité de produire un objet ou un résultat qui initie l'engagement dans une activité : par exemple, la production d'un objet utilitaire ou le rangement de ses affaires... Certaines personnes ont besoin de se sentir utiles pour elles-mêmes ou pour les autres et se sentent exister à travers leurs réalisations. Nous percevons cela à travers les discours sur le travail (rémunéré ou non) qui donnent une identité et une place dans la société. Il est important que l'ergothérapeute puisse percevoir cette valeur fondamentale chez certains "patients" qui peuvent se sentir très dépendants, à la charge des équipes et de leur famille et incapables de se sentir encore "utiles à quelque chose sur terre". La proposition d'une activité productive quelle qu'elle soit peut parfois aider ces personnes à retrouver des satisfactions personnelles et redonner un sens à leur existence.

Le plaisir ressenti pendant l'activité est ensuite le facteur indispensable pour avoir envie de la recommencer. Pour D. Pierce, rendre l'activité plaisante pour la personne avec qui nous travaillons, même si elle n'est pas facile, est indispensable pour qu'elle s'y engage vraiment. Alors, si une activité procure du plaisir, elle sera efficace. Elle suggère le fait que si des activités ludiques, culinaires, artisanales ou créatives perdurent en ergothérapie malgré la difficulté à les intégrer au contexte médical, c'est que le plaisir éprouvé est bénéfique pour les personnes concernées. Contrairement à la productivité qui s'intéresse d'abord au résultat, le plaisir se perçoit tout au long du processus. D. Pierce déplore l'absence de recherches centrées sur l'importance du plaisir en ergothérapie alors que l'on en perçoit les effets bénéfiques sur l'humeur, le rétablissement et la santé.

Certaines activités nous permettent de restaurer notre énergie pour survivre : cela est évident lorsqu'on pense aux repas, au repos et au sommeil… Mais d'autres activités plus spécifiques sont aussi indispensables selon nos besoins personnels : écouter de la musique, faire du sport, discuter avec des amis proches, éprouver le soutien de la famille… Ces activités nous permettent de nous ressourcer pour continuer à vivre malgré les difficultés quotidiennes. Le ressourcement procuré par une activité peut être physique et/ou psychique, l'essentiel est le niveau d'énergie qu'elle redonne à l'individu.

*Ces trois dimensions de l'activité :* productivité, plaisir et ressourcement sont éminemment subjectives et peuvent se superposer. Une activité peut être à la fois source de plaisir, aboutir à un résultat tangible et redonner suffisamment d'énergie pour affronter la vie. Les trois dimensions subjectives de l'activité mises en évidence par D. Pierce peuvent évoquer les trois catégories d'activités souvent citées par les ergothérapeutes : soins personnels (ressourcement), productivité (productivité) et loisirs (plaisir). Leur superposition n'est toutefois pas possible : je peux avoir beaucoup plus de plaisir à partager un repas pour me restaurer que d'aller m'amuser dans une fête foraine… tout dépend du moment et du contexte. Le grand intérêt des dimensions de D. Pierce est qu'elles ne sont pas exclusives mais au contraire superposables. Elle soutient que plus le plaisir, la productivité et le ressourcement se cumulent dans une même activité, plus celle-ci sera attrayante. Elle souligne que c'est bien le développement simultané de ces trois dimensions qui en augmente le potentiel thérapeutique.

*Les dimensions contextuelles de l'activité* sont représentées par ses dimensions spatiales, temporelles et socioculturelles, correspondant à sa réalité écologique. Toute activité se produit dans un espace donné qui peut être spécifique : par exemple, conduire une voiture, manger dans un restaurant… ce qui en modifie l'expérience : cela n'est pas pareil de conduire sur une autoroute pour aller travailler ou dans un petit chemin de montagne en vacances, de manger dans un restaurant universitaire ou dans un palace à cinq étoiles ! Certains espaces sont dédiés à des activités spécifiques, par exemple on préparera un repas plutôt dans une cuisine, on fera sa toilette dans la salle de bains et on dormira de préférence dans sa chambre. Une certaine cohérence peut être utile à conserver en particulier avec des personnes désorientées. D. Pierce précise que le corps et les objets sont indissociables de l'espace et ont été largement étudiés par les ergothérapeutes.

De même, toute activité se produit à un moment donné, selon une chronologie spécifique et une durée propre. Se lever et s'habiller se fait habituellement le matin, partir en vacances au bord de la mer, plutôt l'été... Fabriquer un gâteau exige du temps et des étapes chronologiques : on ne pourra plus mélanger les ingrédients après la cuisson par exemple... Le facteur temps est très variable selon les activités, pouvant aller de quelques secondes à plusieurs années. D. Pierce remarque que la dimension temporelle n'a pas été très étudiée par les ergothérapeutes mais mérite réflexion.

*La dimension sociale et culturelle* de l'activité intéresse de plus en plus les professionnels. Une activité favorisant les liens sociaux peut être importante à privilégier. De même, il est important de permettre à la personne de rester en cohérence avec ses origines culturelles. Le travail avec les familles peut favoriser la cohérence socioculturelle de l'activité. Pour D. Pierce, le potentiel thérapeutique de l'activité augmentera avec sa réalité écologique, c'est-à-dire sa cohérence avec l'espace, le temps et le milieu socioculturel de la personne.

*Le processus de mise en place de l'activité* est également important à étudier car il conditionne aussi le développement de son potentiel thérapeutique. Pour D. Pierce, trois facteurs sont à prendre en compte : les compétences de l'ergothérapeute, la collaboration avec la personne pour identifier les objectifs thérapeutiques et enfin l'ajustement de l'intervention aux objectifs définis.

L'ergothérapeute doit être capable d'observer avec finesse, d'établir une relation de confiance, de comprendre la situation, de se référer à des connaissances scientifiques actualisées, de mettre en œuvre un plan de traitement pertinent... La collaboration avec la personne soignée, et éventuellement son entourage, est indispensable pour mettre en évidence les objectifs thérapeutiques prioritaires adaptés à sa situation et à ses propres besoins. Lors de la mise en œuvre du traitement, l'ergothérapeute doit être capable de l'adapter et l'ajuster pour atteindre les objectifs décidés en collaboration avec la personne. La pertinence de la mise en activité sera dépendante de ces dernières dimensions. D. Pierce a établi un schéma en forme de cible (fig. 1) reprenant les différents éléments visant le développement du potentiel thérapeutique de l'activité. C'est l'ensemble de ces dimensions qu'il convient d'améliorer dans un mouvement dynamique.

L'ergothérapie repose sur le développement du potentiel thérapeutique de l'activité, mais il s'agit bien d'un art et d'une science à exploiter. Les éléments théoriques développés par Ann Wilcock, Mihaly Csikszentmihalyi, Doris Pierce... peuvent nous aider à réfléchir sur notre pratique : quel impact l'équilibre dans les activités peut-il avoir dans notre travail ? Comment pouvons-nous développer l'attrait et le caractère écologique de l'activité ? Comment entendre les vrais besoins et les valeurs fondamentales sur lesquelles reposent le choix d'une activité pertinente ?

Une rupture dans l'équilibre de nos activités peut constituer une situation de crise en soi. L'impossibilité physique soudaine, due par exemple à un accident, de réaliser les routines quotidiennes de soins personnels et productifs peut nous perturber de façon importante et avoir un impact psychologique durable lorsque la situation perdure. Des moments de l'existence comme un licenciement professionnel ou le passage à la retraite exacerbent les difficultés que certaines personnes peuvent expérimenter dans leur quotidien.

C'est en fait ce que nous rencontrons quotidiennement dans le contexte hospitalier. Une personne tétraplégique suite à un accident peut expérimenter des troubles psychologiques graves suite à la rupture des activités routinières. L'espace et le temps sont perturbés de ce fait, en plus de l'angoisse liée au ressenti corporel étrange et du manque total de contrôle

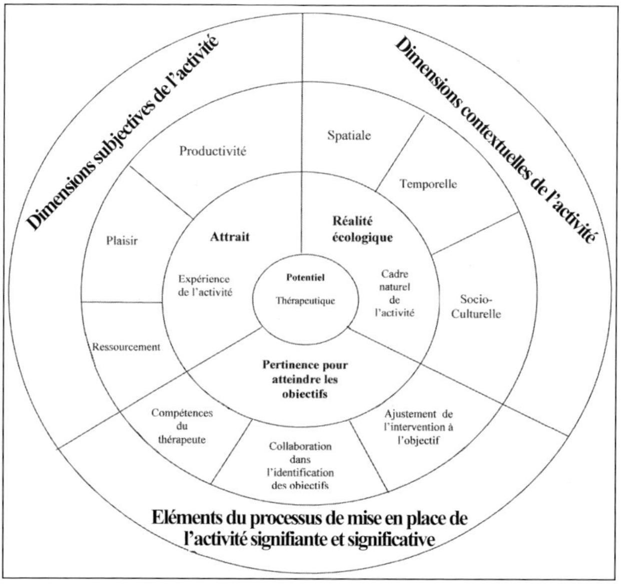


*Fig. 1 : Outils conceptuels pour construire une pratique fondée sur l'activité, Doris Pierce (2001, 2003)*

sur l'environnement. Certaines personnes ont du mal à gérer l'équilibre dans leurs activités quotidiennes, créant ainsi des situations de stress important et des décompensations psychiatriques. Un travail thérapeutique en ergothérapie peut permettre à ces personnes de remettre en valeur les activités qui vont leur procurer des satisfactions dans leur environnement quotidien.

Nous comprenons bien l'importance de l'attrait d'une activité : si j'aime mon travail, qu'il me permet d'arriver à des résultats tangibles, que le contexte est porteur et en plus rémunérateur, alors cette activité devrait m'aider à rester en bonne santé. Au contraire, si mon travail ne me procure aucun plaisir, si je ne perçois pas les résultats de mes actions, si l'environnement est stressant et si, en plus, je suis mal payée, alors j'aurai toutes les chances d'avoir des soucis de santé. On peut imaginer qu'en ergothérapie on cherche plus à favoriser une activité pouvant procurer du plaisir pour une personne ayant un vécu douloureux ou dépressif, une activité productive pour une personne ayant une faible estime de soi. Beaucoup d'activités artisanales ou créatives ont été utilisées de cette façon en ergothérapie et ont fait la preuve de leur intérêt. Une bonne connaissance de la personne et des valeurs sur lesquelles elle fonde sa vie est indispensable.

Il est également indispensable de se soucier de la réalité écologique de l'activité : il semble préférable de proposer une séance d'entraînement à la toilette le matin dans la salle de bain si cela correspond aux habitudes de cette personne, au maniement des couverts à table, à l'heure du repas… Il est préférable de proposer à une personne ayant eu un accident vasculaire cérébral (AVC) des séances de rééducation chez elle, dans son environnement, avec des activités cohérentes dans le temps, selon ses habitudes sociales et culturelles. C'est en fait ce qui est préconisé dans de nombreux pays et qui est maintenant reconnu par la Haute Autorité de Santé (HAS) en France.

Les modèles que nous pouvons utiliser en ergothérapie comme le Modèle Canadien du Rendement Occupationel et de Participation (MCRO-P), le Modèle de l'Occupation Humaine (MOH), le Modèle Kawa (Rivière) et leurs outils d'évaluation associés nous permettent d'investiguer les centres d'intérêt des personnes, les activités qui leur sont particulièrement signifiantes et significatives, leur style de vie, leur motivation, leurs soucis fondamentaux, leurs projets... Ces éléments nous permettent d'identifier plus précisément les objectifs thérapeutiques à mettre en place en collaboration et ainsi développer le potentiel thérapeutique des activités proposées. Cette évolution est en accord avec le troisième paradigme de l'ergothérapie prenant en compte l'importance de l'environnement et de la complexité de la situation de handicap afin d'améliorer l'interaction personne – activité – environnement (Rabow, 1994 cité par Duncan, 2006).

* *
*

L'évolution des paradigmes de l'ergothérapie a fait bouger l'idée que nous pouvons nous faire du "thérapeutique". Le souci du bien-être apporté par l'activité a été complété par la prise en compte des éléments sous-jacents nécessaires à sa réalisation. Le concept de participation amené par la Classification Internationale du Fonctionnement (CIF) associant le modèle médical et le modèle social ouvre encore davantage l'angle de vue et nous oblige à prendre en compte les éléments environnementaux humains et matériels. Cet abord holistique des situations de handicap nous renvoie en fait aux principes fondamentaux de l'ergothérapie.

Les compétences du thérapeute sont indispensables pour être capable d'exploiter le potentiel thérapeutique de l'activité. Le devoir de compétence de l'ergothérapeute est mentionné dans le code de déontologie. Il s'agit des savoirs, connaissances, attitudes, comportement, capacités pratiques et techniques de l'ergothérapeute en situation professionnelle. L'ergothérapie est un art et une science. Les connaissances scientifiques sont incontournables mais l'adaptation à la complexité des situations exige de l'expérience et une sensibilité importante.

## RÉSUMÉ

Les travaux de recherche en ergothérapie et en Science de l'activité humaine réalisés depuis plusieurs décennies en Australie, Amérique du Nord et Europe du Nord peuvent nous aider à réfléchir sur le potentiel thérapeutique de l'activité. L'importance de l'activité pour l'être humain, de l'équilibre entre les différents types d'activités, l'attrait et le caractère écologique des activités sont des dimensions à connaître et à prendre en compte pour rendre les activités thérapeutiques. Les compétences du thérapeute et la collaboration avec la personne concernée pour identifier les objectifs prioritaires permettront de rendre l'intervention plus pertinente.

## BIBLIOGRAPHIE

[1] BRUNEAU S, DUPUY V, CHEVALLIER F, ELDERT G, GUILLEMOT P, MOREL M.-C (2007) Le développement du potentiel thérapeutique de l'activité en psychiatrie in Expériences en Ergothérapie, 20e série, *Montpellier, Sauramps médical, p. 302-15.* — [2] CSIKSZENTMIHALYI M (1990), Flow: the psychology of optimal experience, *Harper & Collins, New York, 303 p.* — [3] CSIKSZENTMIHALYI M (1993) Activity and happiness : towards a science of occupation *Occupational Science : Australia - Vol. 1, n°1 - p.38-42.* — [4] CSIKSZENTMIHALYI M (2004) Vivre, La psychologie du bonheur, *Paris, Robert Laffont Coll. Réponses, 283 p.* (traduction un peu abrégée de son livre paru en 1990: Flow: the psychology of Optimal experience). — [5] CURNILLON B (2005) L'activité thérapeutique n'existe pas *in Expériences en Ergothérapie, 18e série, p. 219-22.* — [6] DUNCAN E (2006) Foundations for practice in Occupational Therapy, 4e éd., *Edinburgh, Elsevier Churchill Livingstone, 348 p.* — [7] MOREL-BRACQ MC (2001) Activité et qualité de vie, la théorie du Flow, *ErgOThérapies, Arcueil, ANFE, p. 19-26.* — [8] MOREL-BRACQ MC (2005) La qualité en ergothérapie : méthodologie et théorie du Flow in *Acta Ergotherapeutica Belgica, n° 1, Belgique, p. 43-53.* — [9] MOREL-BRACQ MC (2008) Le développement du potentiel thérapeutique de l'activité : la théorie de Doris Pierce, in Ergothérapie tous azimuts, "L'activité, un défi au quotidien", *Bruxelles, 22 novembre 2008, p. 22-35.* — [10] MOREL-BRACQ MC (2009) Modèles conceptuels en ergothérapie : introduction aux concepts fondamentaux, *Marseille, Solal, 174 p.* — [11] MOREL-BRACQ MC (2010) La science de l'activité humaine dans le référentiel de formation des ergothérapeutes, in Expériences en Ergothérapie, coord. M.-H. Izard, 23e série, *Montpellier, Sauramps, p. 105-12.* — [12] PIBAROT I (1978) Dynamique de l'ergothérapie, *Journal d'ergothérapie n° 26, Paris, ANFE p. 3-20.* — [13] PIBAROT I (1981) Structures de l'activité humaine, Réflexions à partir de l'acte de JOUER, Des fondements de l'activité ergothérapique, *Journal d'ergothérapie, Paris, Masson, p. 69-76.* — [14] PIERCE D (2001) Occupation by design: dimensions, therapeutic power and creative process, *American Journal of Occupational Therapy, Vol. 55, n° 3, p. 249-59.* — [15] PIERCE D (2003) Occupation by Design, Building Therapeutic Power, Philadelphia, *F.A. Davis Company, 356 p.* — [16] WILCOCK A (1998) A theory of occupation and health, in Occupational Therapy New Perspectives, edited by *Jennifer Creek, Londres, Whurr, p. 1-15.* — [17] WILCOCK A (1998) An Occupational perspective of health Slack, *Thorefare USA, 266 p.* — [18] WILCOCK A (2002) La science de l'activité humaine comme base de la formation des ergothérapeutes en Europe: compréhension de l'être humain par l'activité, *recueil de la conférence annuelle ENOTHE, Estoril.* — [19] WILCOCK A (2006) An occupational perspective of health, 2e édition, *Thorofare USA, Slack, 360 p.*

# UN OUTIL NOVATEUR POUR ENSEIGNER LE PROCESSUS ERGOTHÉRAPIQUE À L'UNIVERSITÉ LAVAL

D. GIROUX*, D. TURPI**

Le système de santé et des services sociaux est en transformation au Québec, tout comme dans plusieurs pays du monde. Le vieillissement de la population, la complexité croissante des problématiques rencontrées et la volonté de réduire les durées de séjour en milieu hospitalier sont des facteurs ayant un impact sur la pratique des professionnels de la santé et des services sociaux. De plus en plus, il est exigé que ces intervenants développent une expertise très pointue dans des domaines spécifiques, pour mieux faire face à ces problématiques complexes.

Pour s'adapter à ces changements, la formation des ergothérapeutes se devait de suivre le pas. À l'Université Laval, le nombre de crédits de formation exigé était en augmentation depuis une quinzaine d'années. À la fin des années 1990, une décision prise par l'*American Occupational Therapy* a été le point de départ de l'évolution de la discipline en Amérique du Nord. Au cours des années qui suivirent, les programmes d'ergothérapie des universités canadiennes et québécoises furent rehaussés.

À l'Université Laval, un continuum Bac-maîtrise fut implanté en ergothérapie et débuta à l'automne 2009. L'adoption de ce nouveau programme amorça de grands changements dans la formation. Une approche pédagogique par compétences apparaissait pertinente afin de mieux outiller les étudiants pour faire face aux exigences de la réalité clinique. Cet article traitera d'abord de l'implantation du nouveau programme et de l'approche par compétences choisies. Ensuite, les défis qu'a dû relever l'équipe d'enseignants pour implanter ce programme seront abordés. La nouvelle application pédagogique informatisée élaborée pour enseigner la compétence centrale du programme, nommée IDÉO, sera présentée. Enfin, les retombées et les défis futurs seront discutés.

Pour répondre à la complexité croissante des problématiques rencontrées, ainsi qu'aux demandes du marché du travail, les enseignants du programme d'ergothérapie de l'Université Laval ont jugé essentiel de bonifier leur approche pédagogique. Alors qu'elle était plutôt séculaire dans l'ancien programme, une approche-programme imprégnée d'une vision plus synergique où la cohésion est bonifiée s'est avérée plus pertinente pour le nouveau continuum bac-maîtrise.

---

* Erg., Ph. D. (cand.), Département de réadaptation, Faculté de médecine, Université Laval, Québec, Canada, G1V 0A6 - Tél : 418-656-2131 #7617dominique.giroux@rea.ulaval.ca
** Conseiller en formation, Vice-Décanat à la pédagogie et au développement professionnel continu, Faculté de médecine, Université Laval, Québec, Canada, G1V A6 - Tél : 418-656-2131 #12496 daniel.turpin@fmed.ulaval.ca

Une approche-programme implique un travail d'équipe et la poursuite de buts communs, ainsi qu'un partage des informations et des stratégies pédagogiques. Pour les enseignants en ergothérapie, ce choix pédagogique s'est avéré le plus adéquat pour favoriser le développement des principales compétences chez les apprenants. Prégent, Bernard et Kozanitis [3] supportent ce choix pédagogique. Selon eux, outre la vision du diplôme que l'on veut former et les valeurs/attitudes que l'étudiant doit acquérir, le projet de formation dans une approche-programme présente deux aspects consensuels : **1)** l'identification des compétences que l'étudiant devra développer, de même qu'une distribution de ces compétences dans les cours du programme ; **2)** l'organisation du champ de spécialité (contenus) et des dispositifs pédagogiques et évaluatifs.

Un Comité de programme a été créé pour assurer la consolidation de cette nouvelle approche, la cohésion des activités d'apprentissage et l'orchestration des responsabilités et des collaborations entre les enseignants. De plus, pour assurer la cohérence, l'intégration de la formation et l'atteinte du profil de sortie du futur diplômé, les enseignants ont collaboré ensemble tout au long de l'implantation du continuum bac-maîtrise. Par exemple, plusieurs d'entre eux interviennent maintenant dans un même cours, ainsi que dans d'autres parties du programme en continuité avec les acquis antérieurs. Les activités pédagogiques (cours, stages, laboratoires, travaux d'équipe, etc.) ont été intégrées de façon stratégique dans le curriculum, afin de rendre l'étudiant le plus autonome possible durant son cheminement. Les méthodes pédagogiques ont été ainsi agencées à travers le programme pour le rendre plus motivant et plus pratique aux yeux des étudiants.

Pour mieux préparer les étudiants à faire face à la complexité des situations rencontrées dans la réalité clinique, l'approche par compétences a été choisie comme approche-programme. Tardif [4] définit ainsi une compétence : *"savoir-agir complexe prenant appui sur la mobilisation et la combinaison efficaces d'une variété de ressources internes et externes à l'intérieur d'une famille de situations"*. Pour la formation des étudiants en ergothérapie, cinq compétences ont été retenues : **1)** expertise en ergothérapie ; **2)** développement relationnel ; **3)** professionnalisme ; **4)** développement des connaissances ; **5)** contribution à la qualité des services.

Pour favoriser le développement de ces compétences et pour être cohérent avec cette approche pédagogique, le programme d'études a dû être adapté. Par des méthodes pédagogiques et évaluatives diversifiées, les cours du programme permettent maintenant le développement de ces compétences, car ils orchestrent des ressources différenciées, et ce, dans des contextes authentiques ou similaires à ceux auxquels les étudiants seront confrontés sur le marché du travail. Que ce soit à partir de cours en petits groupes, de laboratoires, de vignettes cliniques ou de vidéos, tous les choix pédagogiques demeurent congruents avec une approche centrée sur le développement de compétences. En effet, l'étudiant doit mobiliser ses ressources internes et externes, afin de les déployer dans des situations de plus en plus complexes tout au long de son évolution dans le programme.

De plus, comme une compétence possède un caractère intégrateur en faisant appel à une multitude de ressources de natures variées [4], un arrimage étroit entre chacun des cours du programme et les stages devait être assuré. Pour ce faire, un référentiel de compétences sera disponible sous peu. Il permettra aux enseignants de situer concrètement leur contribution dans le développement des compétences et d'arrimer le contenu de leur enseignement avec ceux des autres intervenants. Ainsi, grâce à tout ce travail d'intégration, il sera possible pour chaque étudiant de suivre les traces de son développement de compétences tout au long de son évolution, et ce, dès la première session.

Pour développer les compétences d'expertise en ergothérapie et de développement relationnel, les anciennes méthodes pédagogiques sont celles qui ont été les plus requestionnées. Par le passé, c'est principalement à travers les expériences de stages qu'elles étaient intégrées. Par contre, la volonté du corps enseignant consistait à participer davantage au développement de cette compétence à l'intérieur des cours. Ainsi, les étudiants seraient mieux préparés pour leurs stages et pourraient être amenés à développer davantage leur processus de raisonnement clinique. À ce propos, les enseignants croyaient qu'il était préférable de favoriser le développement de bases solides avant même que les étudiants expérimentent ces acquis en stage.

Cinq enseignants de cours différents dans le programme se sont réunis pour identifier de nouveaux moyens pédagogiques permettant le développement de ces deux compétences en mettant l'accent sur tout le processus ergothérapique et ce, à partir de cas réels. Une application informatisée, nommée IDÉO, est née du fruit de la collaboration entre ces enseignants. Cette application interactive devait permettre aux étudiants de développer les compétences attendues, tout en obtenant de la rétroaction constante et un suivi individualisé avec les enseignants. Cinq objectifs sont sous-jacents à l'utilisation de cet outil, soit : **1)** réaliser la démarche ergothérapique conformément à la réalité clinique ; **2)** utiliser efficacement des dossiers de clients ; **3)** connaître une diversité de pathologies vues dans différents contextes cliniques ; **4)** consolider une meilleure intégration des notions apprises dans les cours ; **5)** préparer les étudiants à leurs stages cliniques.

Le développement de IDÉO demeure congruent avec l'approche programme visant le développement des compétences. Il permet aux étudiants de développer leur autonomie et de recevoir une rétroaction constructive de la part d'un enseignant qualifié. Cette rétroaction leur permet ainsi de s'améliorer et de peaufiner le processus ergothérapique, qui est au centre de la profession. Jointes à l'utilisation de IDÉO, plusieurs autres modalités pédagogiques permettent d'optimiser l'apport de cette application informatisée, soit : **1)** cours magistraux sur les fondements théoriques ; **2)** travail en équipe sur une vignette clinique à l'aide de IDÉO ; **3)** lecture et évaluation des réponses-étudiants par les enseignants ; **4)** retour en laboratoire sur les réponses-étudiants ; **5)** examens oraux individuels. La section qui suit décrit chacune de ces modalités.

Pour permettre une utilisation optimale de cette application pédagogique, les étudiants doivent avoir des connaissances préalables suffisantes. La démarche d'évaluation ainsi que les fondements théoriques sur lesquels doit s'appuyer le processus ergothérapique sont enseignés aux étudiants de façon magistrale, à partir de lectures dirigées ou de discussions en petits groupes. Pendant cette période intensive, les étudiants doivent s'approprier un grand nombre de notions théoriques. Par contre, ils sont accompagnés dans leurs apprentissages et ils auront de nombreuses occasions d'intégrer ces notions en les appliquant de façon pratique tout au long de la session.

Une fois l'ensemble des notions préalables enseignées aux étudiants, ceux-ci se voient assigner des vignettes cliniques à partir desquelles ils appliquent les notions acquises. Des équipes de trois ou quatre étudiants sont formées. Ceux-ci doivent d'abord prendre connaissance du dossier du patient, dossier réel numérisé et dénominalisé provenant des milieux cliniques. Les équipes doivent sélectionner les informations importantes et pertinentes pour répondre à la demande de service en tenant compte du contexte de pratique. Par la suite, différentes questions leurs sont adressées pour leur permettre de cheminer graduellement selon le processus ergothérapique. Voici quelques exemples de questions qui leur sont adressées : ***1)** Quelles sont les informations à rechercher pour la collecte de données,* *auprès de quelles sources et pourquoi ?* ***2)*** *Quelle est votre analyse des résultats d'évaluation ?* ***3)*** *Comment allez-vous suivre la progression de votre client ?* Considérant la difficulté que représente l'intégration de l'ensemble de ce processus, des questions sont ajoutées au fur et à mesure qu'ils progressent dans l'année scolaire. Ainsi, au cours de la première session, ils n'effectuent que la collecte d'information, le plan d'évaluation, le choix des outils d'évaluation et l'analyse des résultats. À la session suivante, l'élaboration du plan d'intervention et le suivi du client sont ajoutés, pour que la démarche soit effectuée dans son intégralité. Les réponses fournies par l'étudiant à ces questions servent tantôt à l'évaluation formative, tantôt à l'évaluation somatique. Lorsqu'elles servent à l'évaluation formative, les étudiants reçoivent automatiquement la bonne réponse à la question lorsqu'ils valident leur réponse. Ils peuvent ainsi reconnaître leurs forces et travailler davantage sur leurs difficultés. Il faut noter que les étudiants sont toujours évalués de façon formative à deux reprises avant d'être évalués somatiquement. Ceci permet de bien les préparer à l'évaluation sanctionnelle.

Plus de deux années se sont écoulées depuis l'implantation de cette nouvelle application pédagogique. Déjà, son impact constructif sur le développement des compétences des étudiants est rapporté, tant par les enseignants que par les superviseurs de stage, qui constatent une amélioration significative du raisonnement clinique chez les étudiants. Un des principaux avantages notés concerne l'autonomie dont ils font preuve pour effectuer la démarche ergothérapique. En effet, les étudiants sont impliqués très activement dans leurs apprentissages. Ils développent une aptitude à se documenter eux-mêmes de façon appropriée et efficace sur les pathologies rencontrées et sur les données probantes pertinentes à la situation. Ils développent ainsi une pratique efficace fondée sur les données probantes.

Malgré le haut niveau de satisfaction rapporté tant par les étudiants que par les enseignants cliniques, il reste encore des défis à relever pour bonifier l'utilisation de IDÉO à l'intérieur du programme. La rétroaction offerte aux étudiants peut varier en fonction des moniteurs qui les accompagnent, car ceux-ci proviennent d'une diversité de milieux et ont des spécialités différentes. Il est donc important d'avoir des outils d'évaluation standardisés, valides et fidèles. Un autre défi consiste à exploiter efficacement le temps et les ressources mis à la disposition de l'équipe enseignante pour élaborer de nouvelles vignettes et investir l'énergie nécessaire à sa mise en œuvre. En effet, le nombre de cas devra être bonifié pour assurer un plus grand bassin de possibilités. Un outil de cette envergure ne serait pas réalisable sans l'appui d'enseignants motivés et d'un leadership fort. Dès la 2e année de fonctionnement, la direction du programme a pris la décision de bonifier IDÉO en ajoutant des vidéos pour mieux exposer certains aspects du processus. Ces enregistrements de vidéos devront être poursuivis, afin que les étudiants puissent observer une diversité d'interventions avec des clients, et ce, pour l'ensemble des vignettes cliniques. Enfin, le principal défi auxquels font face les enseignants responsables des cours utilisant l'application IDÉO concerne la formation des enseignants cliniques. En effet, la principale inquiétude rapportée par ceux-ci touche l'utilisation accrue des fondements théoriques, tels les schèmes de référence ainsi que les données probantes. Pour assurer une meilleure cohésion entre l'enseignement à l'Université et les stages, des formations devront être implantées rapidement pour mieux préparer les ergothérapeutes qui accueillent des étudiants en stage.

* *
*

Développer des compétences dans un programme exige des changements novateurs d'envergure au plan de la pédagogie et de l'évaluation des apprentissages. Un programme par compétences ne peut tirer le potentiel qu'on lui reconnaît sans l'implication des enseignants qui œuvrent dans le programme. Le projet IDÉO, du programme d'ergothérapie de l'Université Laval, exprime de façon explicite les grandes intentions éducatives priorisées. Tous s'entendent pour dire que cette innovation pédagogique demande plus d'investissement, tant pour les étudiants que pour les enseignants. Par contre, les retombées positives sont nombreuses. Déjà, l'impact de l'utilisation de cette application informatique est rapporté par les différents acteurs concernés. Les étudiants semblent mieux outillés pour faire face à la complexité de la réalité clinique à laquelle ils seront confrontés dans leur pratique future. Il reste encore des défis à relever, mais les résultats observés jusqu'à maintenant sont une source de motivation immense pour l'équipe enseignante.

## RÉSUMÉ

Le programme d'ergothérapie de l'Université Laval est en transformation et un continuum bac-maîtrise a été implanté à l'automne 2009. Une approche-programme par compétences a été choisie comme méthode pédagogique pour former les futurs ergothérapeutes. Le défi rencontré par les enseignants était d'identifier des approches pédagogiques permettant d'enseigner ces compétences. Une application informatisée, nommée IDÉO, a été implantée pour supporter le développement des compétences attendues par les étudiants. Cette application, son impact et les défis qui l'accompagnent sont présentés dans cet article.

## BIBLIOGRAPHIE

[1] BÉDARD D, BÉCHARD JP (2009). Innover dans l'enseignement supérieur, *Presses universitaires de France, Paris, 266 pages.* — [2] HOLMBOE E, HAWKINS R (2008). Practical Guide to the Evaluation of Clinical Competence, *Mosby Elsevier, Philadelphie, 244 pages.* — [3] PRÉGENT R, BERNARD H, KOZANITIS A (2009). Enseigner à l'université dans une approche-programme, *Presses internationales Polytechnique, Montréal, 330 pages.* — [4] TARDIF J (2006). L'évaluation des compétences. Documenter le parcours de développement, *Chenelière Éducation, Montréal, 363 pages.*

# TRAVAIL ET AUTONOMIE AU TRAVERS DU PRISME GÉNÉRATIONNEL, LA NÉCESSITÉ D'ADAPTER NOS PRATIQUES

M. IZQUIERDO

Traiter de l'autonomie au travail n'est pas chose aisée ; de la vision philosophique classiquement libertaire aux exigences légales contemporaines nait une tension dialogique transposable à l'univers médical. En effet, entre impératif de conformité et nécessité d'adaptabilité, la perception du concept d'autonomie est évolutive, individuelle, parfois divergente. L'approche générationnelle de ce concept met en exergue ces différences de point de vue et doit nous inciter, en tant que cadre de santé, à une meilleure connaissance des caractéristiques des générations au travail pour une meilleure gestion des équipes et une plus grande qualité des soins.

Sans nous attarder sur une approche étymologique du concept d'autonomie, il est cependant nécessaire d'en donner, à minima, une vision historique. Ainsi, dans l'Antiquité, ce concept était associé chez les aristotéliciens à l'idée de bonheur mais aussi à l'idée de choix et à la notion de suffisance pour les stoïciens. Sous un angle philosophique, Kant développa ce concept. Pour lui, l'autonomie demande de répondre à des valeurs morales, c'est surtout un idéal, positionnant l'individu comme seul décideur en vertu du principe de moralité. *"L'autonomie est le pouvoir de soi sur soi, c'est n'obéir qu'à la pure forme d'une loi, autrement dit qu'à l'universel qu'on porte en soi"* [9]. Dans un contexte plus contemporain, ces approches pourraient nous permettre de relier l'autonomie au statut d'auteur défini par Ardoino dans son triptyque agent, acteur, auteur [1]. Le soignant peut simplement appliquer des décisions imposées et exécuter strictement les procédures définies par sa hiérarchie, il se positionne alors en *"agent"*. Il peut faire preuve d'initiatives et de stratégie, agir et jouer un rôle en tant *"qu'acteur"*. Enfin, il peut créer, innover, prendre des décisions et se positionner et être porteur d'autonomie en devenant *"auteur"*. En contrepartie de cette vision théorisée de l'autonomie, il ne faut pas oublier d'explorer la réalité du terrain et en particulier de tenir compte de la perception individuelle des professionnels à l'égard de leur autonomie. Certains travaux, par exemple, nous poussent à nous attarder sur la définition de l'autonomie décrite par les personnels soignants interrogés qui *"ont insisté, tout au long de leurs réponses et commentaires, sur l'importance de l'implication, de la responsabilité et du travail de groupe"* [6].

Ainsi, la notion de responsabilité est associée par les professionnels de terrain à celle d'autonomie. Cette association est par ailleurs reprise par certains auteurs. *"C'est une instance active et lucide rendant par là possible une politique de la liberté fondée sur la responsabilité des individus"* [4]. Nous nous attarderons par la suite sur le rapprochement entre ces termes ainsi associés.

---

Ergothérapeute Cadre de santé, CRRF du Dr STER - 34240 Lamalou-les bains

Mais, parler de l'autonomie dans nos professions soignantes suppose d'évoquer la notion d'implication. En effet, les rapports et les échanges avec l'autre, tant patients que professionnels, nous impliquent quotidiennement dans cette relation de soin. L'implication se définit comme l'attachement au travail, comme l'identification du soignant à son emploi, à son rôle professionnel. *"L'implication concerne l'importance que le salarié attache à son travail, la place qu'occupe la vie professionnelle par rapport aux autres domaines de sa vie"* [3]. Si cette approche peut nous conduire à envisager l'implication comme une expérience subie, Ardoino cependant en fait une lecture plus complexe. Pour cet auteur, dans l'implication, il n'y a pas de neutralité, le rééducateur peut être co-auteur de l'acte de soins et par cette démarche, il produit du sens. Cette représentation d'Ardoino est reprise dans l'article professionnel de J. Rémy évoquant les différentes formes d'implication ainsi que leur importance pour la cohésion sociale *"La cohésion sociale suppose l'adhésion morale à un projet commun. Ce pré requis perd de son poids dans un modèle cybernétique. Néanmoins, des formes d'implication restent indispensables."* [14].

Précisons que dans le discours social, il arrive fréquemment que l'implication et l'engagement se confondent. Le lieu commun pourrait nous conduire à considérer que contrairement à la notion d'implication, l'individu est parti prenante de son engagement. Les travaux d'Ulrich Wickert suggèrent que l'engagement pourrait être mesuré par le niveau perçu de participation active au travail. Il évoque également la satisfaction des besoins de prestige et d'autonomie qui en résulte. La recherche d'une expression et d'une réalisation de soi au travail serait ainsi un facteur d'engagement, tout comme la possibilité de prendre des décisions, ou encore le sentiment de contribuer à un succès. Nous retiendrons simplement que l'engagement traduit davantage une attitude, une posture *"l'engagement est, lui, explicitement de type volontariste"* [1]. Lorsque l'acte est en accord avec les motivations de la personne, l'engagement le renforce et le rend plus résistant au changement. Tandis que si l'acte est non conforme avec l'idéologie du sujet, ce dernier tentera de rationaliser son acte, de modifier son système de pensée pour qu'idées et actes soient en conformité.

Enfin, l'autonomie ne peut se concevoir sans la responsabilité. La personnalisation des actes de soins engage la responsabilité du soignant qui les a pratiqués. La responsabilité s'inscrit par ailleurs dans une réflexion éthique et dans le champ des compétences des professionnels. La responsabilité s'adresse à l'auteur et non à l'agent ; elle trouve sens dans l'action. La responsabilité n'intéresse pas que la hiérarchie puisque chacun est responsable dans son domaine de compétences. Dans ses travaux sur l'éthique de la responsabilité, M. Weber ajoute qu'être responsable c'est assumer les conséquences de ses actes et accorder réparation. Les revers moraux de la responsabilité sont la culpabilité et le remords. Pour G. Nizard, la responsabilité ne saurait être plurielle sous peine de la "dilution et de la dérobade", elle ne se partage pas mais se multiplie. *"Etre responsable, c'est être en conformité avec des principes, exprimer sa compétence et être crédible dans son discours et dans ses actes"* [13]. La responsabilité précède le droit qui sanctionne la transgression. La responsabilité s'inscrit dans un système sociétal qui en définit les règles. Accepter les normes, les lois, c'est faire acte d'appartenance à un groupe et à une culture.

A l'hôpital, la responsabilité du soignant est de servir l'intérêt du patient en s'appuyant sur une réflexion éthique et sur ses compétences. Jusqu'alors, la responsabilité soignante était surtout morale. La relation soignant/soigné était établie sur une relation de confiance. Le médecin avait obligation de moyens et non de résultats. Aujourd'hui, le droit réglemente l'espace hospitalier, il doit être intégré dans les soins et constitue un tiers dans la relation soignant/soigné. Cette montée en puissance du droit dans le domaine du soin impose des règles sociétales à la pratique des soignants. La vie de l'individu autonome, auteur comme le définit Ardoino, n'est donc plus seulement régie par ses propres règles et nous allons à présent nous intéresser aux limites de l'autonomie.

Comme nous venons de l'évoquer, nous assistons à un renforcement de la part accordée au contrôle et les impératifs de Qualité, Sécurité et Environnement s'intensifient au regard des évolutions réglementaires. À partir du milieu des années 1980, avec la mise en place du budget global, les dépenses hospitalières ont fait l'objet d'une tentative de maîtrise accrue qui s'est traduite, entre autres, par un effort de rationalisation de l'offre de soins. *"Le travail soignant devait être codifié, traduit en procédures et protocoles dont le respect aurait pu faire l'objet de traces écrites pour les rendre contrôlables, aussi bien d'un point de vue quantitatif que qualitatif."* [11]. Au nom d'une démarche d'amélioration de la qualité du service rendu, un programme d'évaluation et d'accréditation des établissements hospitaliers est lancé à partir de 1996. Cette démarche a eu pour effet de formaliser un certain nombre d'attentes et d'exigences à l'égard des soignants. Le manque de temps pour parvenir à la pratique idéale est ainsi devenu plus flagrant, d'autant que la procédure d'accréditation a entraîné une charge accrue d'écriture pour les soignants. Cette protocolisation du travail des soignants a, semble-t-il, eu aussi un impact sur l'autonomie au travail, limitant parfois les prises d'initiatives et jugulant la créativité.

Par ailleurs, sous l'angle de la didactique, l'assujettissement de l'individu à l'institution constitue une autre forme de contrainte. Si nous considérons l'unité de soin comme une institution, de même que le service ou le pôle, nous pouvons alors nous poser la question de savoir comment se constitue, et comment change, l'univers cognitif d'un individu et comment expliquer cette dynamique cognitive. Dès lors, *"Un individu (doté déjà d'un certain univers cognitif), en devenant un sujet dans une institution, va y occuper une certaine position qui va l'amener à devoir changer ses rapports personnels à certains objets pour intégrer les rapports institutionnels à ces objets."* [5]. L'auteur ajoute que les rapports personnels de l'individu vont être remodelés pour ressembler au rapport institutionnel, à moins que l'individu ne se révèle être un mauvais sujet. Il précise aussi l'importance des rôles des sujets dans une institution, et inversement l'importance des rôles des institutions pour les sujets. Ainsi le principe d'assujettissement décrit par Chevallard conduirait l'individu auteur et décideur de tous les aspects de sa vie à abandonner tout ou partie de sa liberté et de ses valeurs pour adopter celles de l'institution. Ainsi, *"Ce qui est alors révélé dans les affections sociales, c'est une forme d'aliénation particulière qui réside dans l'impossibilité radicale d'envisager les moyens d'une libération, du fait même de l'antécédence du social sur l'individuel"* [10]. Pour terminer cette approche de la notion d'assujettissement, il convient de tempérer mon propos et préciser quelques conséquences notables de cette dynamique cognitive. Pour Y. Chevallard, c'est tout d'abord à la capacité à élaborer des rapports personnels institutionnellement inédits que l'on reconnaît les créateurs au sens fort du terme, et c'est ensuite la multiplicité de nos assujettissements qui devient source de notre sentiment de liberté à l'endroit des institutions.

Nous avons jusqu'ici tenté de donner une vision exhaustive des différents domaines couramment associés à l'autonomie. Nous constatons que la diversité des notions explorées conduit à inscrire ce concept dans une dialogique forte. D'une part, l'autonomie dans sa pureté étymologique ou du moins tel qu'Ardoino définit le statut d'auteur, faisant de l'individu un être seul décideur de son existence présente et future. En ce sens, elle évoque le soignant innovant, prenant des initiatives et donnant du sens aux soins qu'il réalise. Elle rappelle aussi un soignant réactif et capable de s'adapter aux particularités changeantes des patients assurant un soin de qualité par une approche teintée de créativité. D'autre part, une autonomie restreinte aux lois de la société et de l'institution. Elle évoque un soignant marqué par le respect des règles et soucieux d'une qualité des soins dépendante de la conformité de l'acte réalisé à l'égard des protocoles.

## LA NOTION DE GÉNÉRATION

Les cadres de santé évoluant dans des contextes professionnels souvent caractérisés par la multigénérationalité des équipes, il est intéressant d'aborder la complexité du concept d'autonomie du point de vue des cohortes générationnelles. La notion de génération est une catégorie qui procède non pas de données biologiques, mais de processus sociaux et temporels. Les naissances et décès continuels par lesquels la société se renouvelle, ne forment pas en eux-mêmes des générations. Celles-ci sont des abstractions, des produits de l'imaginaire social, dont la fonction symbolique est d'organiser le temps. Si la notion de génération est abondamment utilisée dans les médias, le langage courant et dans de nombreuses disciplines scientifiques, elle apparaît aussi polysémique que problématique dans les sciences sociales. Du point de vue démographique, le terme est synonyme de *"cohorte de naissances"* et s'applique à la totalité des individus nés une même année [5bis]. Mais génération et âge restent deux attributs bien distincts : on fait partie d'une même génération tout au long de sa vie tandis qu'on passe continuellement d'un âge à l'autre. Nous explorerons simplement les catégories générationnelles telles que nous les retrouvons généralement dans la littérature. Nous nous limiterons aussi à la comparaison des individus de la génération *"X"*, qui désigne (selon la classification de William Strauss et Neil Howe) les occidentaux nés entre 1959 et 1981 à ceux de la génération *"Y"* qui désigne les personnes nées entre 1978 et 1994.

Dans mon mémoire visant l'obtention d'un Master Professionnel "Education et Formation", le croisement des termes évoquant l'autonomie en fonction de l'âge avait donné les résultats suivants (fig 1) [8].

Nous observons que les professionnels entre 20 et 30 ans associent beaucoup plus fréquemment les notions d'indépendance et de liberté à celle d'autonomie, nous devons remarquer aussi le taux important de réponses au terme "responsabilité". Chez les 40-50 ans, on évoque aussi responsabilité ainsi qu'engagement.

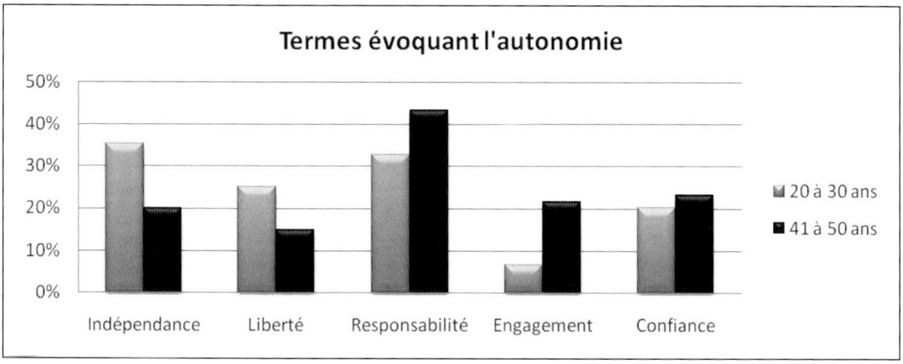


*Fig. 1 : Variable âge et représentation.*

J'avais pu observer que le même type de tendance était visible quand nous croisions les réponses à la question *"La qualité des soins dépend de la créativité du soignant et de sa capacité à réaliser des soins individualisés."* et l'âge des professionnels interrogés (fig. 2) [8].

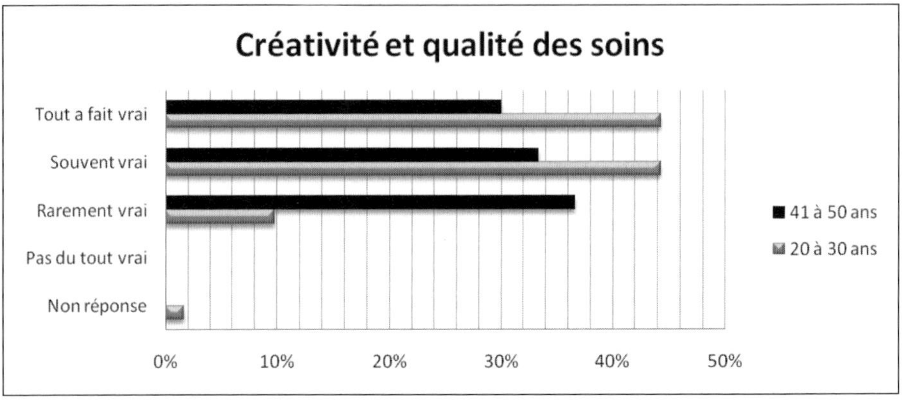


***Fig. 2** : Variable âge et Créativité.*

Ce graphique nous apprend que près de 90 % des 20 à 30 ans estiment que la créativité des soignants est un gage de qualité des soins. Cette tendance est moins marquée dans la catégorie des 40-50 ans, leurs réponses se répartissent de manière quasi proportionnelle entre les variables "rarement vrai", "souvent vrai" et "tout à fait vrai".

Comme nous pouvons le constater, les différences entre générations à l'égard de la perception de l'autonomie au travail sont remarquables. De plus, l'accélération des évolutions sociétales a tendance à creuser le fossé entre générations.

Attardons-nous sur les particularités de la génération Y pour comprendre l'incompréhension que ces nouveaux actifs provoquent chez leurs aînés. Si l'on consulte la littérature récente, le dénominateur commun est qu'ils font passer le travail au second plan (refus de travailler durant les fêtes et les fins de semaine, demande de congés pour décompresser). Ils ont constaté que "travailler dur" n'a pas été bon pour la santé et la vie personnelle des baby-boomers, leurs parents… car le travail n'apporte pas obligatoirement la sécurité : licenciements, chômage, retraites aléatoires… En conséquence, ils sont moins fidèles et moins loyaux que les générations précédentes. *"Y"* veut mettre sa carrière au service de sa vie et de son mode de vie. Dans le travail, ils n'ont pas peur de se comparer aux autres et particulièrement aux aînés. Ils sont indépendants et réclament fort ce qu'ils veulent. Ils tolèrent et génèrent un flou, une complexité, une confusion entre vie professionnelle et vie personnelle. *"En réalité, ils recherchent un équilibre entre loisirs et travail, contraintes et libertés, avoir une fabuleuse carrière, rapide, avec des gains immédiats, une gratification instantanée. Ils veulent avoir une souplesse de vie et de carrière, une liberté de travailler et de vivre comme dans une petite entreprise"* (Huguet, 2009, p. 5) Comportements d'enfant roi, peu de motivation au travail, absences répétées et contrats résiliés, cette attitude des Y semble assez généralisée… Du moins selon l'avis des baby boomers… Ainsi, un sondage de la firme Léger Marketing datant de janvier 2009 et réalisé au Québec rapporte que 61 % des baby-boomers estiment que les jeunes "Y" sont moins travaillants qu'eux. De plus, 78 % d'entre eux affirment que les "Y" manquent de respect face à l'autorité.

Le recensement des caractéristiques de la génération Y que nous effectuons peut paraître peu appréciable. Cependant, n'oublions pas que cette génération de soignants apporte dans l'institution le goût de l'innovation et de la créativité ainsi que l'aversion pour les pertes de temps. Habituée à utiliser les outils informatiques, elle peut se montrer particulièrement productive. Cette main-d'œuvre est habituée aux échanges d'idées et à l'accomplissement de tâches multiples. Elle s'intègre facilement dans des équipes de travail temporaires rassemblant des employés aux compétences diverses en vue de répondre à des besoins ponctuels.

* *

*

En conclusion, il est important d'insister sur la nécessité de recentrer nos pratiques managériales sur les particularités générationnelles. En effet, les caractéristiques de la génération "Y", nous enseignent que leur formidable capacité d'adaptation est étroitement liée à leur volonté. Ainsi, cette génération de travailleurs a une grande soif de responsabilités et d'autonomie. *"Elle a besoin de comprendre le pourquoi de ce qui lui est demandé et de percevoir qu'elle peut influencer les façons de faire de l'entreprise"* [12]. De plus, elle désire évoluer dans un environnement qui lui permet d'enrichir continuellement ses connaissances afin de les utiliser comme leviers de développement personnel. Enfin, il faut insister sur la nécessité pour ces travailleurs de jouir de conditions de travail personnalisées et axées sur la qualité de vie. Un des moyens pour retenir les travailleurs de la nouvelle génération est de *"leur offrir des conditions de travail qui tiennent compte de leurs besoins spécifiques à un moment précis de leur existence"* [12]. Ce qui importe le plus pour eux, c'est de réussir leur vie, le travail ne constituant qu'un moyen parmi d'autres pour y arriver.

## BIBLIOGRAPHIE

[1] ARDOINO J. (2000). Les avatars de l'éducation. *Paris: Presses Universitaires de France.* — [2] ARDOINO J. (1992). L'implication. *Se Former, pp. 132-5.* — [3] AUBERT N, GRUERE J.-P, JABES J, LAROCHE H & ENLARET S. (2009). Management - Aspects humains et organisationnels. *Paris: Presses Universitaires de France.* — [4] BACHOFEN B, ELBAZ S & POIRIER N. (2008). Cornélius Castoriadis, réinventer l'autonomie. *Paris: L'Harmattan.* — [5] CHEVALLARD Y. (2003). Approche anthropologique du rapport au savoir. *3e Journées d'étude franco-québécoises (pp. 81-104). Paris: Fabert.* [5bis] *Encyclopaedia Universalis, Génération. p. 162 a (Vol. VIII). (1997). Paris: Encyclopaedia Universalis.* — [6] GOULET DE RUGY B. (2000). L'autonomie professionnelle dans les secteurs sanitaires et médico-social. DESS Certificat d'Aptitude à l'Administration, *(pp. 49-51). Académie de Montpellier.* — [7] HUGUET M.-J. (2009). La génération Y (ou "Gen Y"). Les jeunes adultes d'aujourd'hui, leurs motivations et leurs modes d'apprentissage. *Métaphore (52), 4-8.* — [8] IZQUIERDO M. (2010). L'autonomie des soignants au travers du prisme générationnel. La pratique réflexive du cadre de santé à l'épreuve de la génération "Y". *Aix-en-Provence: U.F.R Psychologie, Sciences de l'Education.* — [9] KANT E. (2001). Comte Sponville - Dictionnaire Philosophique. *Paris: Presses Universitaires de France.* — [10] LE BLANC G. (2004). Etre assujetti: Althusser, Foucault, Butler. *Actuel Marx (36), 45-62.* — [11] LORIOL M. (2004). Accréditation, protocolisation et évolutions du travail soignant. *Soins Cadre de Santé (39), 48-55.* — [12] MANION J. (2009). Gestion de la main-d'oeuvre infirmière multigénérationnelle. Implications managériales et action politique. *Genève: CIRHSI Centre international des ressources humaines.* — [13] NIZARD G. (1995). La responsabilité: enjeux et défis à l'hopital. *Cahier de gestions hospitalières (122), 60-70.* — [14] REMY J. (2004). Prendre au sérieux la complexité - Nouvelles bases pour une critique sociale. *Education et sociétés (39), 11-42.*

# INTÉRÊTS DES PROTOCOLES DE CAS INDIVIDUELS POUR LA RECHERCHE EN ERGOTHÉRAPIE

G. ADANT

Le concept d'*Evidence-Based Medicine* (EBM) ou médecine fondée sur le niveau de preuve est issu des travaux de Cochrane, un épidémiologiste écossais (1972), puis formulé tel qu'il existe aujourd'hui au Canada en 1980. Il est frappant de constater, qu'encore aujourd'hui, certaines pratiques médicales et paramédicales dont l'ergothérapie ne sont pas fondées sur des preuves scientifiques mais font partie de l'art de soigner où l'intuition du praticien, son expertise et/ou la tradition, sont des éléments dominants.

Le principe de l'EBM est de fournir au patient le traitement le plus efficace en fonction des risques et avantages. Ce traitement est basé sur des niveaux de preuves scientifiques hiérarchisés. Au niveau de preuve le plus élevé, on trouve les conclusions des méta-analyses puis les essais contrôlés randomisés considérés habituellement comme *gold standards* en méthodologie de la recherche. Suivent les études de cohortes, puis les études de cas, enfin les avis d'experts. Selon les auteurs, les protocoles de cas individuels (PPCI) [en fonction du protocole choisi] se situent au niveau deux ou au niveau trois sur une échelle qui en compte cinq. D'après Johnston & Smith (2010), du point de vue de la pratique clinique, aucun protocole de recherche n'est plus puissant que le PPCI car il est centré sur l'individu. Mais à la condition que ces protocoles soient randomisés et en double-aveugle.

On peut aisément comprendre que dans certains pays développés où la protection sociale en matière de santé dépend beaucoup des assurances privées comme aux Etats-Unis par exemple, l'accent soit mis depuis fort longtemps sur les traitements les plus performants et les plus courts justifiés par des études probantes. Dans les pays européens où les systèmes de santé sont étatisés, la recherche de l'efficacité n'était pas la priorité en période de bonne santé économique mais ce n'est plus le cas aujourd'hui.

La médecine fondée sur le niveau de preuve ne remplace pas la médecine basée sur le jugement ou l'expérience du médecin (art médical) mais la complète adéquatement.

D'une manière similaire l'ergothérapie n'échappe pas à ce mouvement, ce qui ne signifie pas qu'il faille nécessairement se focaliser uniquement sur cet aspect. Comme en médecine, existe aussi un art de l'ergothérapie qui doit beaucoup à l'intuition et à la perspicacité de l'ergothérapeute et qui est loin d'être négligeable.

*In medio stat virtus,* je pense que la combinaison des particularités de notre profession et les principes de la méthodologie de la recherche peuvent parfaitement s'allier sans prééminence des unes par rapport aux autres.

L'ergothérapie comme toute autre discipline de la santé ou des sciences humaines se doit de rester dans la course et fournir, elle aussi, des niveaux de preuves à sa pratique.

---

Enseignant honoraire Haute Ecole Condorcet, Tournai, Belgique

En français, le concept d'EBM est traduit tantôt par médecine fondée sur le niveau de preuve tantôt par médecine factuelle ou encore médecine fondée sur les faits. Dans d'autres disciplines, on utilise le concept d'*evidence-based practice* ou pratique fondée sur des niveaux de preuves ou sur des faits. La plupart des études à niveaux de preuves élevés sont coûteuses à mener. Dans les soins de santé, il faut bien reconnaître que les bailleurs de fonds se trouvent socialement plus près des médecins-chercheurs et l'industrie médico-pharmaceutique constitue une très bonne source de financement. S'il existe pour l'ergothérapie des possibilités de financement dans le secteur public, ces subventions sont plus rares. C'est bien connu, on ne prête qu'aux riches. Des études de grande ampleur ne sont pas pour autant exclues mais seront toujours beaucoup moins fréquentes. D'autre part, si l'ergothérapie place la personne humaine au centre de sa pratique, des questions se posent rapidement quant à l'homogénéité des groupes de patients, condition essentielle des études à haut niveau de preuves. Autrement dit, jusqu'à quel point peut-on préserver le caractère singulier de tout être humain dans une recherche ? Les résultats des observations menées sur un groupe de sujets sont globaux. On ignore donc quel est l'effet de l'intervention sur un sujet donné. Dans bien des situations, il n'est pas possible de réaliser une randomisation des sujets et comme on ne dispose que d'un nombre très limité de sujets, il convient de se tourner vers une autre méthode de recherche.

Dans la pratique, les cas cliniques sont, par essence, uniques. Certaines catégories de patients sont singulières même si elles partagent le même diagnostic général. Comment constituer sans commettre d'erreurs des groupes d'enfants cérébro-lésés ? De grandes variations inter-individuelles se présentent également chez les patients atteints de troubles de la santé mentale. Les ergothérapeutes ne disposent pas, la plupart du temps, de population de sujets suffisamment larges pour en tirer des échantillons représentatifs. Les protocoles de cas individuels se révèlent alors pour les ergothérapeutes des méthodes de recherche dignes d'intérêt.

## LES PROTOCOLES DE CAS INDIVIDUELS (PPCI)

Ces méthodes de recherche sont encore appelées études de cas singuliers, desseins à cas uniques, n=1 (en anglais *single-subjects designs*). Ils ne datent pas d'hier puisqu'ils sont mentionnés dès 1945 par Fisher [12]. Ces méthodes de recherche ont depuis longtemps la faveur des cliniciens cognitivo-comportementalistes puisqu'elles sont utilisées dès 1951 par Shapiro [8, 9] mais également dans les sciences sociales, en éducation spécialisée, en réadaptation et de plus en plus en médecine.

Ce sont des protocoles quasi-expérimentaux ou expérimentaux car si un changement peut effectivement être observé, il est bien causé par l'intervention mais on ne peut pas établir pour autant un lien de causalité. Le lien de causalité existe probablement mais il reste, pour le prouver, à utiliser une autre méthode de recherche plus élaborée [5]. Toutefois, ces protocoles peuvent être considérés comme de véritables protocoles expérimentaux si ces protocoles peuvent être reproduits par d'autres chercheurs et si les données recueillies sont traitées par analyse statistique à condition de posséder un grand nombre de mesures [11]. Par ailleurs, même s'il s'agit d'un PPCI, il est possible d'opérer une randomisation dans la sélection du sujet.

Les PPCI prennent le sujet lui-même (unité) comme témoin au cours de différentes phases d'observation/évaluation et d'intervention ce qui est le cas le plus fréquent mais l'unité peut être un groupe, une communauté ou un animal [15]. Une des caractéristiques majeures de ces protocoles est d'évaluer le patient de manière continue ce qui n'est pas le cas dans d'autres études et ainsi étudier finement la variabilité d'une intervention/traitement.

On distingue différentes phases dans les PPCI. Ce sont :

1. *La ligne de base :* dans cette phase le chercheur pratique des mesures répétées de la variable dépendante durant un temps donné, par exemple, durant une semaine ;
2. *L'intervention :* le chercheur introduit à ce moment la variable indépendante (manipulation expérimentale) qui est l'intervention/traitement et il continue à mesurer la variable dépendante ;
3. *Le renversement :* l'intervention est arrêtée et le chercheur reprend les mesures de la variable dépendante.

Les mesures de la variable dépendante doivent être fiables et standardisées. Les conditions dans lesquelles s'effectuent les mesures, et la nature de l'intervention/traitement doivent être bien précisées.

L'interprétation des données a généralement lieu par inspection visuelle sur un graphique où les phases sont visualisées et où on peut remarquer des différences dans les mesures de la variable dépendante. Si on dispose d'assez de mesures, un traitement statistique va tester les différences observées et estimer si elles sont dues ou non au hasard.

**Indicateurs de qualité dans la recherche utilisant les PPCI**

**Description des participants et du contexte**
* les caractéristiques des participants sont décrites avec suffisamment de détails, ce qui permet de sélectionner ultérieurement des personnes qui possèdent les mêmes caractéristiques (par exemple : âge, genre, diagnostic médical...)
* le processus de sélection des participants est bien décrit ce qui permet de le reproduire avec précision
* les critères du contexte sont précisés pour pouvoir être reproduits fidèlement

**Variable dépendante**
* la variable dépendante est décrite avec beaucoup de précision et est opérationnalisée
* chaque variable dépendante est mesurée avec une procédure qui offre des données quantifiables
* l'instrument de mesure de la variable dépendante est valide et peut être utilisé pour reproduire la mesure
* les variables dépendantes sont mesurées de manières répétées dans le temps
* les données recueillies sont fiables ou recueillies par des observateurs indépendants

**Variable indépendante**
* la variable indépendante est décrite avec beaucoup de précision pour être reproduite
* la variable indépendante est systématiquement manipulée et sous le contrôle du chercheur

**Ligne de base**
* la majorité des PPCI incluent une ligne de base avec des mesures répétées de la variable dépendante de manière telle qu'on peut prédire la future performance même s'il n'y avait pas d'introduction de la variable indépendante
* les conditions de la ligne de base sont décrites avec précision pour être reproduites

**Validité interne**
* le protocole offre au minimum trois mesures dans le temps
* le protocole respecte les critères de validité interne

**Validité externe**
* L'expérimentation peut être reproduite avec d'autres patients semblables dans d'autres contextes semblables

*Fig. 1 : Indicateurs de qualité des PPCI [10]*

Les PPCI se déclinent en différentes formes schématisées par les premières lettres de l'alphabet qui indiquent les phases successives du protocole.

## Le protocole A-B-A

Ce protocole est considéré comme quasi-expérimental parce qu'il ne permet pas d'établir de lien de causalité entre la modification observée et l'intervention.

Il comprend trois phases : une ligne de base (A), une phase d'intervention/traitement (B) et une phase de suivi (A) où sont évalués les acquis de l'intervention et leur maintien dans le temps. La comparaison des courbes permet de faire remarquer des changements dus à l'introduction de/du l'intervention/traitement. Il est nécessaire qu'il y ait au minimum trois mesures/évaluations par phase pour tracer les courbes (fig. 2).

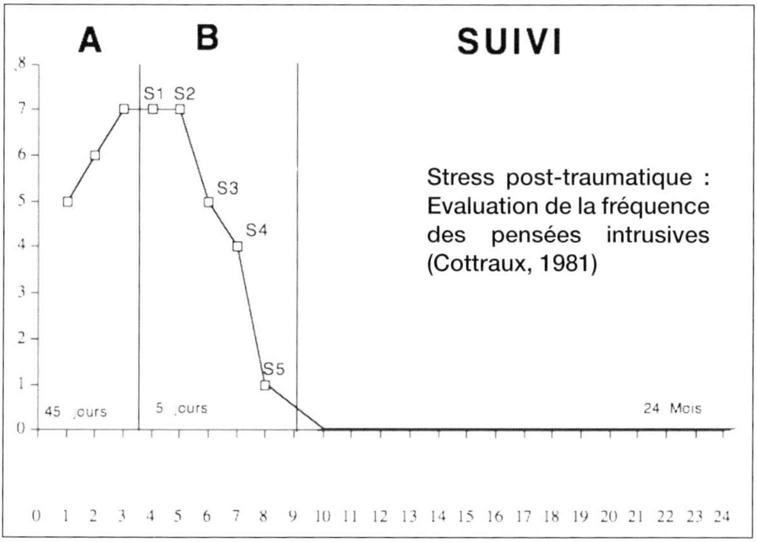


*Fig. 2 : Protocole A-B-A [4]*

## Le protocole A-B-A-B

Ce protocole est qualifié d'expérimental car il permet d'établir un lien de causalité entre la ligne de base et l'intervention. C'est le PPCI le plus utilisé.

La première phase consiste en mesures répétées de la variable dépendante (A). Suit une phase d'intervention (B) avec mesures répétées de la variable dépendante suivie d'une nouvelle phase A puis d'une dernière phase B. On fait l'hypothèse que si les progrès mesurés durant la première phase B sont bien dus à l'intervention, le retrait de l'intervention (deuxième A) va se marquer par un arrêt des progrès ou retour à l'état mesuré lors de la première ligne de base ou d'une régression. Ces progrès reprendront dès l'introduction d'une nouvelle phase B (fig. 3).

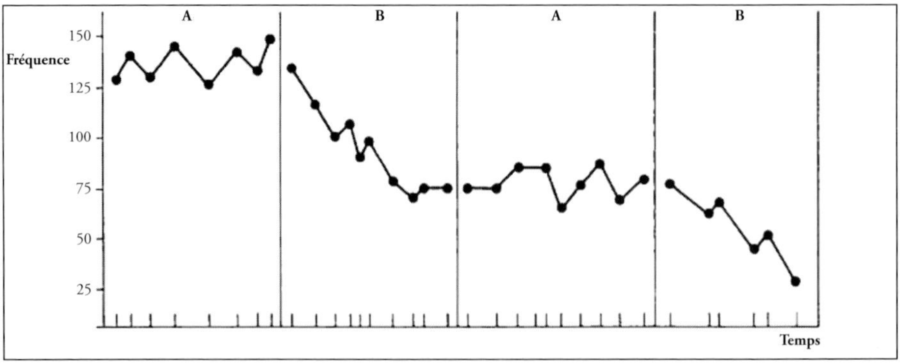


*Fig. 3 : Protocole A-B-AB [9]*

## Le protocole A-B-C-B ou A-B-A.C.A

Ce protocole qui est une variante du précédent est utilisé pour contrecarrer l'effet placebo quand le traitement (B) est supprimé. Si les résultats sont supérieurs pendant les phases B cela indique que l'intervention/traitement C est moins efficace. Si par contre les valeurs affichées en C sont supérieures à la phase B c'est que l'intervention C lui est supérieure et on peut ainsi mesurer l'effet cumulatif de deux traitements par exemple sur le traitement de la douleur. On peut aussi utiliser le protocole A-B-C-A-C ou A-B-C-B-C. (fig. 4).

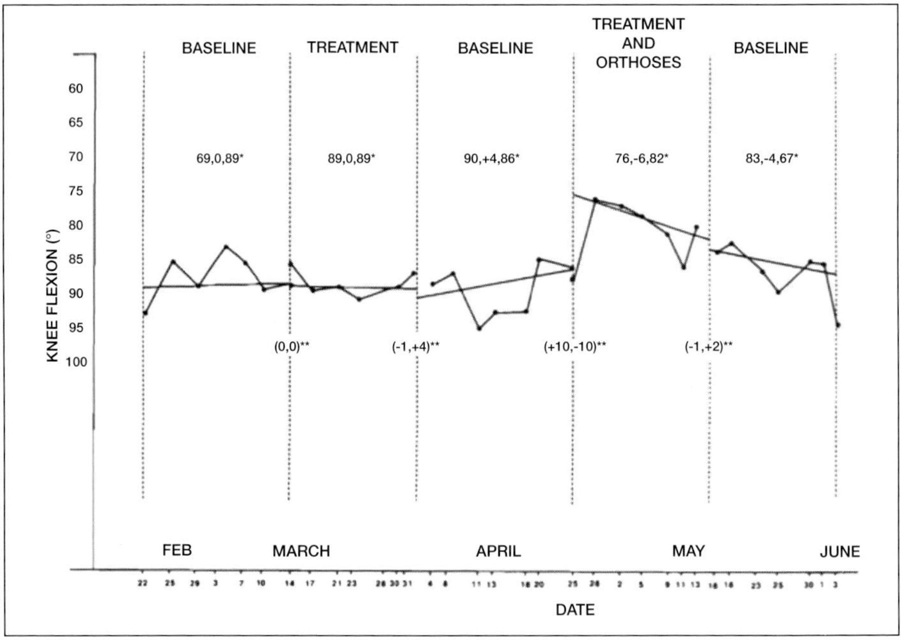


*Fig. 4 : Protocole A-B-A-C-A. [6]*

### Les protocoles à lignes de base multiples (A-B)

Ces protocoles sont utiles si on ne peut revenir à la ligne de base ou si l'arrêt de l'intervention/traitement risque de produire des effets indésirables pour le patient. Il s'agit de succession de protocoles A-B.

Chacun commence par au moins deux mesures pour tracer les lignes de base. L'intervention/traitement du premier entraîne une modification de la variable dépendante, à ce moment l'intervention/traitement est appliqué à la deuxième puis de la même manière à la troisième ce qui permet de suivre les conséquences de l'intervention/traitement à des moments différents [9].

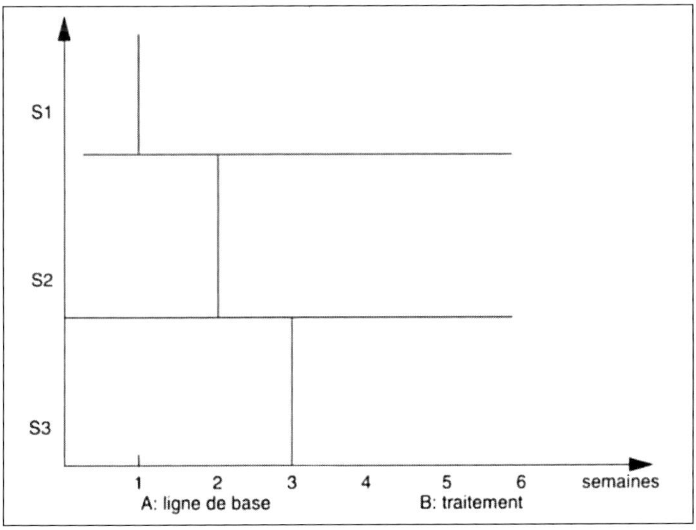


*Fig. 4 a : Protocole A-B [3].*

## AVANTAGES DES PPCI POUR LA RECHERCHE

Le principal avantage est d'intégrer la recherche dans la pratique clinique et donc d'initier les ergothérapeutes sur le terrain à mener des recherches. La mise en œuvre est rapide (gain de temps) et peu coûteuse par rapport aux méthodes de recherche plus sophistiquées.

Leur application est souple. Les mesures sont répétées ce qui permet d'évaluer, par moment, la variabilité de la variable dépendante au cours de la ligne de base et tout au long de l'intervention. Ces protocoles offrent aux patients comme aux thérapeutes des rétroactions ou des résultats des interventions et ces constatations peuvent être immédiatement intégrées à la pratique. Ils se révèlent également utiles pour des cas particuliers où ont ne disposent pas de séries de patients [7].

## INCONVÉNIENTS DES PPCI

Leur principal désavantage est de manquer de validité externe c'est-à-dire d'un manque de généralisation des résultats à d'autres individus. Pour éviter ce biais, Schlosser (2009) indique que trois conditions doivent être réunies :

1) Au minimum cinq protocoles de cas individuels sur la même question de recherche publiés dans une revue et évalués par des pairs ;
2) Les études sont faites par au moins trois investigateurs différents dans au moins trois contextes différents ;
3) Les études comprennent au moins 20 participants.

Une autre critique qui est habituellement faite est que l'évaluateur et le thérapeute sont la même personne et cela peut biaiser les résultats par manque d'objectivité. Dans ce cas, il est possible de demander à un autre thérapeute de prendre les mesures [7]. Un autre problème dans les protocoles A-B-A ou A-B-A-B est lié au facteur l'apprentissage. Si le patient a bien appris le comportement souhaité, cela se marquera lors de la deuxième ligne de base qui ne correspondra pas à la première [2]. Enfin dernier inconvénient, selon le traitement considéré, il peut être inacceptable de retirer un traitement qui donne de bons résultats mais cette situation peut arriver également lors des congés ou pour toute autre raison [7].

## EXEMPLE D'APPLICATION

En ergothérapie une étude a pour objectif d'étudier l'efficacité de l'ergothérapie avec des adultes qui présentent de l'agitation et de l'amnésie post-traumatique après trauma crânien. Huit sujets participent à l'étude selon un protocole de cas individuels A-B-A-B. Durant les phases A l'ergothérapie traditionnelle est administrée et la nouvelle méthode est utilisée durant les phases B. De plus, des calculs statistiques (ANOVA) ont été réalisés pour compléter l'analyse visuelle (fig. 5) [14].

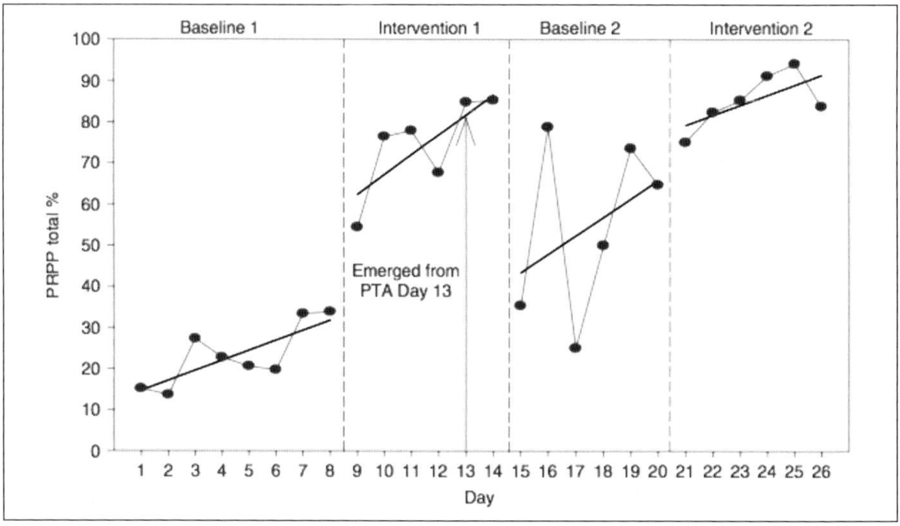


*Fig. 5 : Calculs statistiques (ANOVA)*

En médecine, Janosky [12] cite un PPCI randomisé contre placebo en pédiatrie pour tester le cisapride (DCI) un médicament gastroprocinétique qui augmente la tonicité de l'œsophage en cas de reflux gastro-œsophagien. Il s'agissait d'un triple PPCI A-B-A-B-A-B. La variable dépendante était le nombre de régurgitations et vomissements évalués pendant cinq jours.

* *
*

L'intérêt des PPCI n'est plus à démontrer pour l'ergothérapeute praticien. Beaucoup de situations cliniques ne permettent pas d'autres méthodes de recherche. Si les indicateurs de qualité sont respectés, les PPCI sont d'excellentes méthodes de recherche à la portée du praticien sur le terrain ; ils permettent d'enrichir les connaissances en ergothérapie et constituent des ponts pour des méthodes de recherche plus complexes.

## RÉSUMÉ

Les protocoles de cas individuels (*single-subject designs*) constituent des méthodes de recherche intéressantes pour l'ergothérapie et procurent des bases scientifiques aux pratiques fondées sur le niveau de preuve (*evidence-based*).

On trouvera ici une présentation et illustration issue de la littérature de cette méthodologie en ergothérapie suivie d'une discussion de ses avantages et inconvénients respectifs.

## BIBLIOGRAPHIE

[1] ADANT G. (2005) Méthodologie de la recherche, cours inédit, Master en kinésithérapie et Baccalauréat en ergothérapie, *Haute Ecole Condorcet, Tournai.* — [2] BORK C. (1993) Research in physical therapy, *Philadelphia, Lippincott.* — [3] BOUVARD M, COTTRAUX J. (1998, 2005) Protocoles et échelles d'avaluation en psychiatrie, *Paris, Masson.* — [4] COTTRAUX J. (1996) Les protocoles de cas individuels dans la recherche en thérapie comportementale et cognitive, *Colloque Interface Inserm/FFP.* — [5] DEPOY E, GITLIN LN. (1994) Introduction to research, *New York, Mosby.* — [6] EMBREY D, YATES L, MOTT D. (1990) Effects on neuro-developmental treatment and orthose on knee flexion during gait, a single-subject design, *Physical Therapy, Vol. 70, 10, 628-37.* — [7] FRENCH, S. (1993) Practical research, a guide for therapists, London, Butterworth-Heinemann. — [8] FONTAINE O. (1978) Introduction aux thérapies comportementales, *Liège, Pierre Mardaga.* — [9] FONTAINE O, COTTRAUX J, LADOUCEUR R. (1984) Cliniques de thérapie comportementale, *Liège, Pierre Mardaga.* — [10] HORNER H *et al.* (2005) The use of single-subject research to identify evidence-based practice in special education, *Council for Exceptional Children, Vol. 71, 2, 165-79.* — [11] JUHEL J. (2008) Les protocoles individuels dans l'évaluation par le psychologue praticien de l'efficacité de son intervention, *Pratiques psychologiques, doi.10.1016/prps.* — [12] JANOSKY JE. (2005) Use of single subject design for pratice based primary research, *Postgraduate Medical Journal, 549-51.* — [13] JOHNSTON M, SMITH RO. (2010) Single subject designs: current methodologies and future directions, *Occupational Participation and Health, Vol. 29, 1, 1-7.* — [14] NOTT M, CHAPPARO C, HEARD R. (2008) Effective occupational therapy intervention with adults demonstrating agitation during post-traumatic amnesia, *Brain Injury, 22 (9) : 669-83.*

## WEBOGRAPHIE

*http://en.wikipedia.org/wiki/Single-subject_design*
[15] SCHLOSSER, R. (2009) http://ncddr.org/kt/products/focus/focus22/

# ERGOTHÉRAPIE ET COMMUNICATION : COMMENT DÉVELOPPER UN MESSAGE CLAIR ?

S. TÉTREAULT*, E.-M. D'ARAGON**

*Il y a des paroles qui portent plus loin que le vent.*
Suzie Murray, extrait de *La mère morte*

Au cours de son travail, l'ergothérapeute doit communiquer dans une multitude de contextes. De par ses fonctions, il interagit de plus en plus avec le patient, l'entourage et l'équipe de soins. Il doit fournir des informations, apporter des indications ou des recommandations, et ce, parfois dans un temps restreint. Il doit ajuster son discours aux caractéristiques de l'auditeur, avoir des propos clairs et s'exprimer avec aisance. Lors de l'élaboration de texte écrit, il doit aussi se soucier que ses pensées soient bien comprises par le lecteur. Ayant à côtoyer une variété d'individus avec des niveaux de compréhension différents, ceci représente tout un défi pour l'ergothérapeute ! En effet, il ne s'agit pas de captiver, d'émouvoir ou de persuader l'auditoire, mais plutôt de se faire comprendre. Il faut que le message passe et soit retenu ! Or, l'art de communiquer demande la maîtrise de principes simples et de techniques faciles à appliquer. Le présent texte a comme objectif de stimuler la réflexion chez l'ergothérapeute sur l'organisation de sa communication avec les autres. Pour cela, des stratégies pour faciliter sa communication et élaborer un message efficace en tenant compte de l'autre seront proposées. Des stratégies gagnantes seront suggérées afin d'être capable de les appliquer dans divers contextes de sa vie professionnelle.

## DÉFINIR LA COMMUNICATION

Selon Clas [2], la communication concerne *"le transfert d'une information au moyen d'un message, qui a été codé, d'un émetteur à un récepteur par le biais d'un canal"*. Il s'agit de mettre en commun des renseignements ou des connaissances. Le mot communication désigne aussi le contenu de ce qui est communiqué ou le fait d'être en relation avec quelqu'un. En sociologie, la communication est partout. En effet, tout notre corps, que ce soit les gestes, la posture, les mimiques ou la façon d'être, renseignent l'auditeur [1]. Pour leur part, Richard et ses collègues [5] définissent la communication des professionnels de la santé comme un échange verbal ou écrit, entre l'intervenant, le patient, les proches de celui-ci, un autre professionnel ou avec un public. Divers moyens peuvent être utilisés, dont la parole, le geste, l'écriture ou des supports techniques (i.e. téléphone, ordinateur ou Internet). En fait, deux éléments caractérisent cette communication dite professionnelle, soit la capacité à établir une relation et celle à échanger de l'information.

---

*Ph.D., erg., Université Laval, Département de réadaptation, Québec, Canada G1K 7P4 - Email : sylvie.tetreault@rea.ulaval.ca
** M. Orthoponie (cand.), Université Laval, Département de réadaptation, Québec, Canada G1K 7P4 - Email : evedaragon@hotmail.com

## HABILETÉS POUR ÊTRE UN BON COMMUNICATEUR

Leroutier [3] décrit les qualités pour devenir un habile communicateur. Selon cet auteur, il s'avère important d'être disponible (autant physiquement que mentalement) et se mettre à l'écoute de l'autre. Il précise la nécessité de cerner les véritables besoins de l'interlocuteur et de s'adapter à son style de communication. Naturellement, il faut faire preuve de cohérence et de respect. De plus, il ajoute que le locuteur doit savoir le but qu'il veut atteindre avec sa communication afin d'adopter les comportements appropriés. En fait, les habiletés communicationnelles sont de plus en plus considérées comme des aptitudes clés devant être maîtrisées par les professionnels de la santé.

Réussir une communication dans une relation professionnelle nécessite implicitement une coopération entre les participants. Trois conditions sont nécessaires :

1) maîtriser un répertoire de comportements communicationnels ;
2) s'adapter aux différents contextes et interlocuteurs ;
3) ajuster ses objectifs professionnels pour qu'ils soient compatibles avec les besoins de l'interlocuteur [5]. Toutefois, selon ces auteurs, une communication efficace doit faciliter la rétention de l'information, l'attention et la concentration de l'interlocuteur. Souvent, l'ergothérapeute adopte une communication dite persuasive, car elle vise plus qu'à transmettre une information : elle cherche à induire un comportement se rapprochant le plus possible du résultat final souhaité par l'émetteur. Si cette communication est mal coordonnée, elle peut nuire plus qu'elle n'aide et parfois amener des résultats contraires à ceux recherchés.

## DIX PRINCIPES POUR UNE COMMUNICATION EFFICACE

Bien qu'il existe une foule de livres suggérant des conseils, des recommandations ou des attitudes à développer pour être un "super" communicateur, il est possible de ressortir dix principes simples. L'ergothérapeute pourra sélectionner ceux qui lui conviennent le mieux et qui correspondent à sa réalité.

***1. Déterminer les objectifs de la communication :*** Pour avoir une communication efficace, il est nécessaire de se fixer des objectifs clairs et de connaître ceux de son interlocuteur. Le fait de se centrer sur les objectifs permet de mettre en place les moyens pour les atteindre [3]. Par exemple, si Madame désire émettre son opinion sur la possibilité d'un retour à domicile de son conjoint, elle ne sera pas attentive à vos explications en ce qui concerne l'attribution d'un fauteuil roulant. Il faut aussi déterminer les obstacles possibles (ex. liés à un problème de compréhension ou la présence d'une émotion très forte chez le patient). Dans le cadre de son travail, l'ergothérapeute doit proposer une communication dite *circulaire*, qui se fait dans les deux sens. En effet, l'ergothérapeute (l'émetteur) détient de l'information devant se diriger vers le patient ou son entourage (ici le récepteur). Pour que cette information soit transmise efficacement, il faut formuler le message de manière facilement compréhensible (déchiffrable) pour le récepteur. En outre, l'ergothérapeute a aussi besoin de renseignements qui sont détenus par le patient ou sa famille. Voilà pourquoi, il est essentiel de bien déterminer les objectifs de l'entretien. Ceci s'applique également lors d'une communication scientifique, durant un exposé oral, en classe ou dans toute autre activité impliquant un transfert d'informations. Comme le souligne Leroutier [3]: *"Le véritable travail d'un intervenant est d'aider une personne à se centrer sur ce qu'elle veut et comment elle peut faire pour l'atteindre plus que l'aider à résoudre des problèmes".*

*2. Structurer la communication :* Mueller [4] mentionne qu'il s'avère essentiel de structurer la communication, et ce, qu'importe la durée du message. Tout comme les principes priorisés dans l'approche TIPS (*Teaching improvement project system*), cet auteur aborde l'élaboration de la présentation orale selon trois étapes. Premièrement, il décrit l'introduction comme un moment-clé dans la communication. Elle permet de se connecter à la personne, d'introduire le thème de la discussion et de déterminer les objectifs communs. En fait, l'introduction doit motiver la personne à nous écouter, à partager ses idées et à saisir l'utilité de la conversation à venir. Deuxièmement, le corps du message sert à aborder le thème principal de la communication. Il vise à mettre l'emphase sur les points importants, à clarifier la terminologie et à procurer de l'information. L'approche TIPS suggère de structurer le message en petits blocs d'information de 10 minutes afin de faciliter la compréhension et maximiser la rétention. L'utilisation d'exemples, de questions, de schémas ou de croquis peut aussi s'avérer utile. L'ergothérapeute doit être attentif aux réactions de la personne et, si nécessaire, faire une démonstration ou reformuler son message. La troisième étape est la conclusion du message, qui permet de ressortir les points importants. Mais avant de conclure, l'interlocuteur doit être invité à poser des questions d'éclaircissement. La conclusion doit donner un sentiment d'accomplissement ou de satisfaction à l'individu, car il aura reçu et donné les informations désirées. En somme, les objectifs du départ doivent être atteints.

D'autres approches sont proposées par l'*Association canadienne de protection médicale* [8]. Par exemple, il y a la technique SAER (Situation, Antécédents, Évaluation et Recommandation). C'est un moyen de catégoriser les éléments d'une communication, surtout lors des conversations téléphoniques. En fait, l'ergothérapeute peut utiliser ces quatre éléments pour discuter d'un patient, y compris les recommandations sur les actions à entreprendre et l'urgence de la situation.

Un autre modèle pour structurer les échanges avec un collègue est DRAW [Diagnosis (diagnostic et conditions associées), *Recent changes* (changements récents observés lors des rencontres avec le patient), *Anticipated changes* (changements prévus ou encore l'évolution anticipée) et *What to watch for* (Quoi surveiller en… ergothérapie)].

*3. Utiliser des images pour communiquer :* Afin d'augmenter l'impact du message, il est possible d'illustrer ses propos, d'utiliser des images ou des métaphores. Cette approche permet de mobiliser simultanément l'attention et l'intérêt de l'interlocuteur. Dépendamment des caractéristiques de la personne, des images verbales peuvent prendre plusieurs formes. Pour Leroutier [3], il peut s'agir d'anecdotes, d'analogies, de métaphores ou d'expressions vivantes et imagées. Par exemple, dans le but d'expliquer aux parents d'enfants dyspraxiques la détérioration de l'estime de soi, Léger (2010) a utilisé un verre en polystyrène, de l'eau et un crayon. Elle illustre les remarques négatives que reçoit l'enfant par des coups du crayon dans le verre. Au fur et à mesure qu'il vit des expériences négatives, de plus en plus de trous sont faits dans le verre et l'eau fuit. Pour consolider l'estime qu'il a de lui-même, l'enfant devra colmater les trous afin que le verre puisse contenir l'eau. L'intervention de l'ergothérapeute lui fournira le matériel nécessaire pour reprendre confiance et développer son estime de lui-même. Le tri de cartes est un autre exemple d'une technique pour faciliter la priorisation ou encore illustrer le processus dévaluation pour une personne ayant des problèmes cognitifs. Pour une compréhension plus soutenue, la communication verbale pourra aussi être accompagnée de gestes, de pictogrammes ou même recourir à l'usage de différents moyens technologiques, tel un tableau de communication. Dans tous les cas, il ne faut jamais oublier de se concentrer sur l'objectif en évitant de trop l'enrober. À ce propos, Leroutier [3] rappelle que *"quelques mots percutants dits au bon moment peuvent suffire pour faire passer son message"*.

*4.* ***Utiliser les questions pour favoriser la participation :*** Afin de permettre à l'autre personne d'être actif dans une conversation, l'utilisation du questionnement demeure un atout. Il est certain que pour cerner la compréhension de l'ergothérapie avec un patient, il est possible de poser les questions suivantes : *Quelles sont les difficultés que vous rencontrez actuellement ? Que voulez-vous faire en ergothérapie ? Que désirez-vous améliorer en venant en ergothérapie ? Que se passera-t-il si vous ne réalisez pas cet objectif ?* D'ailleurs, plusieurs évaluations en ergothérapie comportent des questions ouvertes qui servent à guider l'ergothérapeute dans l'élaboration de son plan d'intervention. D'autres questions peuvent permettre de valider l'attention et la compréhension de l'interlocuteur tout en s'assurant d'un contact visuel. La question peut aussi permettre à la personne de reformuler ses propos.

*5.* ***Faire de l'écoute active :*** Près de 80 % des messages émis et reçus sont non verbaux. Il peut s'agir de gestes et d'attitudes physiques qui indiquent l'humeur, les intentions ou les valeurs. Voilà pourquoi l'efficacité communicationnelle en santé passe par l'écoute active. Il s'agit simplement de manifester à son interlocuteur de l'attention et de l'intérêt. Pour Leroutier [3], l'écoute active permet d'établir une relation, d'instaurer un climat de confiance et de reconnaissance mutuelle. D'après un article écrit par des médecins (2011), l'écoute active s'avère une technique efficace, car elle concentre l'attention sur l'interlocuteur en créant un contexte adéquat pour qu'il puisse exprimer ses besoins. En outre, la reformulation est une technique simple qui permet de valider sa compréhension directement auprès de l'interlocuteur. De plus, elle donne du feedback et amène l'interlocuteur à se recentrer et à clarifier son discours [3]. L'écoute active permet de tenir compte des réactions physiologiques, qui renseignent sur ce que l'autre pense et ressent. Leroutier identifie une série de micro-comportements qui permettront de savoir dans quel état interne se trouve l'interlocuteur : la respiration ; les mouvements du visage ; la coloration de la peau ; la taille des pupilles et le clignement des yeux ou le fait de se mordiller les lèvres. Il souligne la nécessité de noter l'inclinaison de la tête et les hochements ; les mouvements involontaires des doigts ; la transpiration sur le visage ; le ton, rythme et volume de la voix. En observant attentivement les gens, il est possible d'ajuster notre communication pour la rendre encore plus efficace.

*6.* ***S'adapter à l'interlocuteur :*** Il s'avère important d'adapter notre langage lorsqu'un message est communiqué à une personne ou à un groupe. Le but poursuivi de permettre à l'ergothérapeute *"d'accompagner son interlocuteur dans une relation qui facilite sa concentration, précise ses pensées et oriente l'échange vers des objectifs communs"* [3]. L'adaptation à l'interlocuteur implique différents aspects verbaux et non verbaux. Par exemple au plan corporel, il peut s'agir d'ajuster sa posture et sa gestuelle. Ainsi, si vous notez par écrit tout ce que la personne dit, ceci peut rendre l'autre plus méfiant. Le fait de se pencher en avant peut être interprété comme un signe d'intérêt plus grand, alors que si vous reculez votre chaise, il peut être perçu comme un désengagement de la situation. Au plan langagier, il faut s'assurer d'avoir une compréhension commune des mots utilisés. N'hésitez pas de demander à la personne comment elle définit certaines expressions. Des variations vocales, telles le volume, le rythme, la tonalité et le temps de pauses aident à nuancer le langage. À ce propos, Richard *et al.* [5] indiquent l'importance *"d'être capable d'adapter ses propos en fonction des caractéristiques sociales de la personne, comme sa religion, son appartenance culturelle, son statut économique, etc."*. Ces auteurs soulignent la nécessité de tenir compte *"du fonctionnement cognitif de la personne, de ses représentations, de son niveau d'éducation et de littératie en matière de santé"* (p. 262). Finalement, il faut permettre *"d'identifier les sentiments et les émotions de son interlocuteur et d'exprimer cette compréhension sans blesser, heurter ou gêner d'une quelconque manière"* (p. 262).

***7. Considérer les caractéristiques de l'environnement :*** De nombreux éléments de l'environnement doivent être considérés, comme l'éclairage, la présence d'autres personnes ou encore le bruit ambiant. Le Centre Québécois de la déficience auditive (2011) recommande de se placer dans un endroit éclairé, face à la personne et de s'assurer que notre visage n'est pas dans l'ombre ou à contre-jour. Il est suggéré que la personne vous regarde lorsque vous lui parlez. Il peut aussi être utile d'avoir recours à l'écrit tant pour transmettre ou recevoir de l'information simple. Il faut s'adresser directement à la personne et non aux membres de son entourage.

***8. Varier les modalités de communication :*** Dans le but de maintenir l'attention, il est pertinent de varier les modalités de communication. Il peut s'agir d'utiliser un court questionnaire à remplir en cochant des cases, d'une banque de pictogrammes qui permet de sélectionner le thème à aborder dans l'entretien ou encore du visionnement d'une vidéo informative suivi d'une période de questions. Vous pouvez aussi remettre un court texte informatif, qui sera revu lors de la prochaine rencontre. Un autre exemple consiste à avoir une boîte à suggestions dans laquelle les patients peuvent écrire des propositions en lien avec les interventions. Des rencontres en petits groupes sont aussi un moyen de stimuler la discussion et de favoriser l'expression. Selon Mueller [4], dans un souci d'efficacité, il est pertinent d'impliquer l'entourage dans ces rencontres. Par exemple, un ergothérapeute a demandé au frère d'un jeune patient de faire un montage informatique (ex. power point) sur l'ordinateur familial des différentes activités à réaliser quotidiennement. De la musique a été sélectionnée par les deux enfants afin de créer une présentation animée du programme d'intervention à domicile.

***9. Vérifier la compréhension de l'auditeur :*** Dans toute communication, il est essentiel de vérifier la compréhension de l'autre. Souvent, il est simple de poser la question : *Avez-vous compris ce que je viens de dire ?* Il faut néanmoins valider si les informations ont été bien saisies. L'utilisation d'une autre forme de narration peut s'avérer utile. Par exemple, vous proposez l'histoire suivante : *Vous rencontrez votre belle-sœur et elle vous demande des nouvelles de votre garçon. Vous lui indiquez qu'il est suivi en ergothérapie. Elle vous demande de lui expliquer pourquoi ? Et de lui dire ce qu'il fait ? Que répondriez-vous ?* Autre exemple pouvant aussi s'appliquer. Vous présentez une illustration avec des personnes et des phylactères vides (bulles de la bande dessinée). Vous abordez cet exercice ainsi : *Monsieur, je viens de vous expliquer comment mettre votre orthèse. Vous arrivez à la maison et votre épouse vous pose une question. Que pourrait-elle vous demander ? Et que pourriez-vous lui répondre ?* En somme, il s'agit de permettre à la personne d'expliquer ce qu'elle a compris et comment elle l'expliquerait aux autres. Souvent, en quittant l'ergothérapeute, le client doit expliquer à son entourage ce qu'il fait et pourquoi. Il s'avère pertinent de connaître leur perception de la démarche en ergothérapie et d'y apporter des précisions si cela s'avère nécessaire.

***10. S'appuyer sur des documents écrits :*** L'écriture représente un excellent moyen de communiquer. Moins spontanée que la parole dite, la parole écrite oblige à une réflexion plus poussée, elle force à *"peser chaque mot"*. Elle permet d'éviter les dérapages souvent liés à l'interprétation des paroles. Le texte écrit peut servir pour l'amorce de réunions ou de rencontre de planification. Il s'avère important pour préciser les consignes ou directives d'activités, le mode d'emploi ou de fonctionnement. Bref, dans toutes situations où l'uniformité du message est importante, il y a avantage à être consigné par écrit.

* *
*

La communication représente un outil de la vie quotidienne. Pour l'ergothérapeute, une communication structurée peut faciliter l'organisation et simplifier les discussions avec tous. Les techniques proposées ont pour objectif d'améliorer la clarté et l'efficacité des communications. En effet, un message efficace exige qu'il soit entendu, compris et retenu. C'est à l'ergothérapeute de développer sa façon d'entrer en contact avec les autres selon ses possibilités.

## RÉSUMÉ

De plus en plus, l'ergothérapeute doit communiquer ses savoirs aux autres. Or, communiquer avec efficacité demande certaines habiletés et stratégies, particulièrement lorsqu'il s'agit de données scientifiques. Ce texte présente dix principes de base pour élaborer un message clair. Ces stratégies gagnantes permettront aux ergothérapeutes de mettre en œuvre les conditions propices à une communication claire et efficace. Une analyse du langage professionnel sera faite, afin de le simplifier et de le rendre accessible à tous.

## BIBLIOGRAPHIE

[1] BRASSARD C (2001). Quand des orthophonistes et des audiologistes (se) représentent la communication : Émergence de nouveaux repères pour la pratique professionnelle, *Université du Québec à Montréal, Montréal, 131 p.* — [2] CLAS A (1983). Sons et langage : Initiation à la phonétique théorique et pratique, *Sodilis, Montréal, p. 150.* — [3] LEROUTIER G (2008), Vous avez dit communiquer ? Clés pour être et agir au quotidien, GERESO Édition, *Le Mans, France, 2e ed., 220 p.* — [4] MUELLER K (2010). Communication from the inside out : Strategies for the engaged professional, *F.A. Davis, Philadelphia, PA, 400 p.* — [5] RICHARD C, LUSSIER MT, GALARNEAU S, JAMOULLE O (2010). Compétence en communication professionnelle en santé, in *"Pédagogie Médicale", 11 (4), 255-72.* — [6] SANTÉ CANADA 2001. Outils de communication II : La communication efficace... à votre service : Guide de ressource, Ottawa (Ontario) *Ministre des Travaux publics et des Services gouvernementaux Canada, 30 pages.* — [7] WEAVER W, SHANNON CE. (1949/1975). Théorie mathématique de la communication. [trad. 1975]. *Paris : Retz-C.E.P.L.*

## RÉFÉRENCES INTERNET

[8] Association canadienne de protection médicale, Perspectives médicales. En ligne *http://www.cmp-acpm.ca.*, consulté le 30 mai 2011. — Centre Québécois de la déficience auditive, Quelques stratégies de communication. En ligne *http://www.cqda.org/index.php?option=com_content&view=article&id=61&Itemid=69*, consulté le 4 mai 2011. — *http://www.cmpa-acpm.ca/cmpapd04/docs/resource_files/perspective/2011/01/com_p1101_4-f.cfm* — TIPS : Teaching improvement project system. En ligne *http://www.medicine.usask.ca/tips/classroom_teaching.php* — Tri des cartes. En ligne *http://www.ergolab.net/articles/tri-cartes-ergonomie-web.php*

# PRESCRIRE DES ACTIVITÉS ANXIOLYTIQUES DANS LES TROUBLES ANXIEUX

G. ADANT

Les recommandations actuelles qui poussent les ergothérapeutes à utiliser de préférence des pratiques qui sont fondées sur des niveaux de preuves (evidence based practices) sont pleinement justifiées. Cela n'empêche pas la réflexion à partir d'hypothèses issues de la littérature médicale ou psychologique et la mise au point d'interventions empiriques dont les bases constitueront des fondements pour des recherches futures.

Les troubles anxieux arrivent en tête des troubles de la santé mentale et sont deux fois plus présents dans le genre féminin [6]. Les anxiolytiques sont avec les hypnotiques les médicaments les plus consommés en France : 17 % de la population a bénéficié de la prescription d'anxiolytiques au moins une fois dans l'année [19]. Les médicaments pour traiter l'anxiété-maladie devraient être réservés à un usage limité durant les phases critiques des troubles et proscrits pendant les états chroniques.

A partir de ce point de vue probablement mieux partagé aujourd'hui, il convient de proposer des modalités thérapeutiques non pharmacologiques pour traiter les troubles anxieux chroniques. L'ergothérapie peut prétendre apporter sa contribution en ce domaine.

La relaxation selon le principe d'inhibition réciproque énoncé par Wolpe [15] comme état incompatible avec les manifestations anxieuses est une modalité thérapeutique pertinente. Depuis fort longtemps les ergothérapeutes ont constaté de manière intuitive que certaines activités occupationnelles avaient des vertus anxiolytiques.

La théorie des flow experiences (FE) de Csickzsentmihalyi [7]peut constituer une base théorique intéressante pour proposer aux patients anxieux des occupations anxiolytiques.

Le présent article a pour ambition de développer une réflexion théorique qui s'enracine à partir du concept d'inhibition réciproque de Wolpe et de la théorie des FE de Csickzsentmihalyi.

## RELAXATION ET INHIBITION RÉCIPROQUE

A partir d'observations personnelles sur des chats de laboratoire, le psychiatre d'origine sud-africaine Joseph Wolpe formule en 1958 l'hypothèse du principe d'inhibition réciproque en s'inspirant du principe de Sherrington. Wolpe l'énonce comme suit *"si une réponse inhibitrice de l'anxiété peut survenir en présence de stimuli anxiogènes, cette réponse pourra affaiblir les liens existant entre ces stimuli et l'anxiété"* [10]. La première réponse proposée était la nourriture puis des caresses prodiguées aux chats anxieux. Appliquée aux humains, la réponse la plus adéquate est l'état de relaxation. Il n'y a, dans ce cas précis, ni de risque de satiété ni d'aucun autre désavantage lié à l'utilisation de ce moyen thérapeutique.

La thérapie proposée s'intitule "désensibilisation systématique" et comporte plusieurs étapes bien différenciées. Il s'agit d'abord de construire avec le patient des hiérarchies de stimuli anxiogènes dans des situations définies et de les évaluer selon le degré d'intensité, ensuite d'acquérir un comportement antidote de l'anxiété ; enfin exposer graduellement, le patient anxieux sous relaxation profonde à des stimuli anxiogènes en partant du stimulus le moins anxiogène vers le plus anxiogène.

---

Enseignant honoraire, Haute Ecole Condorcet – 73, rue Paul Pastur, B-75000, Tournai

Si le patient est capable d'imaginer une situation qu'il craint habituellement sans manifester d'anxiété il se "désensibilise" par exposition graduelle aux stimuli anxiogènes [11]. Dans un long article fouillé, Tryon [14] recherche les mécanismes explicatifs à l'efficacité empirique de la désensibilisation systématique (D.S.). A partir d'une revue de la littérature, il souligne le caractère controversé de la D.S. Ainsi, le même auteur cite Kazdin et Wilson (1978) qui considèrent qu'aucun des éléments thérapeutiques postulés par Wolpe comme la relaxation et les hiérarchies n'est en fait nécessaire alors qu'empiriquement la D.S. donne de bons résultats en particulier dans le traitement des phobies. Tryon [14] avance plusieurs explications dont le contre-conditionnement, l'habituation, l'extinction et des explications issues des neurosciences.

Pour la pertinence ou non de la relaxation en ergothérapie, on peut se référer à divers articles [1, 2, 3].

Pour conclure sur ce point, une récente méta-analyse portant sur des études de 1997 à 2007 [21] montre que la relaxation est efficace pour réduire les manifestations anxieuses.

## FLOW EXPERIENCES (*) : VERS DES ACTIVITÉS ANXIOLYTIQUES ?

*Il m'a paru utile de ne pas traduire Flow Experiences (FE) car, selon mon point de vue, il n'existe pas d'équivalent acceptable en français. La syllogomanie ou accumulation compulsive d'objets, les achats compulsifs sont enfin d'autres comportements générés par l'anxiété-maladie, [5]. Avant d'aborder la prescription d'activités anxiolytiques, on ne peut pas esquiver l'activité frénétique des individus ou workhaholism, un concept formulé par Oates en 1968. L'addiction au travail est une stratégie pour contrer l'anxiété et le travail, même forcené, reste une valeur pour beaucoup d'humains.*

Les manifestations anxieuses n'apparaissent pas n'importe où ni dans n'importe quelles conditions. L'anxiété est majorée dans les situations imprévisibles, l'insécurité, le manque d'anticipation et de préparation, la nouveauté, en présence de personnes et dans des lieux inconnus. Les personnes anxieuses sont résistantes au moindre changement de leur environnement humain et physique. L'anxiété diminue dans un environnement calme et sans surprise, bien circonscrit, connu et perçu dans toutes ses composantes. La chaleur humaine, une profonde empathie, des contacts physiques, une écoute attentive réduisent le développement de l'anxiété. Pour faire face à l'anxiété, de nombreuses stratégies comportementales et non comportementales (mécanismes de défense) sont utilisées par l'individu anxieux. Ces multiples stratégies sont généralement inconscientes, adaptées ou inadaptées.

Les diverses stratégies comportementales sont orales : manger, consommer des substances licites ou illicites, boire, fumer, souffler, respirer avec le ventre ou hyperventiler, chanter, parler ; elles peuvent être psychomotrices : rire, pleurer, bâiller, danser, être inhibé, agresser autrui ou se mutiler. D'autres consistent en routines conjuratoires poussées à l'extrême comme dans les troubles obsessionnels compulsifs. Certaines sont des conduites d'évitement ou de fuite. Les pratiques sexuelles sont également présentes (hétéro et auto-érotiques). Les activités dites de substitution comme le prurit, l'onychophagie ou la trichotillomanie sont aussi des comportements censés conjurer l'anxiété. Les jeux dangereux, le jeu pathologique, les jeux vidéos, d'autres conduites ludiques sont également des comportements qui ont pour ressort l'anxiété.

## INTERVENIR

Notre démarche thérapeutique s'articule en cinq moments. Le premier est l'établissement de la relation thérapeutique comme un apprivoisement réciproque. Viennent ensuite l'évaluation, l'éducation pour la santé, la prescription d'activités anxiolytiques selon les principes des FE de Csickzsentmihalyi et l'évaluation finale suivie elle-même ou non de follow-up.

L'évaluation de l'anxiété consiste d'abord à recueillir le discours du patient anxieux et à l'observer minutieusement, si possible dans ses activités quotidiennes afin d'analyser les antécédents et les conséquences des manifestations anxieuses à la fois pour le patient mais aussi pour son entourage social.

La rétro-action biologique (biofeedback) selon l'appareillage dont on dispose permet d'enregistrer les répercussions physiologiques de l'anxiété. On pourra ainsi mesurer la tension musculaire, la fréquence cardiaque, la pression artérielle, les variations de température au bout des doigts, la conductance de la peau. Cet outil possède un double intérêt car non seulement il enregistre et amplifie fidèlement les informations recueillies mais il fournit au patient des informations dont il n'a habituellement pas conscience. Celles-ci sont présentées sous forme auditive (son), visuelle (graphique) ou lumineuse et vont indiquer ses possibilités d'auto-contrôle et agir comme renforcement positif. De cette manière la rétro-action biologique est à la fois un outil d'évaluation et de traitement.

Des questionnaires validés complètent cette évaluation. Il s'agit, par exemple, des échelles d'anxiété de Hamilton ou de l'*Hospital Anxiety Depression Scale* (H.A.D.) de Zigmond et Snaith ; de l'inventaire d'anxiété-état de Spielberger [11].

L'éducation pour la santé est une étape indispensable. Elle consiste à expliquer au patient ce qu'est l'anxiété et ses diverses composantes physiologiques, cognitives et comportementales.

Elle aborde la question de l'auto-contrôle, la reconnaissance des attitudes négatives et l'acquisition d'attitudes positives en insistant toujours sur les aspects positifs tout en négligeant ce qui fait problème. Quelques conseils d'hygiène de vie sont également prodigués. Les effets pernicieux de la caféine, de l'alcool, du tabac et des aliments à index glycémique élevé sont évoqués. L'amélioration de la qualité du sommeil et la pratique régulière d'exercices physiques modérés sont vivement encouragés. L'éducation pour la santé rend le patient plus autonome vis-à-vis de sa maladie qu'il comprend davantage et dont il peut, petit à petit, prendre le contrôle en agissant activement sur les symptômes plutôt que les subir. Donner au patient des informations objectives sur sa maladie favorise la dédramatisation : Epictète (50-125 av. J.-C.) ne disait-il pas *"Ce ne sont pas les événements qui troublent les hommes mais l'idée qu'ils en ont"* ?

Dans certains cas, un sevrage des médicaments anxiolytiques, souvent de la famille des benzodiazépines, sera indiqué. Il consistera à fractionner progressivement les doses de médicaments anxiolytiques jusqu'au placebo en soutenant activement le patient. L'apprentissage de la relaxation et un soutien psychologique avant de commencer le sevrage sont utiles pour que le patient puisse disposer d'appuis pour gérer les conséquences du manque. La durée du sevrage sera fonction de la posologie et de la durée de consommation des médicaments [11].

## COMPRENDRE LES FLOW EXPERIENCES

Depuis 1973, Mihaly Csickzsentmihalyi, un psychologue américain d'origine hongroise, étudie les FE et essaie de comprendre pourquoi les êtres humains persistent à réaliser des activités alors qu'ils n'en ont, apparemment, aucun bénéfice direct [8].

Les liens entre les occupations humaines et la santé sont fort complexes mais les FE peuvent être considérées comme des états psychiques par lesquels les individus atteignent le plus haut degré de bien-être grâce à une occupation bien spécifique [17]. Ce haut degré de bien-être constitue le renforcement intrinsèque qui motive les humains.

Il existe un antagonisme dans l'expression des émotions humaines. On ne peut rire et pleurer en même temps, avoir peur et être en colère, être parfaitement relaxé et anxieux. On peut donc logiquement faire l'hypothèse qu'un individu qui peut connaître grâce à une occupation particulière un état élevé de bien-être ne sera pas anxieux à ce moment. Plus généralement, un travail, une activité de loisir (hobby) ou une activité sportive qui offre de manière répétée une situation de défi (challenge) parfaitement gérable par l'individu grâce à ses aptitudes personnelles pourrait influencer très positivement l'humeur. Il semblerait que la qualité de l'humeur soit dépendante de l'achèvement réussi de l'activité, du sentiment de maîtrise rencontré, de la reconnaissance de sa valeur en tant qu'individu et des sentiments d'accomplissement obtenus. En outre, tous ces éléments renforcent la motivation à accomplir l'activité elle-même [9].

Les FE possèdent des caractéristiques singulières. La caractéristique principale est qu'il y ait un équilibre entre le défi (challenge) lié à la réalisation de l'activité et les aptitudes personnelles de l'individu. L'activité choisie ne doit ni être trop facile ni trop difficile. L'objectif à poursuivre est toujours très clair et précis et constitue un défi personnel mais qui peut être atteint. Au cours de l'activité l'individu reçoit des informations en retour (feedback) qui confirment qu'il va bien vers le but qu'il s'était fixé au départ et qu'il garde bien le contrôle des opérations qui restent à tout moment maîtrisables. L'activité exige une attention focalisée ou concentration. Au cours de la réalisation de l'activité, l'individu perd la conscience de soi (décentration), oublie ses soucis et les pensées négatives. La perception du temps est modifiée comme si les heures devenaient des minutes.

L'individu est tellement engagé corps et âme dans le processus de réalisation de l'activité que ses besoins fondamentaux passent au second plan. La fatigue, la faim et la soif sont ignorées tout le temps où l'individu s'investit dans l'activité [7, 8]. A noter qu'il n'est pas indispensable que toutes les caractéristiques précédentes soient réunies simultanément. Le résultat des FE est appelé par Csickzsentmihalyi *"expériences optimales"*. Ces expériences particulières sont à rapprocher de celles décrites par Maslow [12, 13], expériences qu'il qualifiait d'*"expériences paroxystiques"*.

Wright *et al.* [17] ont mené une recherche qualitative pour déterminer ce qui se passait avant et après les FE. Avant l'apparition des FE, des conditions particulières d'environnement doivent être réunies : il ne doit n'y avoir de distractions possibles ni d'interruptions. Les personnes doivent être calmes et détendues. Elles sont pleinement conscientes du but à atteindre.

Après les FE, les individus ressentent des sentiments de joie, de satisfaction, de complétude et de bonheur. Ils reportent que le temps est passé très rapidement, que l'expérience était stimulante et inscrite dans l'ici et maintenant.

Selon Emerson (1998), les FE sont universelles et s'observent dans toutes les cultures, à n'importe quel âge et dans toutes les classes sociales. Ce qui diffère sont le contexte et les modalités. Alors que n'importe qui peut vivre une FE, certaines personnes ont une propension plus grande à les produire. Csickzsentmihalyi [7] les nomme les personnalités autotéliques (du grec autos, soi-même et telos, fin, objectif : qui se donne des objectifs par soi-même). Ces individus ont une activité corticale moins importante quand ils sont centrés sur la tâche. La réalisation de la tâche absorbe toute leur énergie et ils se préoccupent peu d'eux-mêmes. Ils trouvent plus facilement des solutions (coping) pour faire face aux moments difficiles et font preuve de résilience.

Les activités humaines se déclinent en activités variées. Les activités de la vie quotidienne et activités de transport ne produisent pas de FE.

Les activités productives selon leur contexte, leurs conditions particulières, le type d'activité et l'organisation du travail procurent des expériences optimales, tout comme les loisirs actifs alors que les loisirs passifs comme regarder la télé ou se reposer n'en fournissent que très peu.

Les activités domestiques sont neutres. Les activités qui génèrent des plaisirs sensoriels comme la sexualité, la musique, les arts visuels, la gastronomie apportent également selon le cas, des expériences optimales. Les activités de l'esprit (recherche, jeux, science, philosophie) ne sont pas en reste. Enfin, l'être humain ne peut, c'est une évidence, se passer d'activités sociales et ces dernières en fonction des situations et des environnements sont également riches en FE [7].

Les FE engendrent des expériences optimales vitales qui favorisent l'adaptation et la croissance personnelle, qui augmentent l'estime de soi et la productivité au travail et qui apportent des satisfactions essentielles pour donner du sens à la vie (Emerson, 2008).

Les FE et l'expérience optimale qu'elle entraîne peuvent avoir des conséquences négatives. Les activités peuvent devenir addictives ou dangereuses comme toutes les activités à risque élevé (automobile, alpinisme, etc.). Dans ces cas, l'individu dépendant perd le contrôle de l'activité gratifiante [7, 16].

* *
*

Prescrire des activités "anxiolytiques" aux individus qui souffrent de troubles anxieux est une opportunité thérapeutique. Les activités proposées combinent relaxation et FE. Après la création d'une alliance thérapeutique et le temps de l'éducation pour la santé et de l'évaluation, l'apprentissage de la relaxation avec ou sans désensibilisation systématique procure les conditions favorables pour sélectionner une activité thérapeutique qui répond aux caractéristiques des FE.

L'activité retenue, bien planifiée et structurée, doit exiger un défi qui peut être relevé par le patient anxieux en rapport avec ses aptitudes personnelles. Dans ce cas, elle aura toutes les chances d'instaurer un état incompatible avec les manifestations anxieuses. Pour rendre l'existence vivable et moins anxiogène, Csickzsentmihalyi nous suggère de créer des occasions d'expériences optimales. Ceci revient à se donner des objectifs, s'immerger totalement dans l'activité, concentrer son attention sur ce qui se passe ici et maintenant, donner du sens à sa vie. Autant de leçons de vie dont nos patients anxieux peuvent bénéficier.

## RÉSUMÉ

Les troubles anxieux chroniques sont des maladies très fréquentes qui ne peuvent être traitées avec des médicaments. L'ergothérapie est une solution de rechange. La relaxation et un choix d'activités produisant des expériences optimales selon la théorie des Flow Experiences de Csickzsentmihalyi peuvent être proposés aux patients anxieux. Selon le principe d'inhibition réciproque énoncé par Wolpe, ces activités sont incompatibles avec les manifestations anxieuses.

## BIBLIOGRAPHIE

[1] ADANT G, GOLIN A (1998) Expérimentation de la relaxation en hémodialyse, *Journal d'Ergothérapie, 20 : 12-14.* — [2] ADANT G (2000) Approche thérapeutique de deux cas de phobies, *Journal d'Ergothérapie, 22, 4, 151-55.* — [3] ADANT G (2002) Point de vue sur la relaxation en ergothérapie, *ErgOThérapies, 7 : 55-8.* — [4] ADANT G. (2005) Introduction à la kinésithérapie en santé mentale, Master en kinésithérapie, cours inédit, *Haute Ecole Condorcet, Tournai.* — [5] ADANT G (2005) Bases de l'ergothérapie en santé mentale, cours inédit, Baccalauréat en ergothérapie, *Haute Ecole Condorcet, Tournai.* — [6] COCHIDON, C. (2007) Prévalence des troubles de la santé mentale et conséquences sur l'activité professionnelle en France dans l'Enquête "Santé mentale en population générale : images et réalités", *Coll. Santé et Travail, Saint-Maurice, Institut de Veille Sanitaire.* — [7] CSIKSZENTMIHALYI M (2004) Vivre, la psychologie du bonheur, *Paris, Robert Laffont.* — [8] EMERSON H (1998) Flow and occupations, a review of the literature, *Canadian Journal of Occupational Therapy, Vol. 65, 1, 37-44.* — [9] EISENBERGER R, JONES J.R, STINGLHAMBER F, SHANOCK L, RANDALL A (2005) Flow experiences at work, for high need achievers alone ? *Journal of Organizational Behavior, Vol. 26, 755-75.* — [10] FONTAINE O (1978) Introduction aux thérapies comportementales, *Liège, Mardaga.* — [11] LADOUCEUR R, BOUCHARD MA, GRANGER L. (1989) Principes et applications des thérapies behaviorales, *Paris, Vigot/Edisem.* — [12] MASLOW A (1972, 2001) Vers une psychologie de l'être, *Paris, Fayard.* — [13] MASLOW A (2004) L'accomplissement de soi, *Paris, Eyrolles.* — [14] TRYON W.W (2004) Possible mechanisms for why the desentization and exposure therapy work, *Clinical Psychology Review, 25, 67-95.* — [15] WOLPE J (1958, 1974) Pratique de la thérapie comportementale, *Paris, Masson.* — [16] WRIGHT J (2004) Occupation and flow in Occupation for occupational therapists, Molineux, M, *Ed., Oxford, Blackwell Publishing.* — [17] WRIGHT J, SADLA G, STEW G (2006) Challenge-skills and mindfulness : an exploration of the conundrum of flow process, *Occupation Participation and Health, Vol. 26, 1, 1-8.*

## WEBOGRAPHIE

[18] HYPERLINK *«http://en.wikipedia.org/wiki/Workaholic» http://en.wikipedia.org/wiki/Workaholic*

[19] RAPPORT BRIOT : Le bon usage des psychotropes : *nationale.fr/12/pdf/rap-off/i3187.pdf*

[20] HYPERLINK *«http://e,.wikipedia.org/wiki/Flow_(psychology» http://e,.wikipedia.org/wiki/Flow_(psychology)*

[21] MANZONI, G.M., PAGNINI, F., CASTELNUOVO, G., MOLINARI, E. (2008) - Relaxation training for anxiety : a ten years systematic review with meta-analysis - BioMedCentral, Psychiatry, 8 : 41. : *http://www.biomedcentral.com/1471-244X/8/41*

# RESTRICTION DE PARTICIPATION, AU SENS DE LA CIF, SCHIZOPHRÉNIE ET TRAUMATISME CRÂNIEN : GRILLE DE MESURE DES LIMITATIONS D'ACTIVITÉ ET DE LA RESTRICTION DE LA PARTICIPATION (G-MAP)

C. BELIO[1], J.-M. MAZAUX[2], M. KOLECK[3], A. PROUTEAU[4], K. MERCERON[5], K. LEMARIÉ[6], J.-M. DESTAILLATS[7], M. MAUVILLAIN[8], E. DAYRE[9]

Il y a dans le traumatisme crânien comme dans la schizophrénie des perturbations cognitives durables dont les modalités d'expression sont visibles dans tous les domaines de la vie quotidienne. Ces perturbations sont souvent incompréhensibles pour l'entourage et parfois, ne sont même pas perçues par la personne elle-même. Pourtant ces perturbations marquent une différence importante entre le "fonctionnement" attendu (fonctionnement au sens de la CIF) et ce que fait réellement la personne dans son contexte de vie. Pour les familles, comme souvent pour les professionnels non spécialisés dans le domaine de cognition, il existe une méconnaissance fréquente de l'origine cognitive de ces troubles.

Pour répondre à cela, les cliniciens spécialistes de la cognition cherchent à rendre visible, à expliciter le fondement du handicap invisible (les difficultés cognitives), tels que, entre autres, les troubles de l'attention de la mémoire, des fonctions exécutives ou du raisonnement. Cependant le handicap ne peut être réduit au simple fonctionnement cognitif, même s'il existe une corrélation entre capacités cognitives et fonctionnement dans la vie. Bien d'autres paramètres entrent en jeu, comme l'histoire du sujet, son passé, la qualité de son entourage familial, la qualité du soutien de son entourage social… Il y a tellement de facteurs qu'il est illusoire de chercher à les dénombrer.

Par contre, comme en mathématiques, il est parfois judicieux de changer d'angle d'attaque pour comprendre comment se pose le problème afin d'aider la personne à résoudre ses difficultés de vie. Dans le cas du handicap cognitif dans le cadre de la schizophrénie

---

[1] Ergothérapeute CdS : IFE, IMS CHU 33076 Bordeaux Cedex, EA 4136 – Handicap et système nerveux, Université Victor Segalen, Bordeaux 2 - 33076 Bordeaux Cedex

[2] EA 4136 – Handicap et système nerveux, Université Victor Segalen, Bordeaux 2 - 33076 Bordeaux Cedex

[3] Psychologue de la santé MCU

[4] Neuro-psychologue - MCU EA 4139 Santé et qualité de vie, Université Victor Segalen Bordeaux 2

[5] Neuro psychologue

[6] Ergothérapeute

[7] Psychiatre, MPR

[8] psychologue de la santé : Centre Hospitalier Spécialisé Domaine des Fossés - 17500 Jonzac

[9] Ergothérapeute, SMATC, Adapt – 33000 Bordeaux

et du traumatisme crânien, il nous est apparu intéressant de chercher à évaluer, non les causes cognitives des limitations d'activité mais les conséquences telles qu'elles s'expriment vraiment pour le sujet dans sa vie quotidienne, c'est-à-dire en termes de restriction à la participation sociale et de chercher à comprendre comment les facteurs environnementaux représentent des facteurs négatifs (obstacles) ou au contraire positifs (facilitateurs).

Les données scientifiques concernant les difficultés rencontrées par les personnes en situation de handicap du fait de troubles psychiques et/ou cognitifs se développent parallèlement à l'évolution des modèles théoriques du handicap et aux outils d'évaluation qui en dérivent. La CIF représente, dans ce domaine, un renouvellement radical des modèles théoriques, mais l'évaluation des restrictions de la participation reste peu développée. Du fait du manque d'outil d'évaluation, il reste difficile de déterminer si les déficiences cognitives et les déficiences psychiques sont responsables des mêmes restrictions de participation, ou si la différence est principalement qualitative.

Cet article rend compte, de manière succincte, de la démarche de partenariat entre chercheurs, familles, cliniciens et premiers résultats obtenus.

## PROBLÉMATIQUE ET CONTEXTE DE LA RECHERCHE

La problématique essentielle que posent ces deux populations souffrant de troubles cognitifs est celle de leur insertion socioprofessionnelle et de l'aide à leur apporter pour faciliter ou maintenir cette insertion.

Dans le contexte de la loi du 11 février 2005, les politiques sociales s'orientent de plus en plus vers une prise en compte et une compensation des besoins réels, vécus au quotidien dans la société, par les personnes en situation de handicap. Les données scientifiques concernant les difficultés rencontrées par ces personnes du fait de troubles psychiques et/ou cognitifs se développent parallèlement à l'évolution des conceptions du handicap et aux outils d'évaluation qui en dérivent. La CIF représente, dans ce domaine, un renouvellement radical des modèles théoriques. L'évaluation des limitations d'activité a ainsi évolué vers des outils plus fins et plus écologiques, par exemple dans les séquelles de traumatisme crânien comme dans les troubles schizophréniques. En revanche, l'évaluation des restrictions de la participation reste insuffisante, et doit être confrontée aux modèles théoriques récents et à la réalité quotidienne des individus en situation de handicap du fait de troubles psychiques ou cognitifs. De plus, les données de la littérature ne permettent pas actuellement de déterminer si le handicap d'origine cognitive est responsable des mêmes restrictions de participation que le handicap d'origine psychique, ou bien si la différence est principalement qualitative.

## DIFFICULTÉS D'INSERTION ET HANDICAP COGNITIF DANS LE TRAUMATISME CRÂNIEN

Des enquêtes sur les limitations d'activités et les restrictions de participation dont souffrent les traumatisés crâniens dans notre société sont disponibles dans la littérature [5]. Elles restent cependant hétérogènes et donnent du sujet une connaissance parcellaire.

Les troubles cognitifs, notamment le ralentissement psycho-moteur, les troubles d'attention, de mémoire de travail et des fonctions exécutives ainsi que les troubles du comportement qui en résultent semblent jouer le rôle principal [15, 16]. La vie familiale, le fondement d'un couple et d'un foyer et la sexualité sont très perturbés par le traumatisme crânien : les enquêtes témoignent de la souffrance, de la détresse, de la culpabilité, de la révolte, de la colère des familles. 30 à 50 % des personnes interrogées se plaignent d'anxiété ou de stress chronique, 50 à 60 % consomment des tranquillisants ou des somnifères. La prévalence de la dépression atteint 25 à 40 % selon le recul par rapport au traumatisme. Les modifications du comportement sont les plus difficiles à supporter. Des réactions inappropriées de l'entourage, incluant quelquefois l'entourage soignant, aggravent les restrictions de la participation : la société dans laquelle nous vivons multiplie les situations d'angoisse, d'incompréhension et de frustration pour ces personnes [8]. Les restrictions de la participation concernent aussi évidemment la reprise ou l'acquisition d'un travail [14, 17, 23, 28] ou de la scolarité, l'accès aux loisirs et dans l'ensemble le fait de vivre autonome et productif dans la société [7]. Mais ces données ne sont assez précises pour engager des actions concrètes. L'évaluation des traumatisés crâniens par des outils à visée administrative, médico-sociale ou médico-légale (grille AGGIR, observatoires régionaux de santé, GEVA, détermination des besoins en tierce personne et aides humaines en expertise de droit commun ou Accident du Travail) reste difficile et controversée.

## DIFFICULTÉS D'INSERTION ET HANDICAP PSYCHIQUE DANS LA SCHIZOPHRÉNIE

La schizophrénie est une pathologie mentale grave qui affecte environ 1 % de la population [1, 12]. Selon l'Organisation Mondiale de la Santé [21], la schizophrénie représente la 8e cause d'incapacité chez les 15-44 ans, devant plusieurs affections médicales majeures, comme le cancer ou l'asthme. En Europe, 80 % des individus souffrant de schizophrénie sont sans emploi, 65 % sont célibataires et seulement 17 % sont mariés [27], avec peu de variations selon les pays [10]. En outre, selon des chiffres récents, les individus souffrant de schizophrénie rapportent significativement moins d'événements en rapport avec les loisirs, les relations sociales, la famille et le travail que des sujets exempts de pathologie mentale [25].

L'insertion dans la communauté est depuis longtemps prise en compte dans les études sur la schizophrénie, puisque sa détérioration précède fréquemment le début de la maladie et prédit une évolution plus sévère de cette dernière. En outre, dans la schizophrénie, les troubles cognitifs sont les prédicteurs les plus robustes des difficultés d'insertion dans la communauté, avant les symptômes positifs et négatifs [4, 25]. Pendant longtemps l'évaluation du handicap psychique dans les pathologies psychiatriques s'est bornée à des mesures très globales, telles que l'EGF *(Evaluation Globale du Fonctionnement)*, proposée par le DSM-IV. Avec l'amélioration de la qualité des traitements pharmacologiques et la désinstitutionalisation des patients, l'évaluation du handicap psychique est devenue une priorité. Ainsi, les mesures ont dû s'affiner et se différencier dans le but de mettre à l'épreuve l'efficacité des techniques en réhabilitation psychosociale, ou de définir certains besoins de service [6]... Ces outils ont été créés pour aider à l'orientation thérapeutique et la répartition des charges de travail en équipe multidisciplinaire dans le contexte de la désinstitutionalisation [2]. Elles sont le plus souvent remplies par les cliniciens en charge des patients et permettent une évaluation chiffrée de dimensions telles que les compétences sociales, l'autonomie, etc. Certaines d'entre elles comportent une version patient, pour comparaison des points de vue "objectifs" et "subjectifs". A notre connaissance, rares sont les instruments ayant fait l'objet d'une traduction et d'une validation en langue française.

Parallèlement, il faut souligner que la littérature internationale a continué à voir se développer des instruments de mesure du fonctionnement ces dernières années. Les outils les plus récents peuvent être classés selon deux catégories :

- ***les outils "domaine-spécifique" :*** ces outils ciblent de manière détaillée un domaine du fonctionnement, le plus souvent le domaine social (par exemple : *Social Integration Survey*, SIS, Kawata & Revicki, 2008 ; *Personal and Social Peformance Scale*, PSP, Kawata & Revicki, sous presse).
- ***les outils multidimensionnels :*** ciblent les différents points qui peuvent être retenus comme des marqueurs de l'efficacité des traitements – en particulier pharmacologiques. On peut ainsi citer le *Schizophrenia Objective Functioning Instrument* (SOFI, [13]), créé dans le cadre de la conférence de consensus MATRICS *(Measurement And Treatment Research to Improve Cognition In Schizophrenia)* [11].

Cependant, ces outils présentent les mêmes écueils que leurs prédécesseurs.

Parallèlement, une autre limite relevée dans la littérature internationale concerne le manque de validité écologique des mesures classiques, ou leur faible représentativité concernant le fonctionnement en vie réelle (*"real world functioning"*). Dans cette optique, on assiste à l'essor des instruments basés sur les performances (*"performance-based instruments"*). Ces outils permettent effectivement de mesurer la performance du sujet dans des activités de la vie quotidienne, mais dans des conditions standardisées (pour revue, voir [18]. En ce sens, ils constituent une avancée dans la rigueur des méthodes de mesure, mais restent ciblés sur les limitations d'activité, c'est-à-dire sur ce que le sujet est capable de faire dans des conditions optimales et standardisées, souvent simplifiées, et pas sur ce qu'il fait effectivement dans son environnement quotidien.

Actuellement, c'est bien la mesure des restrictions de participation qui demeure problématique dans la littérature internationale sur les pathologies psychiatriques sévères. La référence à des modèles théoriques compréhensifs de la complexité et de la dynamique du handicap est à inventer.

## LES OUTILS D'ÉVALUATION ET LEURS LIMITES

En France, le GEVA, dans le contexte des Maisons Départementales des Personnes Handicapées (CNSA, 2008), est le document de référence prévu par l'article L 146-8 du Code de l'action sociale et des familles, pour l'évaluation des besoins de compensation des personnes en situation de handicap. La communauté scientifique dispose aussi de quelques autres outils pour l'évaluation détaillée des limitations d'activité [3], chez les traumatisés crâniens comme dans la schizophrénie, par exemple le AMPS *(Assesment of Motor and Process Skills)* de Fisher ou le PAVQ *(Profil des Activités de la Vie Quotidienne)* de Dutil et Bottari. En revanche, un manque est à noter au niveau de l'évaluation des restrictions de participation : des outils tels que la Glasgow Outcome Scale ou même le CIQ pour les traumatisés crâniens restent assez superficiels. D'autres, directement dérivés de la CIF tels que WHO-DAS 2 ou sa forme abrégée ICF Checklist sont difficiles à utiliser, les critères de cotation manquent de précision et les items utilisés manquent de spécificité. La MHAVIE proposée par Fougeyrollas *et al.* [9] est longue, complexe à utiliser et semble beaucoup plus adaptée à l'étude des restrictions de participation d'origine physique et motrice, que d'origine psychique et cognitive.

Du fait de ces limites méthodologiques, les données de la littérature ne permettent pas actuellement de déterminer si le handicap cognitif est à l'origine des mêmes restrictions de participation que le handicap psychique. Des sujets peuvent souffrir des mêmes restrictions de participation sur le plan quantitatif : par exemple, ne pas pouvoir aller au cinéma quand on veut, mais pour des raisons qualitativement différentes : les uns parce qu'ils n'ont pas l'initiative de le faire, d'autres parce qu'ils ne savent pas planifier les actions indispensables, d'autres enfin parce qu'ils n'ont pas le budget nécessaire.

Une étude de la sévérité et des profils de restrictions de participation dans des pathologies ayant des étiologies différentes devrait ainsi aider à clarifier les concepts de handicap d'origine psychique ou d'origine cognitive.

## LE RENOUVELLEMENT DES MODÈLES THÉORIQUES DU HANDICAP APPORTÉ PAR LA CIF

La notion de handicap d'origine psychique est une notion ambiguë qui fait appel soit à celle de handicap soit à celle d'une pathologie psychiatrique sous-jacente. De fait, la stigmatisation des personnes relevant de soins psychiatriques est associée dans l'esprit commun à des représentations négatives du handicap, faites d'étrangeté, d'incompréhension, de rejet ou de peur. Il y a eu un changement des modèles du handicap passant d'une approche individuelle (biomédicale puis fonctionnelle) à une approche sociale (environnementale et droits de l'homme) et enfin à une approche systémique. A cet égard le modèle du PPH (*Processus de Production du Handicap*, Fougeyrollas, 1998) est le plus abouti et réalise une synthèse entre l'approche individualisée, environnementale et celle des droits de l'Homme. Il introduit explicitement les notions d'activité, d'habitudes de vie et de facteurs environnementaux. En revanche, les besoins d'assistance, d'aide, d'accompagnement, de consommation de services représentent un manque pour les cliniciens.

L'enjeu est donc, pour tous, de pouvoir évaluer au plus juste ces besoins en les référant aux capacités du sujet dans un environnement donné. Cependant, la grande variabilité des situations à évaluer, aussi bien d'un point de vue individuel qu'environnemental, requiert un modèle capable de supporter à la fois les approches individuelles, centrées sur l'individu et son histoire, que systémiques prenant en compte l'interaction avec l'environnement, centrées sur les besoins.

La CIF nous apparaît actuellement comme le cadre de référence le plus apte à remplir cette fonction. La loi du 11 février 2005, dans son article 2, introduit la notion de handicap psychique, cognitif et utilise les termes de limitation d'activité et de restriction de participation. La terminologie utilisée dans cet article fondamental de la loi montre clairement l'influence de la CIF. Et bien que la notion d'environnement n'y soit pas véritablement considérée comme entrant en interaction avec les dimensions des fonctions, des activités et de la participation pour constituer le handicap, et que l'altération de fonction (déficience) soit considérée comme la cause princeps du handicap, *"la définition du handicap utilisée... suggère que l'estimation de l'ampleur des limitations d'activité ou restrictions de participation constituera la base de l'évaluation du handicap, qu'il soit de nature physique ou non"* [26].

## OBJECTIFS DE LA RECHERCHE

L'objectif de cette recherche est de développer un outil d'évaluation situationnelle permettant de décrire de manière détaillée et selon la structure de la CIF, les problèmes de restriction de participation dans deux populations concernées par le handicap psychique et le handicap cognitif : la schizophrénie et le traumatisme crânien.

## Matériel et méthode

***Développement de l'outil :*** après une analyse critique de la littérature, la confrontation d'opinions des chercheurs et de consultants issus du milieu associatif a conduit à lister les principales difficultés d'insertion des patients en situation de handicap après traumatisme crânien ou schizophrénie, et à regrouper ces difficultés en référence aux rubriques de la CIF. Une attention particulière a été portée aux facteurs contextuels et d'environnement, notamment le soutien social et les attitudes. L'ensemble a abouti à l'élaboration d'un prototype, qui a été entièrement révisé après 10 entretiens exploratoires. La grille définitive (grille de *Mesure de l'Activité et de la Participation* : G-MAP) est appliquée en parallèle à des évaluations psychométriques et à l'utilisation de questionnaires portant sur les déficiences psychiques et cognitives.

***Participants inclus :*** pour l'essai du prototype, 5 patients traumatisés crâniens et 5 patients souffrant de troubles schizophréniques. La grille définitive a été administrée à 16 patients traumatisés crâniens recrutés en CHU, en centre de réadaptation (programme UEROS) et à 15 patients souffrant de troubles schizophréniques, évalués en CHS.

Chaque item comporte une cotation ordinale des limitations d'activités, des restrictions de la participation, et des facteurs contextuels (soutien social, attitudes, systèmes et politiques). La Grille est remplie à l'issue d'un entretien dirigé, filmé. L'opinion d'un proche ou d'un soignant est aussi recueillie, et confrontée à celle du patient.

Les premières applications à des sujets en situation de handicap ont montré que la passation était faisable, et les items issus de la CIF, pertinents.

## Résultats

La Grille MAP comporte 26 items regroupés en 6 catégories correspondant aux chapitres de la CIF. Chaque item comporte une cotation ordinale des limitations d'activités, des restrictions de la participation, et des facteurs environnementaux (soutien social, attitudes, systèmes et politiques). La G-MAP est remplie à l'issue d'un entretien dirigé filmé avec le patient. L'opinion d'un proche ou d'un soignant est aussi recueillie, et confrontée à celle du patient.

Les premières applications à des sujets en situation de handicap ont montré que la passation était faisable, et les items issus de la CIF, pertinents. L'évaluation dure entre 2 et 3 heures par sujet et requiert, de la part des enquêteurs, un certain niveau d'expertise.

Les deux groupes cliniques diffèrent peu sur les variables recueillies à l'inclusion, mis à part le soutien social, qui est en dessous de la norme dans le groupe schizophrénie, en termes de disponibilité comme de satisfaction.

Les analyses de consistance interne menées sur 31 sujets montrent que les facteurs de limitations d'activité et de restrictions de la participation-sévérité sont homogènes. Les analyses descriptives montrent qu'il existe un bon taux de réponse pour les 4 facteurs environnementaux (i.e. : Soutien social : disponibilité et satisfaction, Attitudes, Systèmes et politiques). La variabilité des réponses en fonction des items et des individus souligne la pertinence de ces facteurs environnementaux dans l'évaluation individualisée des restrictions de la participation.

Les analyses préliminaires suggèrent que la Grille MAP est un outil pertinent et fiable pour la mesure du handicap psychique ou cognitif, et qu'elle est adaptée à l'évaluation détaillée et individualisée des restrictions de la participation d'une personne au sein de son environnement. La Grille MAP, conformément à l'hypothèse de départ ne met pas en évidence de restrictions spécifiques d'une pathologie, ou uniquement dues à la présence d'une pathologie. Elle correspond davantage à un profil de besoins individuels, en termes de compensation ou d'aide humaine et financière.

Cet outil est en cours de validation et les premiers résultats sont encourageants ; le processus de validation doit maintenant être réalisé à plus grande échelle (validation multicentrique). Les résultats ainsi obtenus doivent être consolidés et feront l'objet d'une publication ultérieure.

## PERSPECTIVES ET CONCLUSIONS

Nous devrons étudier le comportement de la G-MAP sur un plus grand nombre de sujets souffrant d'un handicap psychique ou cognitif. La G-MAP (fig. 1) pourrait devenir à terme pour les ergothérapeutes mais plus généralement pour les cliniciens formés au concept de la CIF, un outil d'aide à la décision et repérer les spécificités des restrictions de participation et les besoins des individus en termes d'actions sanitaires et sociales.

Le profil obtenu, couplé avec le génogramme permet au clinicien de repérer limitations d'activités, restriction de participation, ainsi que l'influence des facteurs environnementaux. Une des ergothérapeutes participant à la passation d'un entretien reconnaissait que les informations obtenues allaient lui permettre de construire un projet d'évaluation à partir de mises en situation ciblées pour les trois semaines suivantes.

| COTATIONS et LEGENDES | | L. Activité | | | Environnement | | | | | | | | | | | | | | | | | R.Participation | | |
|---|---|---|---|---|---|---|---|---|---|---|---|---|---|---|---|---|---|---|---|---|---|---|---|---|
| | | Sévérité | | | SSD | | | | SSS | | | | | Att | | | | Spol | | | | Sévérité | | |
| SSD = Soutien Social Disponible<br>SSS = Soutien Social Satisfaction<br>Att = Attitude<br>S.Pol = Système Politique NA = Non Approprié / NSP = Ne Sait Pas / NC = Non Compris<br>L. Activité = Limitation d'Activité<br>R. PArticipation = Restriction de Participation | | | | | | | | | | | | | | | | | | | | | | | | |
| Catégories | Items | 0 | 1 | 2 | 0 | 1 | 2 | 3 | 1 | 2 | 3 | 4 | 5 | 1 | 2 | 3 | 4 | 1 | 2 | 3 | 4 | 0 | 1 | 2 |
| A<br>Soins personnels | 1 Hygiène | | | | | | | | | | | | | | | | | | | | | | | |
| | 2 Alimentation | | | | | | | | | | | | | | | | | | | | | | | |
| | 3 Prendre soin de sa santé | | | | | | | | | | | | | | | | | | | | | | | |
| B<br>Vie domestique | 4 Vêtements, linge | | | | | | | | | | | | | | | | | | | | | | | |
| | 5 Entretien, ménage | | | | | | | | | | | | | | | | | | | | | | | |
| | 6 Déplacements extérieurs | | | | | | | | | | | | | | | | | | | | | | | |
| | 7 Gestion du budget | | | | | | | | | | | | | | | | | | | | | | | |
| | 8 Achat, courses | | | | | | | | | | | | | | | | | | | | | | | |
| C<br>Relations Interpersonnelles | 9 Parents - fratrie – enfants | | | | | | | | | | | | | | | | | | | | | | | |
| | 10 Couple (si approprié) | | | | | | | | | | | | | | | | | | | | | | | |
| | 11 Relations sexuelles | | | | | | | | | | | | | | | | | | | | | | | |
| | 12 Amis | | | | | | | | | | | | | | | | | | | | | | | |
| | 13 Connaissances | | | | | | | | | | | | | | | | | | | | | | | |
| | 14 Inconnus | | | | | | | | | | | | | | | | | | | | | | | |
| D<br>Productivité économique et sociale | 15 Ecole, formation, études | | | | | | | | | | | | | | | | | | | | | | | |
| | 16 Recherche de travail / formation | | | | | | | | | | | | | | | | | | | | | | | |
| | 17 Travail | | | | | | | | | | | | | | | | | | | | | | | |
| | 18 Bénévolat | | | | | | | | | | | | | | | | | | | | | | | |
| | 19 Indépendance financière | | | | | | | | | | | | | | | | | | | | | | | |
| E<br>Loisirs | 20 D'intérieur (TV, cartes) | | | | | | | | | | | | | | | | | | | | | | | |
| | 21 D'extérieur (sports, promenade) | | | | | | | | | | | | | | | | | | | | | | | |
| | 22 De groupe (restaurants, pétanque) | | | | | | | | | | | | | | | | | | | | | | | |
| F<br>Vie communautaire et civique | 23 Vie associative | | | | | | | | | | | | | | | | | | | | | | | |
| | 24 Spiritualité | | | | | | | | | | | | | | | | | | | | | | | |
| | 25 Démarches administratives | | | | | | | | | | | | | | | | | | | | | | | |
| | 26 Vote | | | | | | | | | | | | | | | | | | | | | | | |
| DATE : | | | | | NOM PRENOM : | | | | | | | | | | | | | | EVALUATEUR : | | | | | |

*Fig. 1 : G-MAP : grille de mesure des activités et de la participation*

Dans cette première étape de la recherche, la concentration au cours d'un seul entretien d'informations pertinentes utilisables en clinique est pour nous un bon marqueur de l'intérêt de la CIF. Pouvoir évaluer les limitations d'activités, les restrictions de participation, estimer l'influence des facteurs environnementaux couplés aux facteurs personnels reste quand même la finalité de l'ergothérapie pour aider ces personnes.

## RÉSUMÉ

Cet article présente la démarche d'élaboration, les premiers résultats de la validation d'un outil d'évaluation en langue française des restrictions de participation (G-MAP) *(Grille de Mesure des limitations d'Activité et de la restriction de Participation)*. Il s'adresse aux cliniciens ayant besoin de faire l'évaluation des Restrictions de Participation (RP) présentées par des personnes souffrant de schizophrénie ou des conséquences d'un traumatisme crânien afin d'évaluer leurs besoins et faire des propositions d'action en termes sanitaires et sociales.

## BIBLIOGRAPHIE

[1] AMERICAN PSYCHIATRIC ASSOCIATION (A.P.A.) (1998) Diagnostic and Statistical Manual of Mental Disorders, *4th rev. Washington, DC.* — [2] BARKER S, BARRON N, McFARLAND BH, BIGELOW DA (1993) Multnomah Community Ability Scale: User's Manual. Portland, Oregon: *Western Mental Health Research Center, Oregon Health Sciences University.* — [3] BARREYRE JY, MAKDESSI Y (2007) Handicap d'origine psychique et évaluation des situations, Volet 1 : Recherche documentaire. *Délégation ANCREAI Ile-de-France – CEDIAS* — [4] BOWIE CR, LEUNG WW, REICHENBERG A, McCLURE MM, PATTERSON TL, HEATON RK, HARVEY PD (2008) "Predicting schizophrenia patients' real-world behavior with specific neuropsychological and functional capacity measures". *Biol Psychiatry, 63(5): 505-11.* — [5] COHADON F, CASTEL JP, RICHER E, MAZAUX JM, LOISEAU H (2008) Les traumatisés crâniens : de l'accident à la réinsertion, *3e Ed. Paris : Arnette.* — [6] CORBIERE M, BRIAND C (2004) "Evaluation en réadaptation psychiatrique". In : Lecompte T, Leclerc C. eds Manuel de réadaptation psychiatrique. *Quebec : presses de l'université du Québec, 379-456.* — [7] DAWSON D, SCHWARTZ M, WINOCUR G, STUSS D. (2007) "Return to productivity after traumatic brain injury: cognitive, psychological, physical, spiritual and environmental correlates". *Disabil Rehabil; 29(4): 301-13.* — [8] DESTAILLATS JM, MAZAUX JM, BELIO C. (2004) "Family distress after traumatic brain injury: a systemic approach". *Acta Neuropsychologica, 2(4): 335-50.* — [9] FOUGEYROLLAS P, CLOUTIER R, BERGERON H, COTE J, ST-MICHEL G (1998) Classification Québécoise Processus de Production du Handicap, *Québec, RIPPH, SCCIDIH.* — [10] GAITE L, VAZQUEZ-BARQUERO JL, BORRA C, BALLESTEROS J, SCHENE A, WELCHER B, THORNICROFT G, BECKER T, RUGGERI M, HERRAN A. (2002) "Quality of life in patients with schizophrenia in five European countries: the EPSILON study". *Acta Psychiatr Scand, 105(4): 283-92.* — [11] GREEN MF, NEUCHTERLEIN KH, GOLD JM, BARCH DM, COHEN J, ESSOCK S *et al.* (2004) "Approaching a consensus cognitive battery for clinical trials in schizophrenia: The NIMH-MATRICS conference to select cognitive domains and test criteria for our use". *Biological Psychiatry 56: 301-7.* — [12] KESSLER RC, McGONAGLE KA, ZHAO S, NELSON CB, HUGHES M, ESHLEMAN S, WITTCHEN HU, KENDLER KS (1994) "Lifetime and 12-month prevalence of DSM-III-R psychiatric disorders in the United States. Results from the National Comorbidity Survey". *Arch Gen Psychiatry, 51(1):8-19.* — [13] KLEINMAN L *et al.* (2009) "Development and psychometric performance of the schizophrenia objective funvctioning instrument" *Schizophrenia research 107, 2/3 : 275-85.* — [14] LE GALL C, LAMOTHE G, MAZAUX JM, MULLER F, DEBELLEIX X, RICHER E, JOSEPH PA, BARAT M. (2007) "Programme d'aide à la réinsertion sociale et professionnelle de jeunes adultes cérébro-lésés : résultats à cinq ans du réseau UEROS-Aquitaine". *Ann Réadapt Med Phys, 50 :5-13.* — [15] MAZAUX JM, DESTAILLATS JM. (1995) "Des troubles cognitifs aux troubles comportementaux" In : Bergego C et Azouvi P (eds). Neuropsychologie des traumatismes crâniens graves de l'adulte. *Paris : Frison-Roche ; 223-38.* — [16] MAZAUX JM, MASSON F, LEVIN HS, ALAOUI P, MAURETTE P, BARAT M. (1997) "Long-term neuropsychological outcome and loss of social autonomy after traumatic brain injury." *Arch Phys Med Rehabil ; 78 : 1316-20.* — [17] McCRIMMON

S, ODDY M. (2006) "Return to work following moderate-to-severe traumatic brain injury." *Brain Inj; 20(10); 1037-46.* — [18] MOORE DJ, PALMER BW, PATTERSON TL, JEST DV (2007) "A review of performance-based measures of functional living skills". *Journal of psychiatric research 41: 97-118.* — [19] OMS (1990) CIM : Classification Internationale des Maladies (10e révision). — [20] OMS (1980) CIH : Classification Internationale des Handicaps. — [21] OMS (2001) CIF : Classification Internationale du Fonctionnement, du Handicap et de la Santé. — [22] OMS. (2000) World Health Organisation Disability Assessment Schedule II: *WHODAS II.* Genève. — [23] PONSFORD J, OLVER J, CURRAN C, NG K. (1995) "Prediction of employment status 2 years after traumatic brain injury". *Brain injury 9 : 11-20.* — [24] PROUTEAU A, GRONDIN O, SWENDSEN J (2009) "Qualité de vie dans la schizophrénie : une étude en vie quotidienne" *Revue Française des Affaires Sociales 1 : 139-56.* — [25] PROUTEAU A, VERDOUX H, BRIAND C, LESAGE A, LALONDE P, NICOLE L, REINHARZ D, STIP E. (2005) "Cognitive predictors of psychosocial functioning outcome in schizophrenia: a follow-up study of subjects participating in a rehabilitation program." *Schizophr Res, 77(2-3): 343-53.* — [26] ROUSSEL P. (2008) "La loi du 11 février 2005 et l'évaluation du handicap psychique", *Pratiques en santé mentale, 2.* — [27] THORNICROFT G, TANSELLA M, BECKER T, KNAPP M, LEESE M, SCHENE AH, VAZQUEZ-BARQUERO J.L. (2004) "The personal impact of schizophrenia in Europe." *Schizophr Res, 69(2-3):125-132.* — [28] WAGNER A, HAMMOND F, SASSER F, WIERCISIEWSKI D. (2002) "Return to productive activity after traumatic brain injury : relationship with measures of disability, handicap and community integration". *Arch Phys Med Rehabil; 83:107-12.*

# ÉTUDE SUR LA VALIDITÉ D'UN TEST INFORMATISÉ : LE RMT, METTANT EN JEU DES COMPÉTENCES DE REPRÉSENTATION MENTALE

C. DIAS-MIRANDELA*, P. MARINELLI**

## IMPORTANCE DE LA QUESTION

Devant le constat qu'il existe peu d'outils disponibles pour évaluer les enfants en situation de handicap moteur, nous avons travaillé sur la création d'un test psychométrique sur ordinateur, le RMT *(Test de Représentation Mentale)*. Pourquoi créer un test sur informatique pour les enfants en situation de handicap ?

Tout d'abord, cet outil est parti d'une réflexion entre une psychologue et un ergothérapeute qui observaient l'incohérence de certaines situations. En effet, au SESSAD dans lequel nous travaillons, notre mission est de permettre au jeune d'accéder à une autonomie physique et psychique en adaptant entre autre l'environnement, et ainsi permettre au jeune d'être acteur. Or, dans les situations d'évaluations psychométriques à notre disposition à ce jour, les jeunes dans certaines épreuves ne peuvent les réaliser, ou bien le psychologue est amené à faire à leur place même s'il est guidé par les enfants. Nous pouvons les aider, faire à leur place mais est-ce vraiment leur souhait ? Ainsi, dans ces situations, les jeunes sont dans une certaine dépendance à l'autre, ou bien ils ne peuvent montrer leurs réelles compétences intellectuelles voire ils expriment une frustration de ne pas réussir à montrer ce qu'ils ont dans leur tête. Rappelons que souvent les adaptations qui nous servent tous les jours (domotique et systèmes de télécommandes en général) partent souvent des besoins des personnes en situation de handicap ou de leur entourage. Avec cet outil, nous sommes dans la même démarche, l'égalité des chances pour tous !

Il ne s'agit pas de stigmatiser les enfants en situation de handicap moteur mais de s'inspirer de leurs remarques, leurs ressentis pour créer un outil d'évaluation disponible ensuite pour tous ! En effet, cet outil sera aussi intéressant pour d'autres enfants en situation de handicap comme les enfants présentant des difficultés de langage, d'apprentissage comme les enfants dyspraxiques, les enfants présentant une déficience intellectuelle… Car c'est un outil ludique, avec un cadre structuré, sobre et ainsi rassurant. Outil qui pourra être utilisé par tous les enfants, dans le sens où l'ordinateur n'est plus un problème de nos jours puisque les enfants, dès le plus jeune âge, ont une sensibilisation à l'ordinateur. Et bien sûr par le biais du test, nous pouvons ainsi être au plus près du potentiel intellectuel de l'enfant en situation de handicap moteur, puisqu'il peut utiliser son accès personnel habituel à l'ordinateur (joystick, contacteur…).

---

* psychologue

**ergothérapeute, testrm@orange.fr

Ce test se centre sur le processus de représentation mentale qui est un processus incontournable dans la vie de tous les jours, et qui intervient à tous les niveaux de l'élaboration : perception, mémorisation, traitement de l'information. Nous avons d'ailleurs, en lien avec des apports théoriques de la littérature, construit un modèle théorique de la représentation spatiale sur lequel se base les 4 épreuves du test.

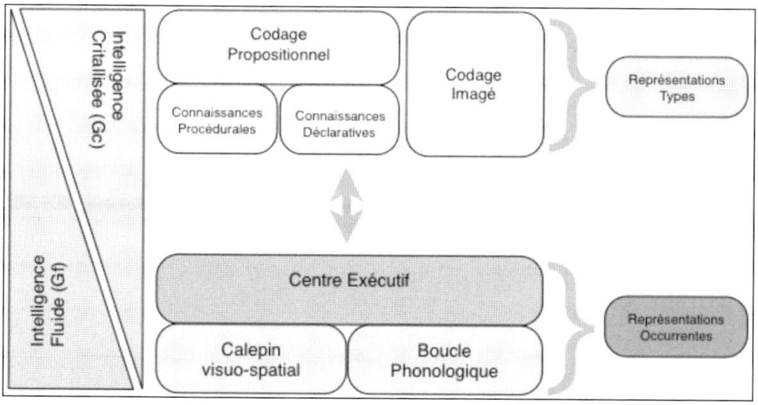


*Fig. 1 : Modèle théorique soutenant les processus mis en jeu dans RMT*

***RMT 1 – "organisation des connaissances"*** évalue les qualités des classifications et catégorisations en mémoire à long terme. Ces connaissances (représentations types) permettent d'élaborer des représentations transitoires finalisées (représentations occurrentes). Cette épreuve requiert des capacités d'inférence et de plasticité de la pensée. Cette épreuve fait appel en priorité à l'intelligence cristallisée Gc [7], autant du point de vue des compétences d'abstraction, de catégorisation que du point de vue des inférences et du raisonnement nécessaires pour réutiliser ces connaissances [20].

***RMT 2 – "Reconstruction partie/tout"*** aborde la notion "mécanique" des translations. La capacité à réunir 2 ou 3 images présentées parmi une collection de plusieurs images. La manipulation, le déplacement, la comparaison sont des transformations nécessaires à appliquer à l'image. Une fois les images mentalement rapprochées, il faut tenir compte de l'orientation des traits, comparer l'image créée avec celle attendue, connue. Dans cette épreuve, ce sont les orientations, les inclinaisons qui sont pertinentes. Les compétences spatiales sont largement requises. La translation et la comparaison des images est le but en soit. La transformation de l'image mentale est donc consciente et volontaire, ce qui nécessite une compréhension du phénomène [25].

***RMT 3 – "Rotation mentale"*** est une situation de résolution de problème logicomathématique. L'enfant doit choisir parmi 6 objets possibles celui qui permet de passer d'un état à un autre. La résolution nécessite une transformation de l'image mentale sous forme de rotation mentale. Les objets sur lesquelles l'enfant doit exercer une rotation mentale, ne sont pas figuratifs, ils n'ont pas d'effet saillant ni de repère canonique. Par contre, comme il s'agit de formes carrées, la rotation basée sur la catégorie "un quart de tour" est plus facile que celles effectuées sur toutes les autres distances [2]. Ce choix d'objets non figuratifs dans un contexte de complétion d'une égalité A+B = C doit permettre à l'enfant IMC d'avoir plus facilement accès à une stratégie de type propositionnelle plutôt qu'analogique, laquelle dépends davantage de l'expérience motrice [40]. Les comparaisons spatiales, les notions de topographie, les relations spatiales, les stratégies de déduction, le respect des règles, les compétences autour du nombre, concept d'addition ou de soustraction, font de ce test 3 une activité finalisée complexe nécessitant une attention soutenue et un respect de l'ensemble des contraintes. Les compétences de mémoire de travail sont requises [41].

***RMT 4 – "Reconstruction partie/tout"*** est une situation de résolution de problème de type séquentiel qui se décompose en étapes successives. Cette épreuve implique la création d'une image mentale que l'enfant déplace et maintient dans un quadrillage orthonormé (haut, bas, droite, gauche). Il met donc en jeu non seulement des compétences spatiales et d'orientation mais aussi le maintien en mémoire des déplacements réalisés. M. Denis a présenté des arguments pour une interprétation constructive de l'imagerie, mettant l'accent sur le caractère séquentiel des processus d'actualisation cognitive au cours de l'exploration mentale de l'image visuelle. Le caractère synthétique et fortement intégré d'une représentation comme l'image peut être considéré comme un facteur d'allégement de la charge mnémonique caractérisant cette représentation [14]. De plus, cette activité nécessite une indépendance vis-à-vis du champ et une capacité d'inhibition de l'impulsivité afin de se dégager de ses impressions perceptuelles [12].

Rappelons que le processus de représentation mentale est aussi une fragilité fréquemment retrouvée chez les enfants que nous prenons en charge, d'où la nécessité de préciser à quel niveau le jeune est en difficulté. De plus, ces épreuves sont également en lien avec les exigences attendues dans les apprentissages scolaires. Ainsi, cet outil peut non seulement guider les professionnels qui accompagnent l'enfant mais aussi l'enseignant.

Et surtout ce test qui est une évaluation est pourtant ludique. Dans le cadre de la phase de construction en juin 2007, environ une centaine de personnes ont témoigné qu'ils avaient éprouvé du plaisir à réaliser "cette activité". De plus, l'enfant en situation de handicap moteur exprime aussi un sentiment de satisfaction. En effet, il a donné la réponse qu'il souhaitait, sans être confronté à sa gêne motrice.

Ce projet a pris naissance à partir des ressentis et remarques très pertinentes de certains jeunes du service face à l'évaluation mais aussi des parents de ces jeunes lors de la restitution orale de ces évaluations. C'est ensuite sur les conseils de M^me^ Mazeau que nous nous sommes centrés sur la Représentation Mentale. Une fois le test RMT créé, modifié suite à notre analyse en phase de construction, nous avons présenté notre travail en mars 2008 au colloque de neuropsychologie à Lyon. Les retours obtenus nous ont démontré que ce travail répondait à une réelle demande.

C'est pourquoi, l'équipe de l'Escale a décidé aussi de nous soutenir. Nous avons également le soutien de la Fondation *Motrice*. De façon à continuer à avoir une méthodologie rigoureuse et ainsi être dans une démarche de recherche appliquée, nous nous sommes rapprochés du Laboratoire de sciences cognitives EMC de l'Université Lyon 2, et notamment de M. G.A. Michael.

## PRÉSENTATION DU PROTOCOLE 1 CONCERNANT LA VALIDATION EXTERNE DE RMT

Le RMT est un test sur ordinateur conçu pour évaluer les compétences de représentation mentale imagée des enfants handicapés moteurs âgés de 5 à 12 ans. Avant d'envisager son étalonnage, il est important d'étudier sa validité externe et convergente en le comparant à une sélection de tests de référence.

Nous avons donc écrit un protocole qui a été validé dans le cadre d'un Diplôme d'Université de Recherche Clinique, à Lyon 1. L'objectif principal de ce protocole est d'étudier la validité externe et convergente de RMT, comme évaluant les compétences de représentation de natures imagées à partir de 4 épreuves. Nous allons ainsi comparer RMT à une sélection de tests de référence qui ont été choisis sur la base de processus cognitifs communs. Ainsi, l'épreuve 1 *"organisation des connaissances"* sera comparé à *"Identification de Concept"* du WISC 4 ; l'épreuve 2 *"Reconstruction partie/tout"* à *"Assemblage d'Objets"* du WISC 3 et *"Matrice Analogique"* de la NEMI 2 ; l'épreuve 3 : *"Rotation mentale"* à Cubes du WISC 4 ainsi que *"Matrice Analogique"* de la NEMI 2 et, l'épreuve 4 *"Traitement séquentiel et planification"* à *"Mémoire Spatiale"* du K ABC 1 et *"Tour"* de la NEPSY.

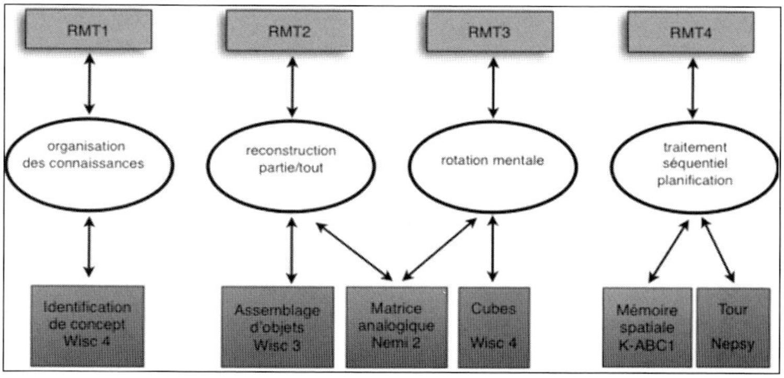


**Notes brutes des différentes épreuves corrélées**

| RMT | Notes brutes | Épreuves de références | Issues des tests: | Notes brutes | Item de démarrage | Épreuve chronométrée | Manipulations |
|---|---|---|---|---|---|---|---|
| RMT 1 | 0à25 | Identification de concept | Wisc IV | 0à28 | | | |
| RMT 2 | 0à20 | Assemblage d'objets | Wisc III | 0à44 | | 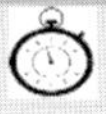 | 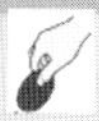 |
| | | Matrices Analogiques | Nemi II | 0à30 | Item6 8à9ans | | |
| RMT 3 | 0à20 | Matrices Analogiques | Nemi II | 0à30 | Item6 8à9ans | | |
| | | Cubes | Wisc IV | 0à68 | Item3 8à16ans |  | 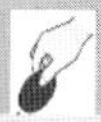 |
| RMT 4 | 0à20 | Memoire spatiale | K-ABC I | 0à21 | | |  |
| | | Tour | NEPSY | 0à20 | | 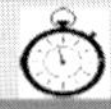 | 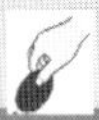 |

*Fig. 2 : Concepts généraux et corrélations*

Par des analyses supplémentaires, nous regarderons les résultats selon le sexe, l'heure et le jour de passation des tests. Cette étude descriptive transversale va concerner 120 à 150 enfants tout-venants de 8 à 11 ans scolarisés dans deux écoles du département de l'Ain. Le CPP *(Comité de Protection des Personnes)* Sud-est II a également validé cette étude comme non interventionnelle.

## MÉTHODOLOGIE

*Déroulement de la passation des tests :* elle va s'effectuer par deux expérimentateurs dont la qualification peut être : psychologue, neuropsychologue ou psychologue scolaire. Afin de s'assurer du bon déroulement de cette passation et de permettre à ces deux expérimentateurs psychologues d'être à l'aise avec RMT et les tests de référence sélectionnés, une formation de trois heures sera dispensée par les investigateurs associés, C. Dias et P. Marinelli.

Les deux expérimentateurs psychologues interviendront ensuite dans les deux écoles sélectionnées conjointement avec l'inspecteur d'académie de l'Ain. Ils auront pour mission de faire passer des tests aux enfants dont les parents auront donné leur accord.

Auparavant, une rencontre aura lieu avec les enseignants afin de faire connaissance et d'organiser les modalités du déroulement de l'étude (ordre de passation des enfants, jour de présence de chacun des expérimentateurs...). Les deux expérimentateurs psychologues interviendront, chacun, dans les deux écoles, et dans chaque classe.

Ainsi, chaque jour, chaque expérimentateur rencontrera deux enfants, un le matin et un l'après-midi. L'expérimentateur devra suivre les consignes du cahier de passation : le CRF *(Case Report Form)* et suivre l'ordre des tests établis.

L'expérimentateur devra renseigner les informations sollicitées par le CRF, ainsi que les réponses des sujets (par le biais de croix ou de valeurs numériques) mais aussi éventuellement les zones réservées à des remarques de type qualitatif.

Chaque CRF rempli sera rangé dans une pochette qui sera remise à la fin de chaque semaine aux investigateurs associés.

L'étude portant sur un échantillon de 120 à 150 enfants, la mission des expérimentateurs durera par conséquent environ 10 semaines, soit de 120 à 150 heures par psychologue selon l'effectif global.

A la fin des passations, une réunion sera organisée avec les psychologues expérimentateurs afin de recueillir leurs remarques.

## PERSPECTIVE DE RÉSULTATS

***Résultats attendus :*** sous l'hypothèse que RMT teste bien la représentation mentale, nous devrions obtenir une corrélation proportionnelle aux similitudes des processus mis en jeu pour chaque épreuve de RMT et leurs tests de référence à savoir une corrélation attendue généralement autour de 0,60.

***Différence selon le sexe :*** l'étude réalisée en juin 2007 pour la phase de construction et d'analyse des items nous a effectivement enseigné qu'il apparaît une légère différence des résultats entre les garçons et les filles de CE2, CM1, et CM2. Nous pourrons nous questionner sur la reproductibilité de ce résultat.

| | Effectif | T1 | T2 | T3 | T4 | TG |
|---|---|---|---|---|---|---|
| Garçons | 26 | 16.68 | 11 | 12.58 | 12.77 | 13.26 |
| Filles | 31 | 17.96 | 11.45 | 13.32 | 14.35 | 14/02/11 |

*Fig. 3 : Pré-étalonnage réalisé dans la phase de construction en juin 2007*

***Différence selon le moment de passation :*** *diverses* études [38] ont mis en évidence que l'efficience à des tâches mentales varie significativement selon les moments de la journée, selon les jours, quels que soient les niveaux des élèves. Ils notent que les enfants de maternelle, de CP et du CE2 obtiennent des résultats plus faibles l'après-midi. Mais ces scores de l'après-midi, chez les élèves plus vieux du CM2 ou du collège sont égaux ou supérieurs à ceux du matin. Ainsi, dans notre étude, nous pouvons nous attendre à une différence significative entre les scores du matin et ceux de l'après-midi au profit du matin pour les enfants de CE2. Or, pour les enfants de CM2 nous pouvons nous attendre à des résultats égaux entre le matin et l'après-midi voire supérieurs l'après-midi.

***Financement :*** nous avons déjà obtenu des soutiens financiers de l'ALLP et d'autres organismes APF, AFHEM, BTO qui nous ont permis de terminer notre première étape qui a consisté à réfléchir, créer le test et écrire le protocole. Avec ces aides nous avons également débuté le développement informatique du test. Actuellement, nous répondons à différents appel d'offres comme celle du SFERHE, de la FIRAH afin de finaliser la réalisation du test sur informatique, et d'effectuer l'étude de validation.

* *
*

Et ainsi, un nouvel outil sera né, accessible à tous les enfants en situation de handicap ou non. De plus, les résultats obtenus à cette étude permettront de mesurer la corrélation entre plusieurs tests centrés sur le processus de représentation mentale ; nous obtiendrons également une vision de l'aspect développemental de la représentation mentale.

## RÉSUMÉ

En lien avec leur expérience dans un Service de Soins Spécialisés auprès d'enfants en situation de handicap moteur, C. Dias Mirandela, psychologue, et P. Marinelli, ergothérapeute, ont élaboré un test d'évaluation psychométrique, informatisé, centré sur la représentation mentale : le RMT. Ils ont rédigé un protocole d'étude dont l'objectif est de démontrer la corrélation entre leur test et des tests de références mettant en jeu les mêmes processus.

## BIBLIOGRAPHIE

[1] BADDELEY AD (1993). La mémoire humaine, *Ed PUG.* — [2] BIALYSTOK E, JENKIN H (1998). L'espace interne : Comment les représentations mentales affectent la rotation mentale, in "L'image mentale et développement", *Bideaud. Courbois, Ed PUF, Paris* — [3] BERNAUD JL (2009). Tests et théories de l'intelligence, *Ed Dunod, Paris.* — [4] BIDEAUD, COURBOIS Y (1998). Image mentale et développement. De la théorie piagétienne aux neurosciences cognitives, *Ed Puf, Paris.* — [5] BLANC N (2006). Le concept de représentation en psychologie, *Ed.*

*INPRESS.* — [6] CAMOS V, BARROUILLET P (2011, March 21). Developmental Change in Working Memory Strategies: From Passive Maintenance to Active Refreshing. *In "Developmental Psychology". 10.1037/a0023193.* — [7] CATTELL RB (2004). La théorie de l'intelligence fluide et cristallisée ; sa relation avec les tests "culture fair" et sa vérification chez les enfants de 9 à 12 ans, in *"Revue européenne de psychologie appliquée", 54, 47-56.* — [8] COGNET G (2006). Nemy 2, nouvelle échelle métrique de l'intelligence, *ECPA, Paris.* — [9] COURBOIS Y (2005). Rotation mentale, détermination d'un système de référence et erreurs de transformation : une étude développementale. *In "L'année psychologique" 105, 47-62.* — [10] COURBOIS Y (2005). Le développement de la "rotation mentale" : effets de la saillance de l'axe du stimulus et de son alignement avec la direction verticale. *In : "L'année psychologique" vol. 105, n° 3. pp. 369-86.* — [11] COURBOIS Y, LEJEUNE M (1994). Etude développementale du processus d'inspection de l'image dans une perspective "vie entière", in "Image mentale et developpement, de la théorie piagétienne aux neurosciences cognitives", *1998, Ed PUF, Paris.* — [12] DAMUSIS V, DESJARLAIS L (2004). La dépendance–indépendance du champ comme style cognitif : certaines conséquences psychopédagogiques. *In "Revue européenne de psychologie appliquée", 54, 65-72.* — [13] DA SILVA NEVES R (1999). Psychologie cognitive, *Ed Armand Colin, Paris.* — [14] DENIS M (1982). Représentation imagée et résolution de problèmes. *In "Revue française de pédagogie". Volume 60 N° 1, pp. 19-29.* — [15] DENIS M (1993). Modèles mentaux et imagerie mentale, *Ed Masson, Paris.* — [16] DOMPNIER L, CORDIER F (2009). Causal relations between features and inferences: The case of object representations *Current psychology letters, Numéro Vol. 25, Issue 2.* — [17] FALISSARD B (2008). Mesurer la subjectivité en santé : perspective méthodologique et statistique, *Ed Masson, Paris.* — [18] FRICK A, DAUM-MORITZ M, WILSON-MARGARET, WILKENING-FRIEDRICH (2009). Effect of action on children's and adult's mental imagery. *"Journal of Experimental child Psychology". 104 34-51.* — [19] GALLINA JM (2006). Les représentations mentales, *Ed Dunod, Paris.* — [20] GELAES S, THIBAUT JP (2004). L'apprentissage de concepts chez l'enfant : facteurs cognitifs, structure des catégories et théories naïves. *In: L'année psychologique. vol. 104, n° 3. pp. 597-636.* — [21] GRÉGOIRE J (2000). L'évaluation clinique de l'intelligence de l'enfant. Théorie et pratique du WISC-III, *Ed. Mardaga.* — [22] GRÉGOIRE J (2007). L'évaluation clinique de l'intelligence de l'enfant. Fondements et pratique du WISC-IV, *Ed. Mardaga.* — [23] KAUFMAN AS, KAUFMAN NI (1993). K-ABC Batterie pour l'examen psychologique de l'enfant, *Ed ECPA, Paris.* — [24] KORKMAN M, KIRK U, KEMP S (2008). NEPSY Bilan neuropsychologique de l'enfant, *Ed ECPA, Paris.* — [25] LAUTREY J, CHARTIER D (1987). Images mentales de transformations et opérations cognitives : une revue critique des études développementales. *In: "L'année psychologique". vol. 87, n° 4. pp. 581-602.* — [26] LEJEUNE M, DECKER C (1994). Capacités de rotation mentale dans un espace bi- et tri-dimensionnel chez des enfants de six à dix ans. *In : "L'année psychologique". vol. 94, n° 1. pp. 45-62.* — [27] LE NY JF (1995). Comment se représenter les représentations ? in *"Psychologie française", 30, 231-7.* — [28] LUSSIER F, FLESSAS J (2005). Neuropsychologie de l'enfant. Troubles développementaux et de l'apprentissage, *Ed Dunod, Paris.* — [29] MAZEAU M (2003). Conduite du bilan neuropsychologique chez l'enfant, *Ed Masson, Paris.* — [30] PIAGET JB, INHELDER M, BOVET *et al.* (1966). L'image mentale chez l'enfant : étude sur le développement des représentations imagées, *Ed. PUF, Paris.* — [31] PERRUCI V, AGNOLI F, ALBIERO P (2008). Children's performance in mental rotation tasks: orientation-free features flatten the slope. *In "Developmental Science", pp. 732-42.* — [32] PROSSA N, GAONAC D, GAUXC C (2008). Développement de la mémoire de travail : relations du centre exécutif avec la boucle phonologique et le calepin visuospatial chez des enfants de CE1 et de CM2 , in *"Psychologie française"* — [33] PROUST J (2000). Pour une théorie motrice de la simulation, *in "Psychologie française" 45(4), 295-306.* — [34] PYLYSHYN ZW (2002). Mental imagery, in "Search of a theory *Behavioral and Brain Sciences". 25 (2), 157-82.* — [35] RICHARD JF (1990). Les activités mentales. Comprendre, raisonner, trouver des solutions, *Ed Armand Colin, Paris.* — [36] RICHARD JF (2005). Les activités mentales. De l'interprétation de l'information à l'action, *Ed Armand Colin, Paris.* — [37] SIEGLER R (2000). Enfant et Raisonnement, *De Boeck Université Ed, Bruxelles.* — [38] TESTU F (1979). Les rythmes scolaires. In "Revue française de pédagogie". Volume 47, N° 1, pp 47-58. — [39] ZABALIA M (1999). Traitement analogique et traitement propositionnel des rotations mentales chez les enfants IMC. *In "L'année psychologique". Vol. 99, n° 1, pp. 75-97.* — [40] ZABALIA M (2002). Action et image mentale chez l'enfant, in *"L'année psychologique" 102, 409-22.* — [41] ZABALIA M (1996). Rotations mentales d'images, Etude comparative d'enfants IMC et d'enfants valides scolarisés, *Thèse soutenue pour l'obtention du Doctorat de Psychologie sous la direction de Daniel Mellier, Université de Rouen.*

**Investigateur principal :** Service de l'ESCALE - HFME ; Groupement hospitalier Est, HFME aile A1 - 69677 Bron cedex

Sibylle Gonzalez-Monge, Médecin neurologue - *sibylle.gonzalez-monge@chu-lyon.fr*
Isabelle Poirot-Hodjkinson, Médecin MP - *isabelle.poirot-hodgkinson@chu-lyon.fr*
Carole Vuillerot, Médecin Pédiatre - *carole.vuillerot@chu-lyon.fr*

# QUI SONT LES ÉTUDIANTS EN ERGOTHÉRAPIE ? RÉTROSPECTIVE SUR UNE DÉCENNIE À CRÉTEIL : 1999-2008

H. HERNANDEZ*

Lors de l'enquête menée sur le travail des cadres de santé ergothérapeutes en 2008, un certain nombre de réponses apportait l'idée que les étudiants n'étaient plus les mêmes que précédemment, qu'ils changeaient, qu'ils seraient moins passionnés par leur futur métier, qu'ils seraient plus difficiles à "tutorer", du moins c'était la perception de cadres qui les recevaient en stage. J'ai cherché à approfondir cette impression et comprendre par là même qui sont les étudiants en ergothérapie. En tant que directrice d'un institut de formation en ergothérapie et à la veille de l'application de la réingénierie du diplôme d'Etat d'ergothérapeute, il me semblait indispensable d'avoir des réponses à ces interrogations, peut-être à les confronter avec une autre étude à réaliser après quelques années de réingénierie.

A défaut de pouvoir enquêter sur plusieurs décennies avec les mêmes outils d'investigation pour permettre une quelconque comparaison, j'ai envisagé une étude sur dix années consacrées aux étudiants ayant été admis en première année entre 1999 et 2008 à l'Institut de Formation en Ergothérapie de Créteil, et une mise en perspective avec les deux années suivantes, 2009 et 2010. En effet, qui sont les étudiants en ergothérapie ? Leur profil évolue-t-il sur une décennie ? Quelles sont les motivations affichées pour s'orienter vers l'ergothérapie ? Voilà une série de questions auxquelles cette étude tend à répondre.

## LE CONTEXTE UNIVERSITAIRE

Le contexte de formation en ergothérapie à Créteil est celui d'une scolarité inscrite au sein d'une Université. Celle-ci, l'Université Paris-Est Créteil Val-de-Marne est la 12e université francilienne créée en 1971 dans la banlieue sud-est, délibérément tournée vers ces départements qui n'héritent pas du prestige de la capitale. Elle vient de fêter ses 40 ans de "réussites" en banlieue ! et passe, restructuration universitaire oblige, d'une dénomination Université Paris 12 Val-de-Marne à Université Paris-Est Créteil, entrant dans le PRES Paris-Est, pôle de recherche et d'enseignement supérieur commun à Créteil (Val-de-Marne) et Marne-la-Vallée (Seine-et-Marne). Cette implantation s'est toujours voulue sociale au-delà d'une exigence d'un haut niveau de formation et de recherche, afin de présenter une offre d'enseignement supérieur à une population qui n'avait pas et qui n'a pas les moyens de résider à Paris intra muros. Ainsi le Professeur Claude Hamonet répondait en 1972 à une demande du Professeur Jean-Louis Beaumont, premier Président de cette université, qui

* Cadre de santé, Master en Sciences de l'Education - Directrice Institut de Formation en Ergothérapie, Université Paris-Est Créteil Val-de-Marne
*hernandez@u-pec.fr*

voulait ouvrir des formations pouvant s'inscrire dans le tissu social de Créteil et du Val-de-Marne. La formation conduisant au diplôme d'Etat d'ergothérapeute fut ainsi créée en 1973 puis rattachée quelques années à une UFR (Unité de Formation et de Recherche) intitulée Communication et Insertion dans la Société.

De 1997 à 2006, la formation fut conduite conjointement avec un DEUG Ingénierie de Santé permettant ainsi de faire bénéficier les étudiants à la fois d'un diplôme professionnel, le diplôme d'Etat d'ergothérapeute, et d'un diplôme universitaire. Les nouvelles modalités européennes de diplômes, suite aux Accords de Bologne, fermèrent les DEUG comme les maîtrises, les DEA et les DESS, et instituèrent le système LMD *(Licence Master Doctorat).* En conséquence, le DEUG Ingénierie de Santé s'est éteint en 2006 pour la promotion d'étudiants 2004-2007. Depuis, malgré un projet de licence commune aux filières en masso-kinésithérapie et en ergothérapie qui avait reçu, en 2008, un avis favorable du Conseil d'administration de l'Université ainsi que de l'AERES (Agence d'Evaluation de la Recherche et de l'Enseignement Supérieur), les étudiants n'ont pu profiter d'un double diplôme, et ce du fait d'une objection du Ministère chargé de la Santé : il fallait attendre les travaux de réingénierie ! Dorénavant, la formation, ici comme dans tout l'hexagone, est dispensée selon l'Arrêté du 5 juillet 2010 relatif au diplôme d'Etat d'ergothérapeute et bénéficiera d'un grade de licence.

## LE PROFIL DES ÉTUDIANTS

L'enquête prend en compte toutes les promotions d'étudiants de 1999 à 2008 soit 439 étudiants sur 10 promotions comportant de 37 à 50 étudiants (fig. 1) : de 1973 à 2000, l'agrément accordait l'admission de 36 étudiants en 1re année d'études, en 2001 l'agrément fut porté à 50 étudiants ce qui explique le chiffre de 50 en 2001. En revanche, la surface des locaux ne permettait pas deux promotions consécutives à 50, ce qui a obligé à n'admettre que 42 à 45 étudiants les années suivantes.

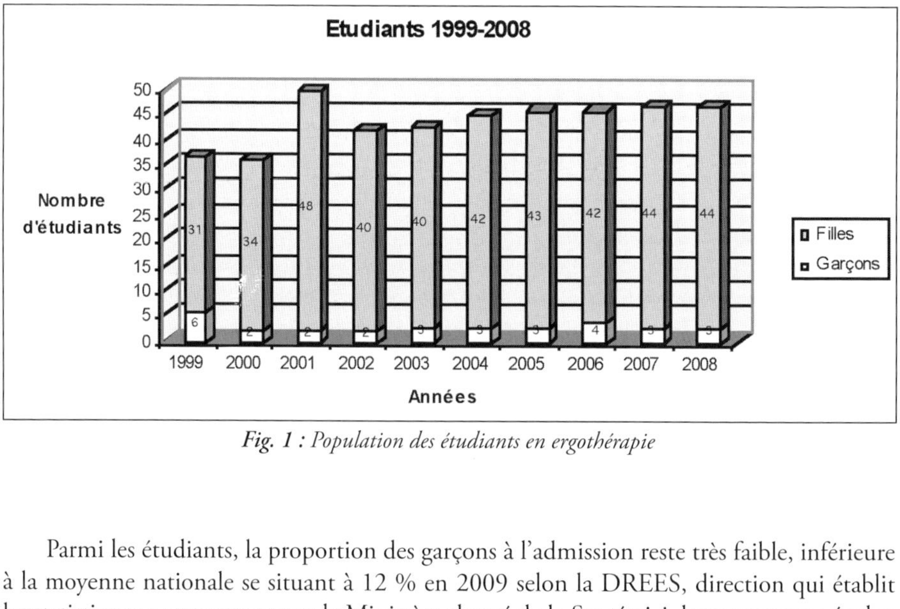


*Fig. 1 : Population des étudiants en ergothérapie*

Parmi les étudiants, la proportion des garçons à l'admission reste très faible, inférieure à la moyenne nationale se situant à 12 % en 2009 selon la DREES, direction qui établit les statistiques notamment pour le Ministère chargé de la Santé : ici, le pourcentage évolue entre 16,22 % en 1999 et 4 % en 2001, soit en moyenne sur la décennie 7,06 % de garçons et 92,94 % de filles.

Le recrutement s'est diversifié à partir de 2009 ouvrant 10 places aux candidats issus de la première année de médecine (PCEM1) de l'Université encore dénommée Paris 12, puis en 2010 aux candidats non seulement issus de médecine mais aussi 3 places aux candidats issus du L1 STAPS (Licence 1re année *Sciences et Techniques des Activités Physiques et Sportives*) et 2 places à ceux issus du L1 Sciences de l'Université Paris-Est Créteil. Le pourcentage de garçons a sensiblement augmenté : 11,54 % en 2009 et 11,11 % en 2010 rejoignant la moyenne nationale, le pourcentage des filles s'établissant ainsi à 88,46 % en 2009 et 88,89 % en 2010. Précisons que pour l'année 2009, 52 étudiants ont été admis dont 46 filles et 6 garçons et que pour l'année 2010, ce fut 54 étudiants qui entrèrent en formation dont 48 filles et 6 garçons : la période 2009-2010 comporte 106 étudiants au total. La propension des filles à s'orienter davantage vers les métiers de la santé tient encore aux normes sociales discriminantes dans l'orientation scolaire.

Et d'où viennent ces étudiants, au-delà de ceux recrutés sur des filières de l'Université Paris-Est Créteil ? Ont-ils eu un cursus de formation auparavant ? Ont-ils suivi une ou plusieurs années de préparation aux concours paramédicaux ? Les tableaux suivants nous permettent de cerner leur cursus avant admission.

Sur le graphique (fig. 2), la courbe gris foncé correspond aux années 1999-2008 et montre très clairement que quel que soit le cursus antérieur (médecine ou autre), l'année préparatoire est suivie selon une moyenne de 84,33 %. La courbe gris clair correspond aux années 2009 et 2010 : l'année préparatoire n'est plus suivie qu'à respectivement 76,92 % et 61,11 % du fait d'un certain nombre d'étudiants issus d'une filière universitaire. Par contre, le nombre d'étudiants ayant validé un L1 augmente dans les mêmes proportions que les étudiants recrutés par filière universitaire STAPS ou Sciences. Les étudiants ayant suivi une première année de médecine sont plus nombreux sur ces deux dernières années en dehors de ceux admis sur la filière médecine de l'Université Paris-Est Créteil. Quant aux étudiants ayant validé un L2 ou L3 ou titulaires d'un diplôme de santé (diplôme d'Etat d'infirmier, de pédicure podologue ou d'aide soignant), leur proportion ne varie guère. Au total, le pourcentage d'étudiants ayant validé au moins une première année d'études universitaires (en dehors de médecine) ou possédant un diplôme de santé passe de 10,48 % sur la décennie 1999-2008 à 17,92 % en 2009 et 2010.

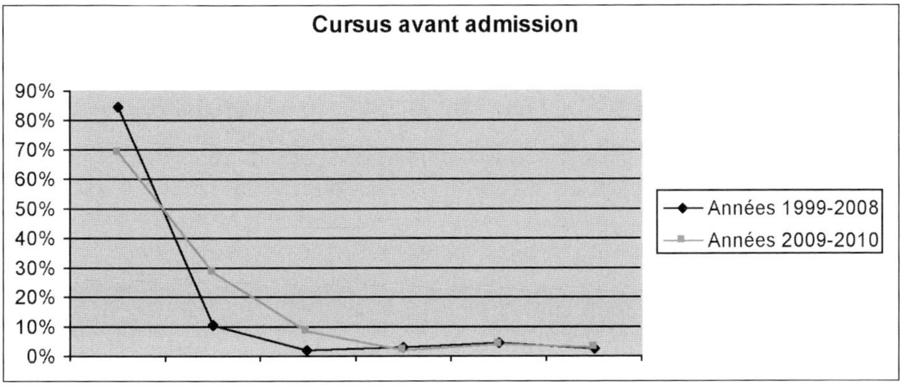


*Fig. 2 : Cursus avant l'entrée à l'IFE*

D'après le graphique (fig. 3), les étudiants en ergothérapie ont obtenu un baccalauréat scientifique pour une grande partie d'entre eux avant d'entrer en formation. Pour autant, le pourcentage d'étudiants titulaires d'un baccalauréat scientifique varie d'une année à l'autre de 10 points environ, s'établissant à 84,44 % pour l'année la plus basse parmi celles étudiées, soit 2004, à 94 % pour l'année la plus haute, soit 2001.

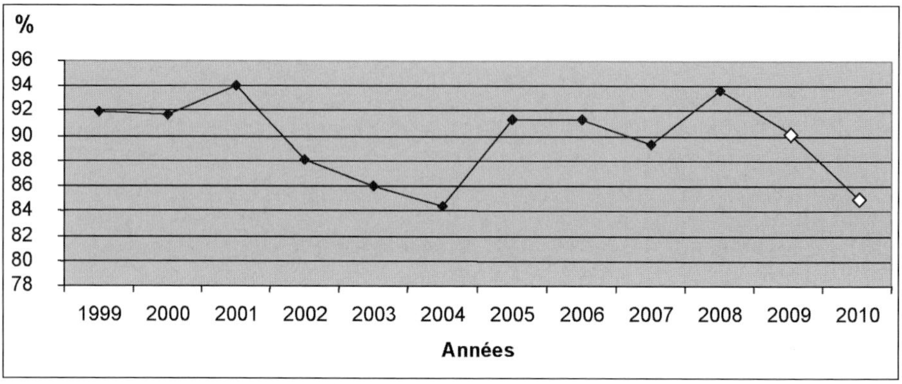


*Fig. 3 : Pourcentage d'étudiants avec Bac S 1999-2008 et 2009-2010*

Les deux dernières années, 2009-2010 présentent un pourcentage plus faible à hauteur de 90,38 % et de 85,19 % alors que ce sont les années qui recrutent le plus d'étudiants ayant suivi un cursus universitaire pourtant réputé scientifique : médecine, STAPS ou sciences.

Si nous comparons les deux périodes, 1999-2008 et 2009-2010, sur le graphique (fig. 4), les étudiants admis l'année du baccalauréat ou après une année post-bac sont moins nombreux : les pourcentages passent de 3,42 et 48,29 % à 1,89 % et 32,08 %, soit 18 points de moins. Le pourcentage de ceux admis après deux années post-bac reste stable tandis que celui de ceux admis après trois années et plus s'élève de 19,82 à 37,74 % démontrant ainsi un glissement vers une admission plus tardive après le bac.

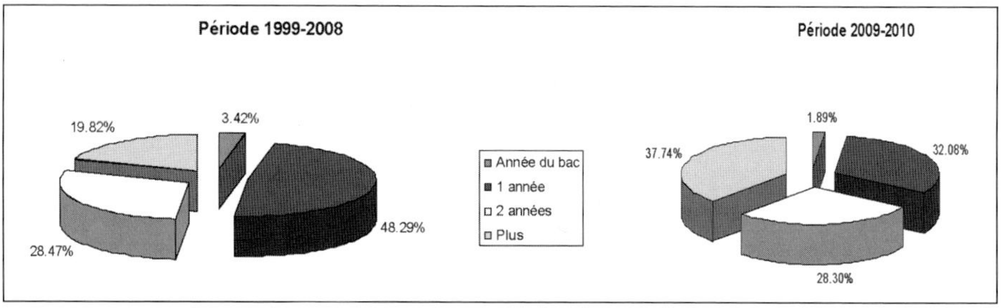


*Fig. 4 : Pourcentage d'étudiants admis en fonction de l'année d'obtention du baccalauréat*

Pour autant, les étudiants ne sont pas plus âgés en moyenne : si nous repérons le pourcentage de ceux qui ont 19 ans et qui représentent la plus forte proportion sur la période 1999-2008 soit 39,41 %, ce pourcentage s'abaisse à 27,36 % sur la période 2009-2010 se laissant distancer par le pourcentage des 20 ans, 28,30 %, et les étudiants de 22 ans et surtout de 23 ans et plus sont de plus en plus nombreux, ce que nous pouvons corréler avec le nombre de cursus universitaires antérieurs plus important et de l'admission plus tardive (fig. 5).

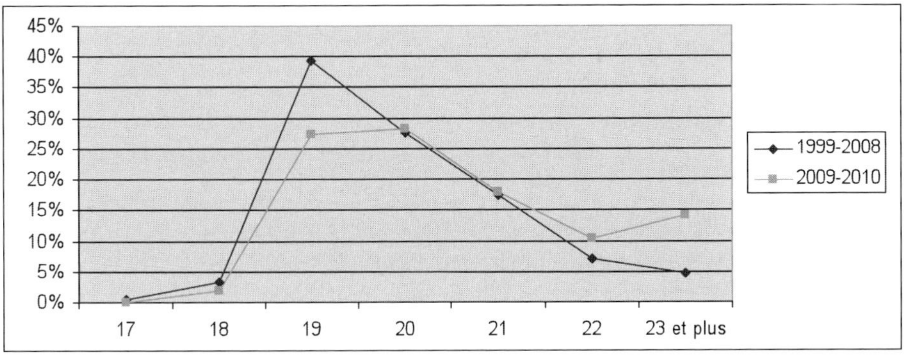


*Fig 5 : âge des étudiants lors de l'admission*

L'origine géographique des étudiants (fig. 6) nous renseigne par ailleurs sur un ancrage de plus en plus francilien, 34,85 % sur la décennie et 49,06 % sur les deux dernières années et sur un maintien de recrutement dans les régions limitrophes. En effet, les étudiants issus d'une filière de l'Université Paris-Est Créteil sont domiciliés principalement dans le Val-de-Marne et la Seine-et-Marne et toujours en Ile-de-France. Seuls les étudiants issus par concours post-bac ont une origine *a priori* sur l'ensemble de l'hexagone.

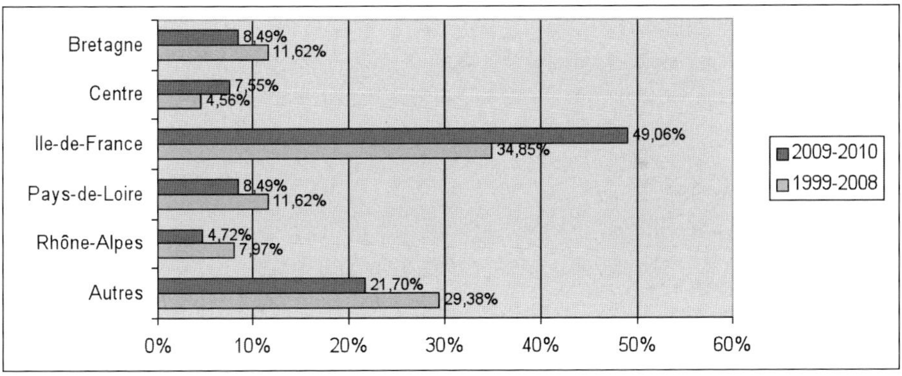


*Fig. 6 : Origine géographique des étudiants*

Près d'un étudiant sur deux est domicilié en Ile-de-France. Parmi les autres régions les plus pourvoyeuses, la Bretagne, les Pays de Loire et Rhône-Alpes sont en diminution, le Centre est en augmentation. Toutes les autres régions, quoique toutes représentées, ne le sont qu'à moins de 5 %.

## LES ORIGINES SOCIOPROFESSIONNELLES DES PARENTS

Tant sur la période 1999-2008 que sur celle 2009-2010, quatre profils d'origine socio-professionnelle de parents se dégagent sans qu'aucun d'entre eux ne soit prééminent.

***Le profil 1***, le moins représenté, est composé de parents cadres tous les deux, voire cadres supérieurs : par exemple le père "ingénieur informaticien" ou "médecin", la mère "chercheuse" au sein d'une unité de recherche ou "directrice" d'un centre d'accueil.

***Le profil 2***, représenté à égalité avec les profils 3 et 4, est constitué de parents n'appartenant pas à la même catégorie socioprofessionnelle : le père "ingénieur commercial", "chef comptable", "architecte" ou "directeur d'entreprise", la mère "secrétaire", "infirmière", "assistante sociale" ou "au foyer".

***Le profil 3*** correspond à des catégories socioprofessionnelles équivalentes pour les deux parents mais plus modestes que le profil 1 : le père est "informaticien", "commerçant" ou "kinésithérapeute", la mère est "secrétaire", "technicienne de laboratoire" ou "enseignante" en primaire ou dans le secondaire.

Quant ***au profil 4***, les catégories socioprofessionnelles sont de niveau 5 ou guère plus : le père et/ou la mère sont "ouvrier-ouvrière", "aide-soignante", "agent hospitalier" ou "agriculteur-agricultrice". Pour ce dernier profil, les étudiants bénéficient systématiquement d'une bourse accordée par le Conseil Régional. Sur l'ensemble des étudiants en formation, le pourcentage d'étudiants bénéficiaires de bourses (tous niveaux confondus) est monté de 26 % en 1999 à 38 % en 2010.

Une autre évolution notable sur les deux dernières années est le nombre important d'étudiants qui occupe un emploi salarié à temps partiel durant leurs études ou à temps complet durant les congés scolaires : animateur-animatrice dans des centres sociaux ou auprès d'une population handicapée, garde d'enfants, aide vis-à-vis de personnes âgées ou handicapées contre logement gratuit, ouvrier sur les chantiers, gardien de nuit dans les parkings, ouvrier-ouvrière en usine ou agents de service hospitalier. Ce nombre est difficilement appréhendable car tous les étudiants ne déclarent pas, à leur admission, leurs difficultés financières et leur obligation de recourir à un emploi pour subvenir à leurs besoins de logement et de vie sociale. A ce jour, entre 30 et 40 % d'étudiants travaillent au moins à temps partiel, parfois aussi du fait d'une appartenance à un foyer monoparental (quasi uniquement du côté de la mère).

## LES MOTIVATIONS DÉCLARÉES

Après avoir établi qui sont les étudiants admis en ergothérapie à Créteil, examinons leurs motivations déclarées au moment de leur entrée en formation. Tous les étudiants admis sont reçus individuellement en entretien, quelques jours avant le début de la scolarité, pour un contact personnalisé et un recueil écrit de leurs motivations puis commenté par eux-mêmes lors de l'entretien.

En 1999, 16 % des étudiants précisaient que dans leur entourage, une personne était handicapée ou avait été traumatisée occasionnant une situation de handicap de plusieurs mois. En 2009-2010, 48 % des étudiants déclarent avoir connu l'ergothérapie par un membre de leur entourage, travaillant dans le secteur de la santé, voire étant lui-même ergothérapeute, ou étant en situation de handicap (parent ou voisin). Dans leur entourage, ils disent avoir vu l'action d'un ergothérapeute et avoir été séduit par les techniques employées, "divertissantes", "ludiques", "originales".

Comme tous les jeunes du même âge, ils ont pour loisirs très fréquemment le sport, le cinéma, la musique (la pratique et l'écoute) et la lecture. Puis viennent d'autres activités souvent pratiquées : le bricolage, les activités manuelles, les arts plastiques et graphiques.

D'autres activités prennent place dans leurs loisirs : l'informatique, la mosaïque, le tricot, la couture, la photographie, les puzzles, les maquettes, la danse et le théâtre.

Quant à leurs motivations pour le métier d'ergothérapeute, par une analyse de contenu, nous pouvons repérer des grandes thématiques que nous représentons en fonction de leur présence dans les écrits et les commentaires oraux, en plus ou moins gros caractères.

Dans ce premier nuage de mots (fig. 7), les trois grandes thématiques des étudiants admis en 1999 sont représentées par : "contact", "aide" et "lien" puis viennent ensuite "activités manuelles", "diversité", "relation" et "autonomie/indépendance". Une grande partie des futurs étudiants voient dans la pratique de l'ergothérapie une possibilité de "contact humain" très important qui permet d'apporter une aide "concrète" et "originale" et d'assurer du lien entre le "soin" et la "relation", entre le "physique" et le "mental", entre le "médical" et le "social". Les activités manuelles sont aussi beaucoup citées sous la forme de "travaux manuels", d'activités "artisanales" ou "plastiques". La "diversité" concerne autant celle relative aux activités médiatrices pour assurer le soin, que celle des pathologies, des secteurs de pratique professionnelle que celle des âges des personnes soignées, de l'enfant à la personne âgée. Quant à l'autonomie, elle ne se différencie pas fondamentalement de l'indépendance.

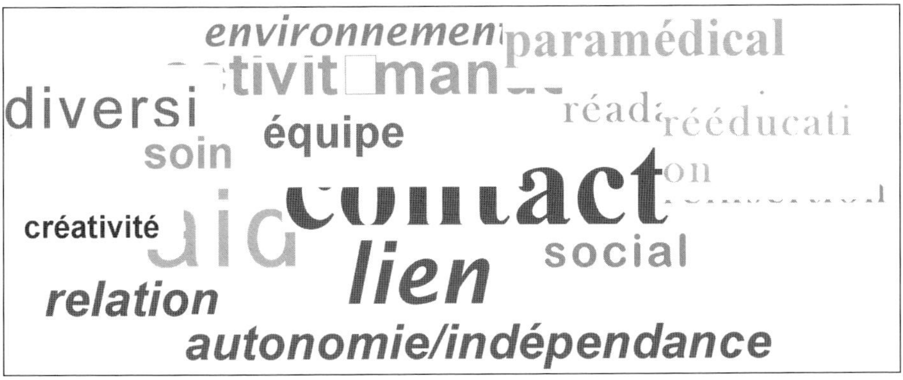


*Fig. 7 : Motivations des étudiants de l'année 1999*

Ce deuxième nuage de mots (fig. 8) montre une progression très nette de l'environnement et de la créativité pour les étudiants admis en 2010, ainsi que du "lien" dans une moindre grande proportion, associée à de nouvelles thématiques : "vision positive", "réflexion", "évolution", "progrès", "utile", "adaptation". Pour les futurs étudiants, l'ergothérapeute a une approche positive de la situation de handicap dans sa pratique professionnelle et soutient son exercice par une réflexion afin de proposer des axes de progrès, les adaptations les plus utiles et permettre une évolution de la personne vers un plus grand niveau d'autonomie et d'indépendance. Pour ceux et celles qui hésitent entre psychomotricité et ergothérapie, aux dires de certains, l'ergothérapie apparaît plus concret que la psychomotricité et s'adressant à une palette plus large de situations de handicap. La profession se situe, comme pour la figure n° 1, dans le champ paramédical et du soin avec les trois volets de la rééducation, de la réadaptation et de la réinsertion, la prévention n'est pas repérée.

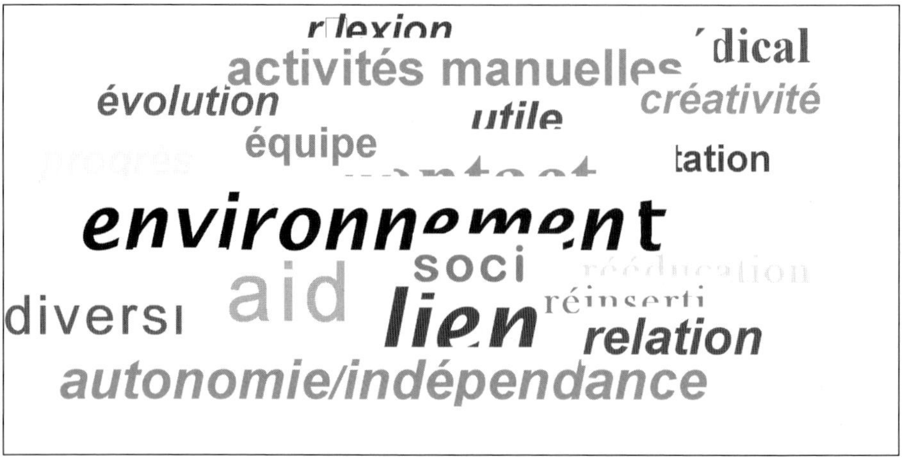


*Fig. 8 : Motivations des étudiants de l'année 2010*

* *

*

A l'Institut de formation en ergothérapie de Créteil, la diversification des modalités de recrutement apporte, à ce jour, un plus grand pourcentage d'étudiants franciliens, un plus grand nombre de garçons, mais aussi une plus grande proportion d'étudiants ayant eu un cursus en première année de médecine, aujourd'hui dénommée première année commune des études de santé, comme si l'ouverture du recrutement à médecine de l'Université Paris-Est Créteil faisait un appel aux étudiants inscrits en médecine dans d'autres universités. Du fait de parcours universitaires plus fréquents à l'admission, se couplant parfois à une année ou deux de préparation aux concours paramédicaux, les étudiants arrivent avec un bagage plus diversifié et moins centré sur le seul baccalauréat scientifique, mais aussi en moyenne avec une année de plus au-delà du baccalauréat. Si les origines socioprofessionnelles des parents restent réparties sur plusieurs profils, il semble cependant que les étudiants sont plus souvent éligibles à une bourse d'études et doivent aussi occuper un emploi à temps partiel pour subvenir à leurs besoins. Au cours de l'année 2010-2011, une étudiante a dû suspendre sa scolarité faute de ressources suffisantes compte tenu des montants du loyer et du coût de la vie bien plus élevés en Ile-de-France que dans sa région d'origine.

Quant à leurs motivations à devenir ergothérapeute, elles s'affirment par le fait que les étudiants rencontrent dans leur entourage plus facilement – même si c'est encore très timide – un professionnel ou une personne handicapée qui leur parle de la profession. Les futurs étudiants expriment un altruisme fort dans leur envie d'aider et d'être utile. Ils repèrent les liens que la profession suggère entre le "médical" et le "social" et entre le "somatique" et le "psychique" ; de même, ils sont intéressés par la prise en compte de l'environnement dans la démarche professionnelle d'adaptation, d'aménagement et de réinsertion. La dimension sociale et environnementale apparaît de plus en plus évidente même chez les étudiants issus de médecine. La créativité devient un fort vecteur d'attraction.

En tant qu'institut de formation en ergothérapie, les enseignements qui peuvent être tirés de cette étude confortent le choix de diversification de recrutement – tant que la réglementation le permettra – vis-à-vis de la proportion de garçons/filles et de Franciliens/autres régions mais pose le problème du recrutement pour les régions dépourvues d'institut de formation. Il apparaît aussi que les motivations recueillies la veille de l'entrée en formation suivent l'évolution de la profession vers le domaine social et l'environnement, du fait que les candidats utilisent de multiples sources d'information avant de se présenter au recrutement, tentant d'apparier leur choix professionnel au plus près du métier visé.

Cette étude est complétée par une étude menée par C. Engels dans les instituts de formation en ergothérapie de Montpellier, de Bordeaux et de Créteil en 2010 et par celle conduite par les instituts de Bordeaux et de Créteil pour exprimer l'impact de la réingénierie du diplôme d'Etat d'ergothérapeute sur la perception de l'ergothérapie par les étudiants de 1re et 2e année en 2009, 2010 et 2011, soit juste avant et juste après la réforme des études de 2010.

## BIBLIOGRAPHIE

DE BEAUVOIR S., Le deuxième sexe, *Paris, Gallimard, 1949.* — HERNANDEZ H., La face cachée du travail des cadres de santé ergothérapeutes, in M Expériences en Ergothérapie, 22e série, *Montpellier, Sauramps Médical, 2009.* — JAKOUBOVITCH S., La formation aux professions de la santé en 2008, Document de travail, série Statistiques, *DREES, n° 139, novembre 2009.* — MINISTÈRE DE L'ÉDUCATION NATIONALE, Décret du 8 avril 2002 portant application au système français d'enseignement supérieur de la construction de l'espace européen de l'enseignement supérieur, *JORF du 11 avril 2002.* — MINISTÈRE DE LA SANTÉ ET DES SPORTS, Arrêté du 5 juillet 2010 relatif au diplôme d'Etat d'ergothérapeute, *JORF du 8 juillet 2010.* — WIROTIUS JM., Sémiologie des handicaps en médecine physique et de réadaptation, *Limoges, Lambert-Lucas, 2011.*

# PEUT-ON TOUT FAIRE EN ERGOTHÉRAPIE ?

P. GUILLEZ*

## ATTENTION... ZONE FRONTIÈRE !

Qui d'entre nous oserait prétendre ne pas avoir, au moins une fois dans sa carrière, fait l'objet ou était témoin d'une altercation interprofessionnelle sur ce qui est parfois appelé le "syndrome des plates bandes". Autrement dit les professions de santé, voire même certains métiers du secteur social possèdent des champs d'activités présentant bien des zones d'intersection au sens mathématique du terme, c'est-à-dire "contenant des éléments communs aux ensembles dont ils sont issus". C'est face à une relative recrudescence de difficultés évoquée par les professionnels, mais aussi dans le contexte de la formation, qu'elle soit initiale ou continue que cette situation soulève fréquemment des questions, voire des conflits.

Après avoir présenté quelques éléments de contexte et proposé une mise au point réglementaire succincte, trois pistes de réflexion seront élaborées pour tenter d'apporter des réponses, en particulier aux jeunes professionnels ou dans un contexte de création de poste.

Une enquête menée en 2008 auprès d'une population de 50 étudiants sélectionnés au hasard sur deux promotions avait montré que :
- plus de 53 % d'entre eux avait été confrontés à une situation conflictuelle avec d'autres professionnels à propos de la répartition des tâches ;
- toutes les situations relevées avaient trait à un élément technique ;
- dans plus de la moitié des situations, le litige était relatif à l'utilisation d'outils d'évaluation, et plus précisément encore dans le domaine cognitif ;
- les situations litigieuses étaient présentes au sein des plateaux techniques de rééducation, mais pouvaient aussi être rencontrées, de façon moins fréquente (moins de 20 %), avec des professionnels des services de soins voire des travailleurs sociaux.

Cette enquête ne peut être considérée comme un repère fiable puisque menée sans réelle rigueur méthodologique, toutefois, elle a permis une série de constats qui peuvent être résumés ainsi :
- la quasi-totalité des interventions d'ergothérapie sont réalisées dans un contexte multiprofessionnel ;
- pour les bénéficiaires de ces interventions, il peut exister des actions identiques réalisées par plusieurs personnes de métier différent ;
- parmi les défauts rencontrés dans les prestations auprès des bénéficiaires il y a celui d'une éventuelle redondance d'intervention, surtout si elle est non concertée et non programmée ;
- les bénéficiaires ou leur entourage peuvent ressentir des situations de tension, voire conflictuelles lorsque les techniques ou les supports utilisés se trouvent être partagés par plusieurs professionnels ;
- enfin, il peut être constaté des interruptions d'intervention consécutives à ces situations conflictuelles.

---

* Vice Président, Chargé du développement scientifique, ANFE

Les évolutions professionnelles de ces dix dernières années, les mises en place, pratiquement systématiques, de réunions de concertation, de synthèses d'équipe, l'utilisation d'outils de coordination ou de plans d'intervention pourraient laisser penser que ces situations qualifiables de concurrentielles ou partisanes s'estompent. La réponse est aux professionnels eux-mêmes...

Il n'est sans doute pas nécessaire de faire un état des lieux exhaustif de ces activités frontalières entre différents corps professionnels. Citons quelques exemples tels que les techniques de positionnement et de mobilisation, la réalisation de traitements orthétiques, l'évaluation de certaines fonctions cognitives et les techniques de stimulations de ces mêmes fonctions, l'utilisation de techniques ludiques, corporelles, musicales, artistiques...

## ACTIVITÉ RÉGLEMENTÉE ET EXERCICE ILLÉGAL

La plupart des professions de santé sont dites *"réglementées"* c'est-à-dire qu'elles ne sont pas libres d'accès : les actes professionnels qu'elles comprennent doivent être validés par un titre délivré par l'Etat. Certaines d'entre elles nécessitent des procédures complémentaires (inscription à un ordre professionnel par exemple).

L'exercice illégal d'une profession de santé relève du Code de Santé Publique mais est finalement traité dans le cadre de la juridiction pénale (Code Pénal) et peut avoir des conséquences personnelles particulièrement lourdes (amende, emprisonnement, perte des droits civiques, interdiction d'exercice dont en particulier le droit de réaliser des actions de formation professionnelle continue...). Le dépôt de plainte est rigoureusement identique que pour n'importe quel litige ou délit et serait traité comme tel par le Procureur de la République avec, éventuellement, ouverture d'une procédure judiciaire plus complexe. Ce délit est décrit comme celui "d'usurpation de titre" selon l'article 433-17 du Code pénal.

Pour éviter d'en arriver à ces positions plutôt extrémistes, il apparaît important que les professionnels aient une attitude en quelque sorte préventive. Ceci peut être rendu possible par une double démarche :
- une connaissance précise de la fiche de poste qui sera développée ultérieurement ;
- une maîtrise des données légales, et en particulier des notions de monopole et d'activité protégée.

L'étude des textes réglementaires régissant la profession d'ergothérapeute ainsi que celle des autres professions auxquelles il est fréquemment associé sur le terrain de la pratique, n'a pas montré clairement de notion de monopole d'actes professionnels. Elle est toutefois déductible des textes en vigueur pour des actes tels que, par exemple, le massage médical *(Arrêté du Conseil d'Etat du 29 décembre 2000)*, les techniques d'évaluation et de rééducation des troubles oculomoteurs *(Article R4342-3 du décret du 27 novembre 2007)* voire d'actions de soins beaucoup plus larges *(Article 4311-3 du décret du 29 juillet 2000)*. La seule notion de monopole, clairement inscrite sous cette appellation au Code de Santé Publique, est celle des pharmaciens. La médecine elle-même pourrait présenter des champs exercés par des non-médecins... *(Arrêté de la cour de Cassation C.V.1 – Audience du 16 octobre 2008)*. Si le monopole n'est pas aussi clairement défini par les textes, il est indiscutable qu'il serait aisé de définir l'exercice illégal d'une profession de santé. Le pas entre exercice illégal et monopole est ainsi relativement facile à franchir...

Enfin, notons que c'est la formation et la qualification par un diplôme reconnu qui permettent de définir les professions réglementées. Exhaustivement, dans les prestations sanitaires, il s'agit des professions suivantes : aides soignant, ambulancier, audioprothésiste, auxiliaire de puériculture, dentiste, diététicien, ergothérapeute, esthéticien, infirmier, logopède, manipulateur en électroradiologie médicale, masseur-kinésithérapeute, médecin, opticien lunetier, orthophoniste, orthoptiste, ostéopathe, pédicure-podologue, pharmacien, préparateur en pharmacie, prothésiste dentaire, psychologue, psychomotricien, sage femme, technicien de laboratoire. En France, la pratique "complète" d'une de ces professions relève de l'exercice illégal si elle se fait sans la qualification requise. Toute la difficulté vient de la pratique qui serait qualifiable de "partielle". En plus d'une formation et d'un diplôme spécifiques, un bon nombre de professions de santé est cadré par un décret d'actes.

En ergothérapie, il est actuellement recommandé aux professionnels de s'appuyer sur deux textes fondamentaux :

- *Le Décret du 21 novembre 1986* fixant les catégories de personnes habilitées à effectuer les actes d'ergothérapie.
- *L'Arrêté du 5 juillet 2010* relatif au diplôme d'Etat d'ergothérapeute.

On remarquera d'emblée l'absence pratiquement complète de révision de ce qui a, depuis vingt-cinq ans (1986), servi de repère aux professionnels comme aux autorités de tutelle en matière de définition des actes d'ergothérapie. En effet ce texte contient une liste d'actes réalisables par les personnes titulaires du diplôme d'ergothérapeute, aujourd'hui très largement incomplète et ne reflétant plus la réalité de la majorité des pratiques...

Pour les autres professions de santé, classiquement partenaires des ergothérapeutes, deux caractéristiques sont à retenir :

- un Décret de compétences et plus exactement une liste d'actes telle que celles existantes pour les infirmiers, les masseurs kinésithérapeutes, les pédicures podologues, les orthophonistes, les psychomotriciens, etc. A noter, par ailleurs, qu'il y a classiquement confusion entre nomenclature d'actes et décret de compétences : la nomenclature constitue la référence à la prise en charge par l'assurance-maladie des actes réalisés par un professionnel de santé. La dernière version de la NGAP *(Nomenclature Générale des Actes Professionnels)* constitue le seul texte actuellement opposable en terme de nomenclature et date du 11 mars 2005 ;
- un Ordre professionnel qui, au contraire d'un syndicat professionnel, n'est pas une instance à laquelle le professionnel peut avoir recours de façon optionnelle. Lorsqu'il existe, l'inscription à l'Ordre est une condition préalable à l'exercice professionnel. Le statut d'un Ordre est celui d'une personne morale de droit privé, chargé d'une mission de service public. Les missions de service public sont précisées par un texte de loi et le statut est défini par Décret du Conseil d'Etat. Actuellement, pour les professionnels de santé et à l'exclusion des professions médicales et de pharmacien, il existe trois ordres professionnels pour les auxiliaires médicaux : les infirmiers, les pédicures podologues et les masseurs kinésithérapeutes (ce qui porte, en 2011, à 7 le nombre des ordres professionnels de santé).

Enfin, pour d'autres professions, les activités ne reposent pas nécessairement sur un texte réglementaire. C'est le cas par exemple des art-thérapeutes ou des musicothérapeutes. Mais dans ces deux cas notamment, les associations professionnelles ont proposé de délimiter le champ de compétences et préconisé un cadre de formation. Pour les art-thérapeutes, la Fédération Française d'Art-thérapie propose une accréditation à partir d'un dossier réalisé dans le cadre d'une adhésion à la fédération et la Fédération Française de Musicothérapie a élaboré un référentiel métier qui définit la profession, les missions et activités et qui précise les sites de formation qu'elle agrée.

## QUEL POSITIONNEMENT PROFESSIONNEL ADOPTER ?

Trois axes de réflexion peuvent être proposés :

***Individuellement tout d'abord*** : chaque professionnel se définit classiquement un champ de compétences spécifiques dans son activité quotidienne. Rien de révolutionnaire que de dire que selon le site d'exercice… la pratique varie ! Encore faut-il que la perception, au sein de l'établissement, du cœur de métier de l'ergothérapeute soit sans ambivalence. Ce risque est courant pour les jeunes professionnels acceptant nombre de concessions liées à l'inexpérience ou aux situations contextuelles des institutions (manque de personnel, optimisation des ressources humaines…). C'est ici que la notion de fiche de poste prend toute son importance. Au final, peu de professionnels en exercice se sont déjà interrogés sur le fait qu'ils avaient un jour eu en main ou au moins connaissance de ce type de document... La fiche de poste est souvent attachée à des activités d'encadrement ou de développement, mais elle a l'énorme avantage de préciser, quelle que soit la fonction exercée, les missions, activités et positionnement institutionnels de chacun. Il n'existe pas une fiche de poste unique et universelle d'ergothérapeute, mais il nous est apparu intéressant de suggérer deux documents en référence :

- l'Arrêté du 5 juillet 2010, et plus précisément l'annexe 1 à laquelle il a déjà été fait référence précédemment et qui définit le métier d'ergothérapeute, ses activités et ses compétences ;
- la fiche métier "ergothérapeute" de la Fonction Publique Hospitalière ou celle de la Fonction Publique Territoriale peut également aider à l'élaboration de la fiche de poste.

En complément de la fiche de poste, et à titre individuel, il apparaît encore nécessaire d'informer les partenaires professionnels et même aussi les bénéficiaires des actions menées par l'ergothérapeute et des intérêts de ses programmes d'intervention. Même au bout de 40 années d'exercice légalisé, il n'est pas encore complètement évident que l'ergothérapie soit une réelle plus-value auprès des bénéficiaires en situation de restriction d'activité ou de participation sociale… Ne désespérons pas, la convalescence est longue, mais la guérison sera complète !

Ensuite, un deuxième niveau de réflexion peut être ***institutionnel.*** Dans ce cadre, il faudra distinguer les structures où l'ergothérapeute exerce seul et celles où une équipe d'ergothérapeutes intervient. Dans les deux cas, le support du positionnement sera identique, ce sont les modalités d'organisation qui varieront. Le positionnement institutionnel doit pouvoir éviter toute ambivalence quant au cœur de métier, et une des façons de se garantir de cette reconnaissance est d'appuyer l'ensemble de ses actes sur une pratique probante. S'il ne fallait retenir qu'un seul aspect de ce positionnement professionnel, c'est sans doute celui qu'il faudrait privilégier. La pratique expérientielle ou intuitive est inexorablement source de critiques et d'ambivalences. C'est sans doute une donnée acquise et partagée : aujourd'hui la seule pratique de "bon sens" n'a plus sa raison d'être. En cas d'activité isolée, l'ergothérapeute ne pourra se référer qu'aux seules données littéraires et scientifiques tout en ayant soin d'isoler de celles-ci les études au niveau de preuves suffisant. Il sera également possible d'exploiter les revues systématiques ou encore les argumentaires utilisés lors de l'élaboration des recommandations de bonnes pratiques (HAS, ANESM). Dans le cas d'une équipe d'ergothérapeutes, la participation à l'élaboration de protocoles communs est l'occasion d'une "confrontation consensuelle". La rédaction de protocoles d'intervention sera ainsi l'objet d'une définition claire et partagée. Ces protocoles pourront, bien évidemment, se référer aux recommandations professionnelles quand elles existent.

Parallèlement, que l'ergothérapeute exerce seul ou en service, l'implication dans la démarche d'E.P.P. *(Evaluation des Pratiques Professionnelles)* constitue aussi un excellent moyen de communication et de clarification des interventions.

Enfin, au niveau du ***corps professionnel*** des ergothérapeutes, deux pistes sont à suggérer :

- Il n'est pas possible de valoriser la pratique professionnelle probante sans valoriser la recherche. Convaincues de la ténuité du lien entre pratique professionnelle et développement de la recherche, les associations professionnelles adhérentes à la WFOT *(World Federation of Occupational Therapy)* ont développé des activités de recherche. L'Association Nationale Française des Ergothérapeutes n'échappe pas à cet élan et met en place plusieurs supports à l'accompagnement et au développement des activités de recherche, tant par le biais d'aides matérielles voire financières, qu'au travers de structures spécifiques (Conseil scientifique...). Souhaitant également proposer une démystification de la recherche en ergothérapie et amorcer une dynamique pédagogique, c'est naturellement dans cette perspective qu'ont été élaborées les 2e Assises Nationales de l'Ergothérapie à l'automne 2011.
- La réflexion sur la création d'un Ordre professionnel des ergothérapeutes en France n'a pas vraiment avancé depuis ces cinq dernières années. Les détracteurs de cette création sont nombreux. En règle générale, la représentation ordinale est assimilée à un organe de gestion et de contrôle des activités libérales. C'est oublier que les missions d'un ordre professionnel ne se résument pas à la surveillance des libéraux... rappelons juste qu'il existe trois possibilités statutaires pour une profession d'être représentée : l'Association professionnelle, le Syndicat professionnel et l'Ordre professionnel. Dans les missions ordinales, la délimitation du champ de compétences et d'activité, ainsi que les préoccupations éthiques et déontologiques sont largement développées. Mais c'est au corps professionnel, si possible de façon démocratique et consultative, de faire le choix d'un tel organe représentatif et interlocuteur des autres professions voire de toute juridiction en qualité de partie civile.

## ET DEMAIN ?

Le risque des interventions multi professionnelles est bien connu : c'est celui de la dichotomie et du morcellement du bénéficiaire. Inutile de rappeler les découpages topographiques dont certaines réunions de synthèse ont pu faire l'apogée il y a encore quelques années. Il ne s'agit plus aujourd'hui de savoir qui gère le haut ou le bas !... Il s'agit plutôt de savoir qui peut rendre et surtout comment peut être rendu le meilleur service à la personne en temps réel.

Dans les années 80, il y a eu une tendance au nivellement et un regroupement des professions sanitaires en quelques grandes classes professionnelles voire une restriction des métiers au champ d'action limité et contraint. Actuellement, la tendance va plutôt vers des plates formes de compétences communes et des activités dites "cœur de métier". C'est d'ailleurs ce qu'on retrouve dans la dynamique des réformes de programmes de formation des professions de santé.

De façon synchrone, s'est développé le concept de délégation d'actes, de transferts, voire de nouveaux métiers qui ont donné lieu en 2008 à la parution de recommandations de la HAS dirigés par Yvon Berland, président de l'ONDPS, et Claude Maffioli, membre du Collège de la HAS. Ce texte précise entre autre que seul le corps médical est habilité à surseoir au principe légal de *"protection de l'intégrité corporelle des personnes"*. Le Code de la santé publique définit le périmètre d'intervention des autres professionnels en dérogation à cette règle. Cette recommandation met également en évidence que des "passerelles" sont possibles pour faciliter les interactions entre les différents intervenants ; il est également fait référence à un "continuum" de formation. Ce texte apparaît actuellement comme majeur dans l'évolution non seulement des pratiques mais aussi des formations des métiers de santé.

Il ne semble pas que le "contenu" des métiers de la santé soit appelé à être profondément revisité dans les années à venir par le législateur, ni même par les politiques. Ce sont essentiellement les progrès scientifiques et techniques qui risquent de faire évoluer les pratiques. Imaginons un instant que la maladie d'Alzheimer ou l'accident vasculaire cérébral soient éradiqués de la liste des affections qui intéressent nos concitoyens… Ce n'est pas tant de la science-fiction qu'il n'y paraît : les plus anciens se souviennent sans doute des protocoles particulièrement complexes de prise en charge de chirurgie orthopédique de hanche il n'y a pas plus de 20 ans. La même génération de professionnels n'envisageait sans doute pas la conduite automobile grâce à un joystick réservé alors aux jeux vidéo les plus "high-tech" du siècle dernier !… Les exemples sont légions et il ne faut en aucun cas perdre de vue cette dépendance relative de nos pratiques professionnelles du caractère mouvant et progressiste des activités scientifiques. Si on ajoute à ce phénomène les données politiques ou sociologiques, il est pratiquement impossible de faire un pari sur l'avenir en matière d'évolution des pratiques professionnelles voire des métiers eux-mêmes. Si la Loi de février 2005 n'existait pas, si certains plans gouvernementaux n'avaient été élaborés, l'ergothérapie s'en serait trouvée impactée et sans aucun doute plutôt à la baisse…

* *
*

C'est donc une situation à la fois instable, évolutive mais aussi quelque peu fragile qui pourrait être conclue pour notre profession… S'il est évident qu'on ne peut pas "tout faire en ergothérapie", il est aussi indiscutable qu'il y a un ensemble de pratiques et un contexte d'intervention qu'il ne serait plus question de remettre en cause aujourd'hui. On l'aura compris implicitement, le dialogue interprofessionnel, les espaces de communication et les actions cogérées auprès des bénéficiaires sont une première réponse aux risques de situations conflictuelles. Il n'est ni question de "perdre son âme" (ou plus simplement son identité…) ni de préserver son pré carré à toutes fins. Mais, il n'est pas non plus, à propos, de se voir interdire l'accès à certaines techniques si elles ne sont pas réalisées de manière inadaptée, redondantes ou inefficaces et si elles s'intègrent dans des programmes d'intervention pertinents. Les professionnels doivent surtout être en veille permanente pour mesurer l'adaptation de leurs interventions au contexte de leur exercice. Reconnaissons que malgré notre relative "jeunesse" dans le panorama des professions de santé, il est des pratiques qui ont déjà une tendance désuète…

Une dernière remarque peut être émise au risque de déranger : les techniques ou actions “partagées” ne doivent pas être une fuite en avant à l’absence de réponses de l’ergothérapie… Autrement dit n’allons pas chercher chez les autres ce que nous n’avons pas su développer nous-mêmes. C’est là où le risque d’absence de cœur de métier clairement identifié est majeur. Si l’ergothérapie est indiscutablement l’intervention privilégiée dans le contexte de la dépendance et de la restriction d’activité, tous ses outils ou techniques doivent répondre à cette seule dynamique.

Enfin, il faut noter l’importance des groupes de travail locaux, régionaux mais aussi nationaux qui aujourd’hui travaillent à la communication professionnelle et aussi et surtout à la révision du texte de 1986 pour élaborer un Décret d’actes adapté à nos pratiques actuelles et visionnaires de l’évolution de l’ergothérapie du XXI$^{e}$ siècle.

## A CONSULTER

http://www.has-sante.fr (consulter en particulier les pages relatives aux recommandations professionnelles et plus précisément les onglets “Méthodes” et “Recommandations de bonne pratique”).

http://www.anfe.fr (en particulier les onglets “l’ergothérapie > référentiel d’activités” et “l’Ergothérapie > référentiel de compétences” ainsi que l’onglet “Réglementation > textes officiels > Code de la santé publique”).

# - 2 -
# PSYCHIATRIE

## ÉTUDE COMPARATIVE DE LA DÉMARCHE ERGOTHÉRAPIQUE EN PSYCHIATRIE ENTRE LA FRANCE ET LE JAPON

N. FUNAKOSHI*

Ma première expérience en tant qu'ergothérapeute diplômée au Japon, s'est faite il y a douze ans, dans le milieu psychiatrique. Au cours de cette expérience, j'ai certes découvert d'importants points communs mais aussi de nombreuses différences dans ce domaine, entre la France et le Japon, et ceci malgré le fait que les fondements de l'ergothérapie en France ne soient pas très différents de ceux du Japon. Pourquoi existe-t-il une différence si importante entre ces deux pays bien que les fondements ergothérapiques soient très ressemblants ? De quelle manière l'ergothérapie de ces deux pays s'adapte-t-elle à chaque culture ? Ce que j'ai remarqué à propos de cette différence et de cette faculté d'adaptation a suscité chez moi beaucoup d'intérêt. Néanmoins, concernant la démarche ergothérapique, il n'y a pas encore de recherche comparative entre la France et le Japon.

L'ergothérapie est une profession spécialisée et internationale qui demande des connaissances variées, entre autres, en sciences humaines, en connaissances médicales, en psychologie, en sociologie, en philosophie, etc. Cela permet à l'ergothérapeute de s'adapter aux diverses sociétés et cultures. Entre le Japon et la France, certaines différences culturelles rendent une compréhension commune de l'ergothérapie difficile. À l'égard de ce point, il est nécessaire d'approfondir en quoi la spécificité de l'ergothérapie lui permet-elle de s'adapter à la culture propre à chaque pays. L'ergothérapie se développe naturellement dans

* Ergothérapeute, CSSR du Bourget – 7, rue Rigaud – 93350 Le Bourget

chaque pays, en supposant que cette profession s'adapte et se développe en surmontant des situations différentes selon les pays et en considérant les particularités culturelles. Entre la France et le Japon, je suppose qu'il existe une différence, en ce qui concerne l'ergothérapie en psychiatrie, due aux différences culturelles et historiques.

## COMPARAISON DE L'HISTOIRE DE L'INSTITUTION DE SOINS EN SANTÉ MENTALE

Comme l'a décrit le philosophe M. Foucault [9], il a existé, non seulement en France mais aussi au Japon, le "grand renfermement". Cependant, il a duré beaucoup plus longtemps au Japon qu'en France. En effet, en France, le psychiatre P. Pinel, au début du XIX$^{e}$ siècle, a donné naissance à un concept important s'appelant le "traitement moral". Cela a favorisé le début de la libération des malades mentaux. En 1838, la France a, pour la première fois, protégé les droits des malades mentaux au nom de la loi. Bien plus tard, au Japon, en 1988, des directives ont été données en vue de la protection des droits des malades mentaux suite au scandale qui révéla que des soignants de l'hôpital *"U"* commirent des actes inadéquats au regard des droits fondamentaux des malades mentaux.

Il est encore nécessaire de souligner l'existence du système de "sectorisation en psychiatrie". La France a proposé la politique de sectorisation en 1960 et l'a confirmée par une loi en 1985. En effet, au Japon, en 1900, la Loi de surveillance et de sauvegarde des malades mentaux, première Loi japonaise relative aux malades mentaux, insistant sur la sécurité publique, fut révisée. Puis, en 1950, la Loi sur l'hygiène mentale tenta de remédier à cette situation et de construire un asile dans chaque département. Faute de crédits suffisants, la création d'un hôpital psychiatrique public dans chaque département tarda. Par conséquent, plus de 85 % des hôpitaux psychiatriques sont privés, d'où la particularité de l'organisation des soins en santé mentale au Japon. Aujourd'hui, les politiques de soins en santé mentale japonaise sont dans une période transitoire. En 2004, un projet de rénovation du soin en santé mentale, du soin médical et du social fut présenté par le Ministère de la santé. Son axe fondamental est la modification du soin intra-hospitalier en soin au sein de la société. Selon un rapport du ministère de la santé en 2005, la durée moyenne de séjour (DMS) en intra-hospitalier était de 327 jours, alors que celle en France était environ 21 jours. De plus, selon un rapport important, s'il existait des lieux pouvant accueillir les malades mentaux dans la société, environ 71 600 malades mentaux pourraient sortir de l'hôpital psychiatrique. Actuellement, ce que les équipes japonaises en psychiatrie abordent avec ardeur sont des points importants de la sectorisation française : *"faire disparaître les attitudes de ségrégation", "séparer le moins possible le malade de sa famille et de son milieu", "une réinsertion dans le milieu de vie", "participer aux activités sociales"* et *"une diminution de la DMS en intra-hospitalier"*. Cette action est toujours d'actualité au Japon.

Les histoires respectives de la psychiatrie en France et au Japon permettent naturellement de différencier le rôle de l'ergothérapie en psychiatrie dans ces deux pays. Les ergothérapeutes français en psychiatrie sont déjà au sein d'un système de soins ouvert vers la communauté. Au Japon, les équipes multidisciplinaires en psychiatrie – y compris les ergothérapeutes – sont en train d'aborder la question de la réinsertion des malades mentaux dans leur milieu de vie le plus tôt possible. A ce jour, cela représente donc probablement un des objectifs principaux pour les ergothérapeutes japonais.

| FRANCE | JAPON |
|---|---|
| 1800 "Traitement moral" de P. Pinel | |
| **1838 Loi du 30 juin (loi sur les aliénés)** | |
| | 1900 Loi de surveillance et de sauvegarde des malades mentaux |
| 1950 Création de la psychothérapie institutionnelle | 1950 Loi sur l'hygiène mentale |
| **1960 Circulaire du 15 mars "Sectorisation en psychiatrie"** | |
| | 1965 Affaire Reischauer |
| 1968 Loi du 3 janvier "droit des incapables majeurs" | |
| | 1984 Scandale de l'hôpital "U" |
| 1985 Loi du 25 juillet (sectorisation confirmée) | |
| | **1988 Loi de santé mentale** |
| 1990 Circulaire du 14 mars (redéfinit la loi 1986) | |
| | 1993 Loi fondamentale de la personne handicapée |
| | 1995 Loi sur la santé mentale et la politique sociale des handicapés mentaux |
| | 2003 Recherche nationale "ACT-J *(Assertive Community treatment-Japan)*" |
| | **2004 Projet de rénovation du soin en santé mentale, du soin médical et du social** |
| 2005 Loi du 11 février 2005 (pour l'égalité des droits et des chances, la participation et la citoyenneté des personnes handicapées : reconnaît la souffrance psychique comme handicap) | |
| | 2006 Loi d'aide pour l'indépendance de la personne handicapée |

*Fig. 1 : Histoire de l'institution de soins en santé mentale*

## COMPARAISON DE L'HISTOIRE DE L'ERGOTHÉRAPIE ET L'ÉTAT ACTUEL EN PSYCHIATRIE

Le concept de *"l'emploi de l'activité"*, déjà présent dans l'Antiquité, est l'origine commune, comme moyen ergothérapique, en France et au Japon. Cependant, beaucoup plus tard, ce concept fut appliqué en tant que soin. En France, vers 1800, le *"traitement moral"* de P. Pinel, a donné naissance au traitement thérapeutique basé sur des activités de la vie quotidienne. Au Japon, grâce au psychiatre S. Kuré qui a appris le *"traitement moral"* de P. Pinel vers 1900, les soins par l'activité ont vu le jour. Durant cette époque, ce concept est utilisé par les soignants paramédicaux mais sans théorie spécifique.

En France comme au Japon, "l'ergothérapie" en tant que métier spécifique est née après la deuxième guerre mondiale. Puis, de façon quasi-concomitante, les écoles, l'association nationale, et le Diplôme d'État (DE) furent créés. Cependant, en France, ces cinquante dernières années ont vu peu de modifications autour de l'ergothérapie : son statut, son système de formation, le DE, le nombre d'écoles, etc. En revanche, au Japon, suite à une demande d'augmentation du nombre d'ergothérapeutes par le Ministère de la Santé japonais dans les années 90, la densité des ergothérapeutes et la reconnaissance de ce métier au Japon sont beaucoup plus importantes, et le système universitaire ergothérapique est plus développé qu'en France.

| | FRANCE | JAPON |
|---|---|---|
| Création de la 1re école de formation | 1954 à Paris et Nancy | 1963 à Tokyo |
| Création du Diplôme d'Etat | 1970 | 1966 |
| Système universitaire | Licence depuis 2010 | Licence depuis 1992<br>Master depuis 1996<br>Doctorat depuis 1998 |
| Nombre d'écoles d'ergothérapie | 9 | 171 |
| Nombre d'ergothérapeutes | 7,453 (densité 12)<br>20 % des ergothérapeutes travaillent en psychiatrie | 53,080 (densité 42)<br>21 % des ergothérapeutes travaillent en psychiatrie |

*Fig. 2 : Histoire de l'ergothérapie et état actuel en 2010*

## COMPARAISON DE LA NOTION DE L'ACTIVITÉ ERGOTHÉRAPIQUE EN PSYCHIATRIE

En définissant l'ergothérapie d'une façon générale en France et au Japon, nous en révélons déjà un point commun : l'ergothérapie se sert de diverses activités comme moyen afin de permettre au patient de maintenir, récupérer ou acquérir une autonomie et une indépendance dans son environnement et de maintenir un équilibre psychique. Cependant, dans le domaine de la psychiatrie, les ergothérapeutes français et japonais utilisent les activités ergothérapiques de différentes manières.

Pour comprendre l'ergothérapie française en psychiatrie, les idées d'I. Pibarot [24], soutenues par les ergothérapeutes en psychiatrie, sont essentielles. Pour I. Pibarot, *"l'ergothérapie [...] est une thérapie par [...] le travail considéré comme action sur et avec la matière, symbolisant l'environnement"*. L'activité, comme moyen ergothérapique, est "la matière transformable". L'ergothérapie française en psychiatrie soutient l'importance de la notion de "médiation", c'est-à-dire l'utilisation de la matière. D'après cette notion de médiation, la matière est utilisée dans diverses activités où est symbolisé l'environnement. C'est-à-dire que le patient entre, à travers la matière ergothérapique, en contact avec l'extérieur et la réalité : l'environnement. Les ergothérapeutes français classent les activités selon leurs caractéristiques au niveau psychique : cognitif, affectif et symbolique. Cette utilisation de la médiation tend aussi vers une généralisation au niveau du psychisme dans la vie quotidienne. Pour les ergothérapeutes français en psychiatrie, l'activité manuelle, c'est-à-dire, l'activité créative et artistique est donc principalement : la peinture, la poterie, la sculpture, la menuiserie, le macramé, le tissage, la vannerie, la photographie, etc.

Alors que, l'ergothérapie japonaise en psychiatrie soutient toujours la notion d'activité intermédiaire et son efficacité. Pourtant, l'utilisation de *"l'activité signifiante et significative"* est aussi très importante en psychiatrie. En effet, même en psychiatrie, domaine spécifique, les ergothérapeutes japonais ne mettent pas de côté la notion générale de l'ergothérapie, à savoir : *"s'engager dans des activités occupationnelles qui sont importantes selon l'environnement humain du patient, son histoire et son projet de vie"*. Selon M. Reilly, *"on utilise le mot [occupation] afin de désigner le fait de faire des actions et des gestes à travers l'occupation de l'être humain dans son environnement"*. Les ergothérapeutes japonais considèrent que *"sagyô"* est proche du mot anglo-saxon *"occupation"*, signifiant *"activités signifiantes et significatives"*. L'occupation désigne souvent le jeu, l'activité de la vie quotidienne et le travail. Selon H. Yamané [36], *"l'être humain a des rapports avec l'extérieur, construisant sa relation à soi et aux autres, apprenant les actes de la vie sociale, pouvant exprimer ses sentiments internes, satis-*

*faisant son envie et son sentiment d'utilité, de compétence et de réalisation, à travers l'activité occupationnelle".* L'ergothérapie favorise le lien à la réalité, l'amélioration de la fonction psychique et physique, la revalorisation de soi et l'apprentissage des actes et des compétences de la vie sociale, en utilisant cette capacité de relations à soi et aux autres et l'activité occupationnelle. Les ergothérapeutes japonais classent donc souvent les activités ergothérapiques selon leur signification pour la personne, dans son milieu de vie.

| | FRANCE | JAPON |
|---|---|---|
| Définition de l'activité en psychiatrie | L'ergothérapie est une thérapie par l'acte [...] considéré comme action sur et avec *"la matière, symbolisant l'environnement."* (I. Pibarot)<br>La notion de "médiation" | "L'être humain *a des rapports avec l'extérieur [...] à travers l'activité occupationnelle."* (H. Yamané) |
| Objectifs | "Établir, maintenir et laisser évoluer une relation ergothérapique avec le patient, *à travers l'utilisation d'une médiation"* (F. Klein) | "Favoriser le lien à la réalité, l'amélioration de la fonction psychique et physique, la revalorisation de soi et l'apprentissage des actes de la vie sociale, *en utilisant cette capacité de relation à soi et aux autres et l'activité occupationnelle."* (H. Yamané) |
| Moyens | *Activités manuelles*<br>Classées selon leurs caractéristiques au niveau psychique | *Activités occupationnelles*<br>(activités signifiantes et significatives pour la personne)<br>Classées selon leurs significations pour la personne dans sa vie |

***Fig. 3** : Définition de l'activité, objectifs et moyens en psychiatrie ergothérapique*

## COMPARAISON DES MODÈLES CONCEPTUELS USUELS DE L'ERGOTHÉRAPIE EN PSYCHIATRIE

Dans la démarche pratique de l'ergothérapie, l'ergothérapeute tient compte du modèle permettant de mettre en évidence certains aspects du suivi et de l'accompagnement à proposer. Chaque modèle a ses avantages et ses inconvénients. Nous élaborons donc certains modèles plus adaptés en fonction de la situation clinique.

Le choix du modèle d'intervention prioritaire en France et au Japon est, dans chacun de ces deux pays, très caractéristique. Je remarque que cette tendance est déjà déterminante au niveau des cours donnés à l'Institut de Formation en Ergothérapie. En effet, lorsque je suivais cette formation à Créteil, de 2008 à 2010, la plupart des documents de références ou des livres présentés au cours en psychiatrie concernaient la psychanalyse, et très peu la Théorie Cognitivo-Comportementale (TCC). Alors que quand j'étais étudiante à l'Université médicale de Sapporo, de 1996 à 1999, les étudiants apprenaient non seulement le modèle psychodynamique (mécanismes de défense, transfert et relation avec l'objet), mais aussi, les modèles et les concepts proprement ergothérapique comme le modèle de l'occupation humaine de G. Kielhofner (MOHO) et de la science occupationnelle. Le programme comprenait aussi la TCC, mais très peu de documents sur la psychanalyse.

Pour connaître les dernières tendances les plus discutées au Japon et en France concernant les théories et les modèles en ergothérapie, j'analyse les articles de psychiatrie adulte en l'ergothérapie, de 2005 à 2010, publiés officiellement dans "ErgOThérapies" de l'Association Nationale Française des Ergothérapeutes (ANFE) et dans *"Sagyô ryôhô (ergothérapie)"* de l'Association Nationale Japonaise des Ergothérapeutes (JAOT). Je les identifie en tant que modèles interprofessionnels : le modèle psychanalytique, le modèle comportemental, le modèle cognitivo-comportemental et le modèle cognitif. En tant que modèles élaborés par les ergothérapeutes : le modèle de la structure ergothérapique (composé de la théorie de la relation avec l'objet, de la théorie de la dynamique de groupe et de l'analyse de l'activité ou de la médiation), le paradigme occupationnel (composé du MOHO de G. Kielhofner et du modèle du comportement occupationnel de M. Reilly), le modèle canadien du rendement occupationnel et de participation (MCRO-P). Je les divise aussi en problèmes sociaux pour la réinsertion de malades mentaux (stigmatisation, discrimination, etc.), et en aide pour la réinsertion dans le milieu de vie (aide médico-sociale, réhabilitation, etc.).

On comptabilise en France de 2005 à 2010, 11 articles en psychiatrie adulte (fig. 4) ; deux articles soit 18 % concernent le modèle psychanalytique et quatre articles soit 36 % concernent le modèle de la structure ergothérapique. Ces dernières quatre années, les articles sur le modèle comportemental et le modèle cognitivo-comportemental sont de plus en plus utilisés. Au Japon, on comptabilise 26 articles en psychiatrie adulte de 2006 à 2010 (fig. 4), cinq articles soit 19 % concernent le modèle cognitivo-comportemental, trois articles soit 12 % concernent le modèle de la structure ergothérapique et cinq articles soit 19 % concernent la réinsertion dans le milieu de vie. Cependant, quand les ergothérapeutes japonais abordent le problème de la réinsertion des malades mentaux dans la société, ils appliquent souvent certaines méthodes ressemblant à des entraînements des habiletés sociales, une des méthodes du modèle cognitivo-comportemental. Nous pouvons donc penser qu'environ 30 % des articles en psychiatrie adulte au Japon concernent le modèle cognitivo-comportemental. Tenant compte de cette tendance, seul un article publié en 2010 applique le modèle psychanalytique afin de mettre en évidence la nécessité de ce modèle pour les prises en charge ergothérapiques en psychiatrie.

| | 2005 | | 2006 | | 2007 | | 2008 | | 2009 | | 2010 | |
|---|---|---|---|---|---|---|---|---|---|---|---|---|
| | ANFE | JAOT | ANFE | JAOT | ANFE | JAOT | ANFE | JAOT | ANFE | JAOT | ANFE | JAOT |
| Modèle psychanalytique | | | 2 | | | | | | | | | 1 |
| Modèle comportemental | | | | | | | | | | | | |
| Modèle cognitivo-comportemental | 1 | | | | | 2 | | 1 | | | | 2 |
| Modèle cognitif | | | | | | | | 1 | | | 1 | |
| Modèle de la structure ergothérapie | 4 | | | | | | | | | 1 | | 2 |
| Paradigme occupationnel (MOHO,... ) | | | | | | | | | | 1 | | 1 |
| MCRO-P | | | | | | 1 | | | | | | |
| Problèmes sociaux | | | | 2 | | 1 | | | | | | |
| Aides pour la réinsertion | | | | 1 | | | | 1 | | 1 | 1 | 2 |
| Psychomotrice | | | | 1 | | | | | | | | |
| Autres | | | | 1 | | | | 1 | 1 | 1 | 1 | 1 |

***Fig. 4** : Tableau comparatif d'analyse des articles officiels parus dans "ErgOThérapies" (ANFE) et "Sagyô ryôhô" (JAOT).*

Au Japon, on retrouve dans les publications ou lors des congrès régionaux et nationaux, des discussions autour de l'utilisation des modèles conceptuels en psychiatrie ; ceci s'explique par le fait que les ergothérapeutes japonais traduisent et publient rapidement les nouveaux modèles, notamment ceux des Anglo-Saxons. Ils les intègrent ensuite progressivement dans leur pratique. De ces nouveaux concepts, ils en tirent les avantages et les inconvénients en se fondant sur la caractéristique de la culture japonaise. Selon une recherche menée par Y. Ishii et H. Yamada en 2003 [17], le modèle de la structure ergothérapique et la théorie du paradigme occupationnel sont les plus utilisés par les ergothérapeutes japonais en psychiatrie depuis les années 90. En revanche, le modèle de la psychanalyse est de moins en moins utilisé. Depuis les années 80, les sujets utilisant le modèle de la psychanalyse sont presque inexistants au congrès national de l'ergothérapie japonais. D'un autre côté, l'adaptation de la méthode psychanalytique à la démarche ergothérapique française est déterminante. Pour l'ergothérapie française en psychiatrie, il semble que le modèle conceptuel élaboré par I. Pibarot en 1978 [24] est essentiel. Le modèle d'I. Pibarot qui propose une structure ergothérapique triangulaire : la relation entre l'ergothérapeute, le patient et l'objet est aussi basée sur la psychanalyse. Elle s'appuie beaucoup sur des concepts psychanalytiques de D.-W. Winnicott [33]. Dans ses articles à propos de modèles conceptuels ergothérapique, elle utilise fréquemment les concepts et le vocabulaire psychanalytique.

## COMPARAISON DES PRISES EN CHARGE ERGOTHÉRAPIQUE EN PSYCHIATRIE

Afin de savoir comment l'ergothérapie en psychiatrie s'adapte actuellement aux deux pays, j'ai comparé la prise en charge ergothérapique, l'une française, l'autre japonaise, en 2009 en Hôpital De Jour (HDJ) en psychiatrie. Ces deux démarches ergothérapiques sont choisies au hasard. Celle française est le fruit d'une rencontre avec un patient et un ergothérapeute français durant mon stage en France en 2009. Celle japonaise fait suite à un entretien avec un ergothérapeute japonais qui m'a été présenté par un professeur de l'Université de 2009 à 2010. Ces deux démarches ergothérapiques, concernant des patients schizophrènes ayant de 20 à 30 ans, nous permettent d'élaborer leurs possibilités de réinsertion sociale. J'analyse ces deux démarches en ergothérapie selon une méthode d'observation informelle et/ou des entretiens avec des ergothérapeutes afin de mieux comprendre comment les ergothérapeutes français et japonais organisent leurs objectifs et leurs moyens et à partir de quels modèles conceptuels.

La prise en charge française présente Monsieur A, schizophrène, âgé de 36 ans. L'ergothérapeute propose au patient des activités manuelles et elle utilise le modèle psychanalytique et le modèle d'I. Pibarot [26] pour comprendre le fonctionnement psychique du patient. Elle remarque la grande capacité de ce patient : la sublimation, investissant l'activité créative de manière projective. Elle pense qu'il semble important de favoriser cette sublimation afin que le patient puisse s'exprimer à travers la matière et nous donner des pistes de compréhension de son fonctionnement psychique. L'ergothérapeute français tente prioritairement de comprendre le fonctionnement psychique du patient, l'origine de sa souffrance et propose des activités qui peuvent stimuler sa capacité créative.

L'autre prise en charge, japonaise, présente Monsieur B. schizophrène, âgé de 27 ans. L'ergothérapeute japonais propose au patient des occasions d'exploiter et d'élaborer ses activités significatives en utilisant le MOHO de G. Kielhofner [19]. De façon concomitante, il applique l'entraînement aux habiletés sociales en visant l'amélioration les compétences psychosociales du patient afin de favoriser sa réinsertion, notamment ses problèmes de relation, d'attention/concentration et de gestion de l'argent. L'ergothérapeute japonais tente prioritairement de résoudre le problème du patient vis-à-vis de la société, en analysant l'interaction entre la personne et l'environnement, dans sa vie quotidienne.

Bien qu'il existe un projet commun entre les hôpitaux de jour de ces deux pays visant la prévention des aggravations et la chronicisation et favorisant la réinsertion dans le milieu de vie, les objectifs ergothérapiques français et japonais sont très variés

## ANALYSE ET DISCUSSION

En comparant les pratiques ergothérapiques entre la France et le Japon, nous remarquons que l'impact de la société et de la culture est très déterminant dans la pratique ergothérapique. Quant à l'institution de soins en santé mentale française, afin de promouvoir la réinsertion des malades mentaux, la politique de sectorisation est efficace depuis 1960. Dans l'équipe multidisciplinaire, les domaines de chaque professionnel sont bien délimités et cadrés au sein de cette organisation. Alors, j'imagine que tous les ergothérapeutes français en psychiatrie n'auraient pas obligatoirement besoin d'avoir pour objectif principal d'aborder la réinsertion. Il est évident que dans la prise en charge, les ergothérapeutes français se confrontent aussi au problème psychosocial du patient. Cependant, leurs objectifs majeurs sont toujours l'amélioration de l'état psychique du patient. Au Japon, à cause de l'insuffisance et du retard politique concernant les malades mentaux jusqu'à ce jour, l'équipe multidisciplinaire psychiatrique applique tous ses efforts à la réinsertion des malades mentaux. De plus, la société japonaise présente beaucoup d'obstacles pour la réinsertion des malades mentaux. Ce sont non seulement des attitudes de ségrégation civile mais aussi des manières et habitudes strictes permettant de s'intégrer à la société japonaise : l'importance du "groupisme", la façon de faire preuve de respect, le respect des règles, les ordres hiérarchiques, etc. La société japonaise ne permet pas souvent l'"individualisme". Il s'agit d'une des coutumes particulières japonaises. C'est une des raisons pour lesquelles les ergothérapeutes japonais en psychiatrie accordent de l'importance à l'amélioration des compétences psychosociales et à l'analyse de l'interaction entre l'environnement et la personne. En ce qui concerne l'ergothérapie française en psychiatrie, la priorité est plus trouvée vers la compréhension des malades mentaux en employant principalement un modèle psychanalytique. Il s'agit de la compréhension psychodynamique du patient à travers les activités, le plus souvent manuelles. Elle conserve toujours des idées du respect de l'individu et de l'humanisation. C'est une tendance française historique concernant les malades mentaux. Le choix des modèles conceptuels, les objectifs et les moyens de prise en charge seraient déterminés par la société et la culture dans laquelle vit la personne. Cependant, les ergothérapeutes de ces deux pays respectent "le modèle de la structure ergothérapique" tenant compte de la relation entre *"le patient, l'ergothérapeute, et l'activité"*. On peut dire qu'il s'agit d'un fondement ergothérapique en psychiatrie.

* *
*

En comparant les démarches ergothérapiques françaises et japonaises, je pense que l'ergothérapie en psychiatrie s'adapte aux diverses sociétés et cultures. Cette adaptation s'effectue lors du choix des modèles conceptuels et des moyens. Aborder la relation entre la personne, l'ergothérapeute et l'activité est une notion fondamentale et commune entre ces deux pays. Aujourd'hui, aucun ergothérapeute n'élabore ni écrit d'article au sujet de l'impact culturel entre la France et le Japon. J'espère que cette étude deviendra un premier pas vers l'échange entre ces deux pays.

## RÉSUMÉ

À travers mon expérience en psychiatrie en France et au Japon, j'ai découvert d'importants points communs et de nombreuses différences dans ce domaine. Ma comparaison des pratiques en ergothérapie entre ces deux pays me permettra de démontrer qu'en psychiatrie, l'ergothérapie s'adapte aux cultures en utilisant différents concepts ergothérapiques.

## BIBLIOGRAPHIE

[1] AKIMOTO H, TOMIOKA N (1991) Origine de l'ergothérapie : édition revue, *Tokyo*. — [2] ANFE (2000) *Ergothérapie : guide de pratique*, ANFE, Vieillevigne — [3] Association nationale japonaise des ergothérapeutes (1990) *(Guide de l'ergothérapie)*, Tokyo — [4] Association nationale japonaise des ergothérapeutes (1994) Étude du traitement de l'ergothérapie 2, Maladie mentale, *Tokyo* — [5] BOURRELLIS C. (2006) "Développement de l'ergothérapie en France : de 1780 à 1998 ou des précurseurs aux écrits professionnels d'aujourd'hui", *ErgOThérapies, N°21, pp. 33-44.* — [6] CAIRE JM, TROUVE E (2008) Nouveau guide de pratique en ergothérapie : entre concepts et réalités, *Solal, Marseille, pp. 83-107.* [7] CORBRION CARLI S. (2004) "Approche cognitivo-comportementale", *ErgOThérapies, N° 15, pp. 39-49.* — [8] COTTRAUX J. (1996) Les thérapies comportementales et cognitives, *Masson, Paris, pp. 189-202.* [9] FOUCAULT M. (1975) Histoire de la folie à l'âge classique, Trad. Jp. *Tokyo* — [10] FOUCAULT M (1970) Maladie mentale et psychologie, Trad. Jp. *Tokyo* — [11] FREUD S (1977) Vorlesungen zur einführung in die psychoanalyse (Introduction à la psychanalyse), Trad. Jp., *Tokyo* — [12] FREUD S (2007) Das Unbehagen in der Kultur (Le malaise dans la civilisation), Trad. Jp. *Tokyo* — [13] FREUD S (2007) Die Zukunft einer Illusion (L'avenir d'une illusion), Trad. Jp. *Tokyo* — [14] GEORGE MC, TOURNE Y (1994) Le secteur psychiatrique, Que sais-je ? *P.U.F, Vendôme* — [15] HERNANDEZ H, BERGES L, MUTIS M, VAUR P (2007) Ergothérapie en psychiatrie : De la souffrance psychique à la réadaptation, *Solal, Marseille* — [16] ISHII Y, (SASAKI N.) (2008) Recherche du facteur du traitement de l'ergothérapie en psychiatrie, *N° 16-1, pp. 40-45.* — [17] ISHII Y, YAMADA T (2003) *Analyse de l'histoire d'ergothérapie en psychiatrie* — [18] KIELHOFNER G. (1993) Conceptual Foundations of Occupational Therapy, Trad. Jp. *Tokyo* — [19] KIELHOFNER G (2007) Model of Human Occupation, Trad. Jp. *Tokyo, 3 ͤ ed.* — [20] MANIDI MJ (2006) Ergothérapie comparée en santé mentale et psychiatrie, *Éditions EESP, Lausanne* — [21] MOREL-BRACQ MC (2009) Modèles conceptuels en ergothérapie : introduction aux concepts fondamentaux, *Solal, Marseille* — [22] MUTIS M, KAHN JP (2005) Espace intérieur et espace extérieur, *Ergothérapies, N° 23, pp. 29-37.* — [23] OTA H (1988) L'esprit des lois françaises de la Santé mentale et leurs problèmes d'aujourd'hui, *N° 17 (11), pp. 1705-31.* — [24] PIBAROT I (1978) Dynamique de l'ergothérapie, *Journal d'Ergothérapie, n° 26* — [25] PIBAROT I (1982) L'ergothérapie parmi les pratiques de soins, *Journal d'Ergothérapie, n° 4, pp. 104-110.* — [26] PIBAROT I (2000) L'ergologie : Une perspective française de "l'occupationnel science" *? 6th ENOTHE meeting, Paris, pp. 21-7.* — [27] PIBAROT I. (1996) Ne dites pas à ma mère que j'ergonne, elle croit que je travaille, *Journal d'Ergothérapie, 18.3, pp. 90-4.* — [28] SIARY G, BENHAMOU H (2000) Médecine et société au Japon, *L'Harmattan, Condé-sur-Noireau, pp. 105-36, 175-87, 279-89, 291-99.* — [29] THERRIAUT PY, COLLARD F (1987) Ergothérapie : je me souviens, *Journal d'Ergothérapie, 9.2, pp. 41-9.* — [30] TOSQUELLES F (1967) Le travail thérapeutique en psychiatrie, *Éditions du Scarabée, Toulouse, pp. 55-83.* — [31] TROUVÈ E (2007) Quel avenir pour l'ergothérapie ? Quelle ergothérapie pour l'avenir ? *Ergothérapies, N° 26, pp. 31-40.* — [32] UÉDA S (2002) ICF :WHO (CIF : Classification Internationale du Fonctionnement de l'OMS et l'ergothérapie dans XXIe siècle), *N° 21, pp. 516-21.* — [33] WINNICOT DW (1979) Playing and reality (Jeu et réalité), Trad. Jp. *Tokyo* — [34] WINNICOT DW (2004) Human Nature (La nature humaine), Trad. Jp. *Tokyo* — [35] ZEMKE R, CLARK F (1999) Occupational science, Trad. Jp. *Tokyo* — [36] YAMANÉ H (1997) Maladie mentale et ergothérapie, *Tokyo* — [37] YAMANÉ H (2006) État actuel et problèmes de l'ergothérapie en psychiatrie, *N° 5, pp. 18-23.* —[38] YAMANÉ H (2000) Dignité des malades mentaux avec la vicissitude d'ergothérapie)", *N° 19.*

# PROTOCOLE DE WILBARGER ET PERSONNE PORTEUSE D'UN TROUBLE ENVAHISSANT DU DÉVELOPPEMENT (TED)

M. CARREAU*, S. MARCATAND**

Les apports d'un accompagnement en ergothérapie sont nombreux pour les personnes atteintes d'un trouble envahissant du développement, notamment dans les activités de la vie quotidienne, la motricité fine, les problèmes praxiques et les particularités sensorielles. Les interventions au niveau des perceptions sensorielles sont un domaine encore peu développé de ce côté de l'Atlantique, alors qu'il représente une partie importante des interventions des ergothérapeutes nord-américains.

Les perceptions sensorielles des personnes atteintes d'un trouble envahissant du développement sont souvent perturbées. A l'heure actuelle, ces particularités sont considérées comme symptôme de l'autisme plutôt qu'une comorbidité. Leur prise en compte dans différents tableaux cliniques se développe, la Classification Diagnostique de la Santé Mentale et des troubles du développement de la première et petite enfance, comporte une section *"troubles de la régulation du traitement des stimuli sensoriels"*.

En ce qui concerne les personnes atteintes d'un trouble envahissant du développement une étude de Miller de 2006, montre que 78 % des enfants autistes de haut niveau ou Asperger auraient aussi un trouble du traitement de l'information sensorielle.

L'intégration sensorielle s'est fait une spécialité du traitement des troubles sensoriels, mais qu'entend-on au juste par troubles ou particularités sensorielles ? Il s'agit d'un mauvais traitement des stimuli, sans lésion anatomique retrouvée. Il existe plusieurs types de troubles : hypo ou hypersensibilité, défenses sensorielles (réactions aversives à certains stimuli), troubles de la modulation sensorielle (perceptions du corps altérées), synesthésie (un autre sens répond à la stimulation).

Concernant la synesthésie, c'est un trouble assez fréquent y compris dans la population générale : musiciens qui voient la musique en couleur par exemple (Olivier Messiaen était synesthète). Une des caractéristiques des particularités sensorielles est leur grande variabilité dans le temps, y compris sur un laps de temps court, ce qui les rend d'autant plus difficiles à identifier.

Les facteurs influençant les perceptions sensorielles sont nombreux, nous avons tous expérimenté l'intolérance aux sons que produit une céphalée. En dehors, de la douleur, le niveau d'éveil (ou d'attention), le stress, les émotions, la motivation, l'état physique (fati-

---

* ergothérapeute libérale, spécialisée en autisme, Diplômée en ergothérapie de l'université de Montréal, formatrice à l'A.N.F.E. – 466, route de Clisson - 44120 Vertou

** ergothérapeute, présidente de l'association TEDAI 84, formatrice ANFE – 33, rue Santo Estello - 84000 Avignon gue, fièvre), le niveau de développement et de communication sont susceptibles de faire varier les perceptions sensorielles.

Jean Ayres, ergothérapeute et psychologue du développement, définit l'intégration sensorielle ainsi : *"Avant d'apprendre à lire, écrire et calculer, nous devons donner une signification à ce que nous voyons et entendons, nous devons être capables de planifier nos mouvements et d'organiser notre comportement. Cette capacité dépend de l'efficacité avec laquelle notre système nerveux organise les messages que nos sens lui transmettent."*

Sur la base des travaux en intégration sensorielle de Jean Ayres, Bonnie Hanschu, ergothérapeute américaine, a développé une approche spécifique pour les personnes atteintes d'un trouble envahissant du développement. Ce modèle s'appelle "l'approche READY", il s'agit d'une approche "somato-sensorielle". D'après Bonnie Hanshu, avant de pouvoir commencer une intervention de type intégration sensorielle "classique", l'ergothérapeute doit traiter des problèmes spécifiques aux personnes atteintes d'un trouble envahissant du développement : les défenses sensorielles, les problèmes de modulation et d'enregistrement (fig. 1).

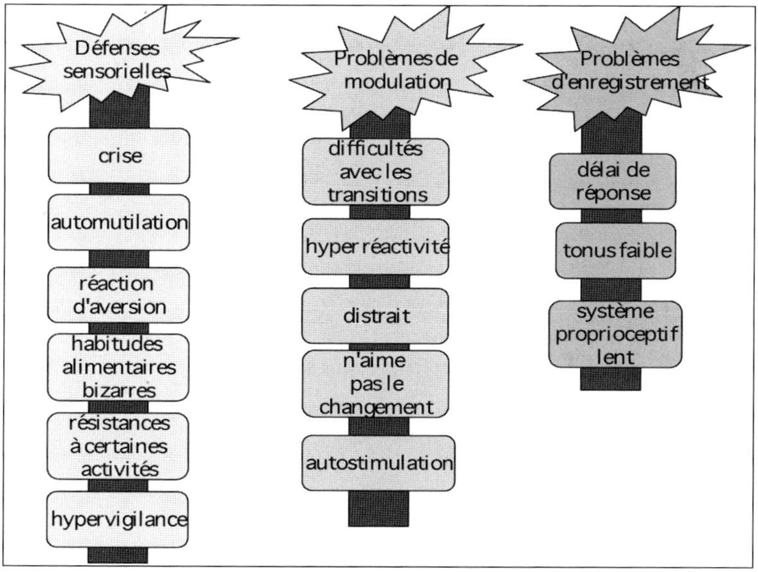


*Fig. 1 : D'après Bonnie Hanschu 1997, traduction de Pascale Rochu (2005).*

Les défenses sensorielles peuvent exister sur tous les sens, les stimulations sont mal interprétées, des réactions émotives extrêmes apparaissent. Les problèmes de modulation correspondent à une difficulté à filtrer les intrans sensoriels, et à différencier les informations importantes de celles qui ne le sont pas. Les problèmes d'enregistrement sont la conséquence d'un traitement des données lent, la prise en compte des stimulations pour donner une réponse adaptée est perturbée.

Le profil sensoriel de Winnie Dunn pourra nous aider à cerner les difficultés sensorielles. C'est un bilan standardisé qui comporte 125 questions. Il existe plusieurs versions en fonction de l'âge. Ce bilan permet d'évaluer le traitement des données sensorielles, la modulation, le comportement et les réponses émotionnelles.

Winnie Dunn a défini 4 profils sensoriels classés en fonction du seuil de stimulation neurologique : élevé pour les 2 profils hyposensibles, bas pour les 2 profils hypersensibles – et des réactions comportementales de la personne – en accord avec le seuil de stimulation ou en désaccord. Les profils hyposensibles dont le comportement sensoriel est en accord avec le seuil sont en *dormance sensorielle*, la personne ne semble pas réagir aux stimulations. Lorsque le comportement est en désaccord avec le seuil, on observe une *recherche sensorielle*. La personne reste hyposensible, mais recherche des stimulations sensorielles en permanence. Dans le cas des profils hypersensibles en accord avec le seuil, on observe un *évitement sensoriel*, la personne se met en retrait pour éviter toute stimulation. Lorsque le comportement est en désaccord avec le seuil, on observe une *aversion sensorielle*, la personne a une activité apparemment ordinaire, mais a des réactions "aversives" à certains stimuli.

Face à des personnes ayant des profils sensoriels très divers, l'intervention somato-sensorielle tentera grâce à différents moyens d'avoir un effet calmant ou stimulant, de réguler ou organiser les perceptions, d'adapter l'environnement aux difficultés, de diminuer l'intensité et les durées des autostimulations ou automutilations, d'augmenter l'autorégulation et les comportements adaptés, d'informer la personne et/ou l'entourage sur la nature des troubles sensoriels et sur leurs impacts au quotidien.

## LE PROTOCOLE DE WILBARGER

Il existe de nombreuses interventions : diète sensorielle incluant vêtements proprioceptifs, compressifs ou lestés, alert program, MORE *(**M**otor components, **O**ral organization. **R**espiratory demands and **E**ye contact/control)*... Comme il n'est pas possible de toutes les détailler, nous présenterons plus en détail le "protocole de Wilbarger", crée par Patricia Wilbarger, ergothérapeute. Il est utilisé en cas de défenses sensorielles, pour réguler les perceptions. Le sens stimulé lors du protocole de Wilbarger est la proprioception qui passe par la voie lemniscale et dont le neurotransmetteur est la sérotonine.

Le matériel utilisé pour la stimulation est une brosse dite "brosse proprioceptive" que l'on se procure facilement auprès des revendeurs de matériel pour personnes handicapées. Il existe également des modèles de brosse avec poignée. Vérifier que la brosse est en bon état, attention aux poils qui pourraient irriter la peau (fig. 2).

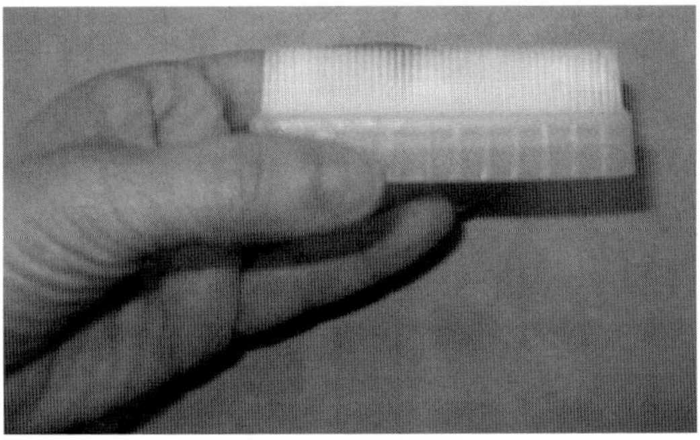

***Fig 2 :** Brosse proprioceptive*

Les stimulations sont appliquées de préférence uniquement sur la peau, ou uniquement sur un vêtement peu épais. Le protocole consiste à brosser successivement les 4 membres et le dos. Le brossage doit être réalisé avec une pression importante car nous recherchons à stimuler en profondeur et non de manière superficielle. La personne qui reçoit les stimulations ne doit pas percevoir les poils de la brosse, mais une pression. La brosse est positionnée à 90 degrés du membre et parallèle au sol. Il est préférable de faire pivoter le membre plutôt que la brosse. Il est nécessaire de brosser toutes les faces de chaque membre, mains et pieds et de toujours terminer une stimulation sur les jambes ou les avant-bras dans le sens naturel de la pilosité (fig. 3).

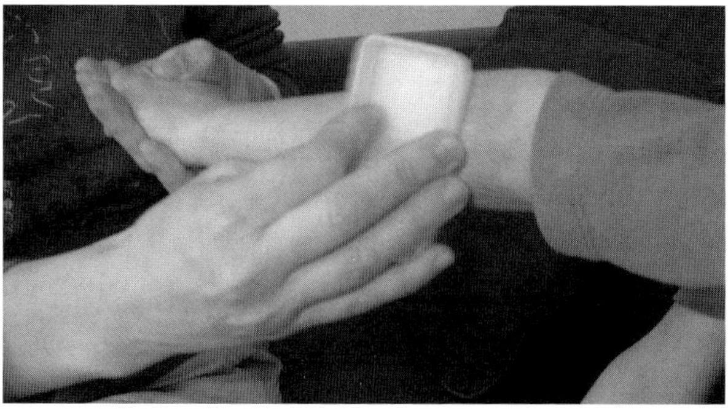

*Fig. 3 : Brossage*

Dans un deuxième temps on réalise des compressions articulaires au niveau des métacarpo-phalangiennes, des poignets, des coudes et des épaules ainsi qu'au niveau des chevilles, des genoux et des hanches et du dos.

Ce protocole doit être mis en place et surveillé par un ergothérapeute formé à cette pratique. En effet, ces stimulations sont efficaces et entraînent parfois des effets indésirables (perturbations sensorielles : picotements, plaques roses, sudation inhabituelle, agitation motrice...) qu'il faut savoir repérer et traiter, particulièrement dans le cas de personnes non verbales. La fréquence d'application sera déterminée par l'ergothérapeute en fonction de l'intensité des troubles et des conditions de vie (à domicile, en institution). La participation des aidants naturels (parents) ou de l'équipe peut être sollicitée. Dans ce cas, l'ergothérapeute doit apprendre le protocole aux autres personnes et les superviser. Le ressenti de la personne "traitée" sera toujours pris en compte et son avis recueilli, dans la mesure de ses capacités de communication. Le croisement de plusieurs facteurs pourra indiquer si les effets sont bénéfiques : comportement pendant et après le protocole, observations des comportements en relation avec les difficultés sensorielles repérées.

Il n'est pas question de forcer une personne qui refuserait le brossage, par contre, on peut à sa demande prolonger le brossage. L'ergothérapeute doit être à l'écoute de toutes les manifestations de bien-être ou de déplaisir.

* *
*

Le protocole de Wilbarger est l'un des moyens fréquemment utilisé dans le cadre d'une approche somato-sensorielle. Les personnes TED sans déficience intellectuelle rapportent régulièrement les bienfaits qu'elles en retirent. L'expérience des ergothérapeutes qui utilisent ce protocole confirme l'intérêt dans l'amélioration de la qualité de vie des personnes autistes et de leur entourage. Cependant, il existe peu de recherches, et leurs nombres de participants sont trop modestes pour qu'elles soient réellement significatives. Nous espérons que de nouvelles études sur de plus larges cohortes permettront de confirmer l'expérience clinique.

En attendant, la demande de ce type d'intervention explose en France car les parents des personnes autistes sont très au fait de ce qui se pratique à l'étranger. Il est nécessaire que les ergothérapeutes exerçant dans le champ de l'autisme puissent s'informer et se former à ces techniques.

## RÉSUMÉ

Les particularités sensorielles retrouvées dans les Troubles Envahissants du Développement sont de plus en plus prises en compte en ergothérapie. Après avoir défini ces particularités sensorielles, les profils les plus fréquents, l'approche somato-sensorielle, ainsi que les évaluations possibles, nous présenterons le protocole de Wilbarger. Ce protocole a des indications précises et nécessite une formation spécifique, il est utilisé en présence de défenses sensorielles.

## BIBLIOGRAPHIE

[1] ARAPI (2009). Dossier particularités sensorielles, Le bulletin scientifique de l'arapi, numéro 23, *Tours, ARAPI, 5-58.* — [2] BUNDY AC, LANE SJ, MURRAY EA, (2002). Sensory Integration: Theory and Practice, *F.A. Davis Company, Philadelphia, 2e edition, 496 p.* — [3] DUNN W (1999). Sensory Profile User's Manual, San Antonio, *Psychological Corporation, 112 pages.* — [4] EMDE R, FENICHEL E, GUEDENEY A (2009). La classification diagnostique de la santé mentale et des troubles de développement et de la petite enfance (DC: 0-3 R), *Editions Médecine & Hygiène, Genève, Suisse, édition révisée, 112 p.* — [5] HENRY D (2000). Le coffre à outils, *Editions Henry OT Service Inc., YoungTown, USA* — [6] KIENTZ M, DUNN W (1997). Comparison of the performance of children with and without autism on the Sensory Profile, *American Journal of Occupational Therapy, n° 51, 530-7.* — [7] MALO I (2009). Il est hypersensible : quelles solutions pour l'apaiser ? *Déclic, numéro 129, 83-4.* — [8] MILLER LJ, SCHOEN S, COLL J, BRETT-GREEN B, REALE M (2005). Quantitative psychophysiologic evaluation of Sensory Processing in children with autistic spectrum disorders. *Los Angeles, CA: Cure Autism Now.* — [9] OETTER P, RICHTER E, FRICK S (1995). M.O.R.E. : Integrating the Mouth with Sensory and Postural Functions, *PIleated Press, LLC; 2nd edition, 215 p.*

## RÉFÉRENCES INTERNET

Autisme et troubles envahissants du développement, mieux me comprendre, c'est m'aider, (2008), BD réalisée par le SESSAD des Goélettes en partenariat avec l'Association Française de Gestion de services et établissements pour personnes autistes, et Envol Isère Autisme - http://www.autisme42.org/autisme_files/file/pdf_BD-Sessad-Goelettes-2008.pdf — BAGHDADLI A, NOYER M, AUSSILOUX C (2007). Interventions éducatives, pédagogiques et thérapeutiques proposées dans l'autisme : une revue de la littérature, Rapport du Centre de Ressources Autisme du Languedoc Roussillon pour la DGAS, 208-10. - http://www.cra-rhone-alpes.org/spip.php?article175

# EVALUATION PAR LE PEP-3 POUR DES ENFANTS AUTISTES : INTÉRÊTS POUR LES ERGOTHÉRAPEUTES

J. PEREZ *

Une des difficultés rencontrées lors de l'utilisation de tests standardisés pour examiner les dysfonctionnements cognitifs chez l'enfant présentant des *Troubles Envahissants du Développement* (TED) est que les modèles classiques d'évaluation sont inadaptés à cette population. Il existe en revanche un certain nombre d'outils d'évaluation, comme le PEP-3 (Profil psycho-éducatif), qui sont conçus et adaptés pour les enfants présentant un développement atypique.

Le PEP-3 est un outil d'évaluation des troubles envahissants du développement et permet l'élaboration de programmes éducatifs. Il est conçu pour faciliter la coordination des pratiques éducatives, en incluant un rapport de l'éducateur (parents) au processus d'évaluation. Cet outil nous permet de rassembler des informations nécessaires à la confirmation d'un diagnostic et d'évaluer les niveaux développementaux et adaptatifs de chaque enfant. Un des objectifs principaux de ce test est d'identifier les domaines de compétence de chaque enfant, ses difficultés d'apprentissage et ses capacités émergentes en vue d'établir le programme éducatif le plus approprié et ainsi faciliter son accompagnement.

La présence de compétences dites émergentes, qui sont donc en cours d'acquisition, indique qu'un domaine donné est en évolution et nous fournit des indications dans l'accompagnement à mettre en place immédiatement et aux objectifs à atteindre dans le cadre d'un projet éducatif individualisé.

En ce qui concerne la sémiologie actuellement, la DSM IV et la CIM 10 (Classification Internationale des Maladies, 10e révision) définissent des critères de diagnostic propres à l'autisme. La *Haute Autorité en Santé* (HAS) définit la CIM 10 comme étant la classification la plus utilisée aussi bien au niveau national qu'international.

À l'âge de trois ans, le tableau clinique complet de l'autisme est constitué. On retrouve ainsi une triade symptomatique composée :

- d'anomalies du contact et des interactions sociales,
- de troubles de la communication verbale et non verbale,
- de comportements stéréotypés ou restreints.

Au niveau de son étiologie, il existe aujourd'hui un consensus qui aborde les causes de l'autisme selon un modèle multifactoriel : à la fois génétique, environnemental et neurobiologique. C'est-à-dire que l'autisme serait du à une interaction entre des anomalies génétiques, un environnement favorisant l'expression des troubles, et un développement neurologique perturbé.

---

* ergothérapeute, IME du château d'O - Pôle Autisme, APEI du Grand Montpellier - 2539, avenue du Père Soulas - 34000 Montpellier

Au niveau des données épidémiologiques, en 2009 la prévalence estimée pour l'ensemble des TED, dont l'autisme, est 6 à 7 pour 1 000 personnes de moins de 20 ans. La prévalence estimée pour l'autisme infantile est de 2 pour 1 000 de moins de 20 ans alors que l'autisme selon la définition de l'époque était de 0,4 pour 1 000 personnes dans les années 1960-1970. L'augmentation de nombre de personnes avec TED est en partie expliquée par la modification des critères diagnostiques, l'amélioration du repérage par les professionnels des troubles du spectre autistique. La modification des critères diagnostiques a entraîné une augmentation de la proportion de personnes TED sans retard mental. Le sex-ratio est de 2 garçons pour une fille lorsqu'il y a retard mental modéré ou sévère associé à l'autisme. Il est de 6 garçons pour 1 fille lorsqu'il n'y a de retard mental. Si on se réfère à la synthèse élaborée par la Haute Autorité de Santé sur l'état des connaissances sur l'autisme et autres troubles envahissants du développement, on constate qu'il est fait référence, dans celui-ci, à l'évaluation du fonctionnement de la personne TED et notamment à l'utilisation du PEP 3 pour les enfants et *l'Adulte Adolescent Profil Psycho Educatif* (AAPEP) pour les adultes.

Si le PEP 3 a été conçu pour le programme TEACCH *(Training and Education of Autistic and Communication Handicapped Children)*, je ne rentrerai pas dans les détails de ce programme mais quelques éléments semblent incontournables. Comme écrit B. Nelles *"Si l'on voulait schématiser la philosophie du Programme TEACCH dans l'approche éducative des personnes autistes, on pourrait imaginer un espace vide dans lequel on installe, en fonction de chaque personne, les repères dont elle a besoin pour être mieux, moins angoissée, pour qu'elle comprenne mieux ce qui se passe, et pour qu'elle puisse participer de plus en plus à sa vie quotidienne"*. Le programme TEACCH s'inscrit dans une perspective développementale. Développementale, parce que la personne autiste est considérée comme un individu en devenir appelé à se développer et à s'intégrer dans la société selon une progression hiérarchisée dans les divers domaines de développement. Il vise à rendre l'enfant le plus autonome possible dans son milieu de vie scolaire, familial ou de travail. Pour TEACCH, autonomie signifie indépendance, c'est-à-dire évoluer sans la présence continuelle de l'adulte. Cette indépendance s'acquiert au fur et à mesure que l'enfant maîtrise des compétences. TEACCH met au centre de ses préoccupations l'adaptation de l'outil à chaque personne, "l'individualisation". Il s'appuie sur les aptitudes visuelles et la tendance aux routines des personnes autistes. L'enseignement structuré comporte 3 points :

- *La structuration de l'espace :* il s'agit de la mise en place de zones et de limites cohérentes ;
- *La structuration du temps :* utilisation d'emplois du temps individuels, visuels, séquencés, l'utilisation de timer ;
- *Favoriser la communication :* verbale ou non verbale, utilisation de pictogrammes par l'apprentissage du PECS *(Système de Communication par Echange d'Images)* peut être une aide.

Le PEP a connu au fil du temps des modifications, des révisions. En 1979, la première version du PEP élaborée par Schooler et Reichler introduit une approche développementale dans l'évaluation des enfants présentant des Troubles du spectre Autistique et qui étaient considérés alors comme intestables, les tests utilisés avaient un contenu largement verbal. Malgré des critiques sur la validité de ce test, tous les enseignants se sont emparés de ce test et ils ont vite trouvé le PEP utile dans l'élaboration d'un Projet Educatif Individualisé pour personnes autistes. En 1990 après révision, le PEP devient le PEP-R (révisé) ; il est largement utilisé aux Etats Unis et s'étend au reste du monde. Il sera remplacé en 2004 par le PEP 3 et dans cette version les principaux problèmes psychométriques relevés par les critiques ont été corrigés sans pour autant perdre la souplesse d'administration et de cotation.

Les cotations Echec (E), Emergence (Em) et Réussite (R) deviennent des cotations 0,1 et 2 et un rapport de l'éducateur a été ajouté.

Le PEP-3 teste les capacités des enfants atteints d'autisme dans les domaines qui sont sensibles aux ergothérapeutes. L'évaluation comporte deux parties :

- *une échelle de performance* qui est une observation directe de l'enfant suivant un protocole précis ;
- *un rapport de l'éducateur*, le parent et/ou l'éducateur renseignent un document où ils notent leurs observations.

**L'échelle de performance** mesure les capacités globales d'un enfant qui est mis en présence de matériel standardisé. Tout d'abord, nous lui proposons des activités diverses qui couvrent six (6) sphères de développement : cognition verbale/préverbale, langage expressif, langage réceptif, imitation, motricité fine et motricité globale.

Le système de cotation comprend les cotes **2** (réussite) et **0** (échec) auxquelles s'ajoute la cote **1** (émergence). Cette dernière est donnée lorsque l'enfant démontre qu'il comprend en partie l'activité ou qu'il ne possède pas toutes les aptitudes pour l'accomplir seul. Cette partie d'évaluation identifie les principales forces et faiblesses de l'enfant et le situe par rapport à ses pairs. Cette échelle de performance est composée de 10 sous-tests qui sont regroupés en 3 grandes catégories, la communication, les comportements inadaptés et la motricité.

Les sous tests développementaux vont nous permettre d'évaluer :

***La motricité globale :*** c'est souvent le domaine le plus performant chez les personnes atteintes d'autisme. Elle évalue la capacité à contrôler les différentes parties du corps dans des actes de la vie quotidienne, boire, transférer un objet d'une main à l'autre, monter un escalier…

***La motricité fine :*** elle est essentielle dans le quotidien. Ces items testent les compétences nécessaires à l'autonomie normalement maitrisées à l'âge de 3-4 ans. Elle concerne tout ce qui relève de la manipulation d'un objet avec une ou deux mains.

***La coordination œil-main*** et plus précisément l'imitation oculo-motrice : l'évaluation va permettre de rechercher la capacité qu'a l'enfant à imiter des activités motrice et visuelles.

***Les aptitudes de sociabilité :*** elles concernent les compétences qu'il faut avoir pour s'intégrer dans un groupe, les connaissances qu'il faut avoir pour se fondre dans un groupe, avoir des comportements socialement acceptables.

***Le langage réceptif :*** il s'agit de deux domaines distincts qui sont les compétences cognitives (sériation, tri, classement…) et compréhension de la communication, des consignes simples… Les compétences cognitives sont extrêmement importantes pour la relation de la personne avec son environnement.

***Le langage expressif :*** on évalue la capacité qu'a l'enfant à s'exprimer en utilisant le langage verbal ou gestuel. Les pictogrammes pourront être un bon support d'aide à la communication mais cela également nécessite une évaluation qu'a l'enfant comprendre la symbolique des pictogrammes.

Les sous-tests des comportements inadaptés nous permettent, eux, d'évaluer :

***L'expression affective :*** Recherche de réponses affectives appropriées ;

***La réciprocité sociale :*** Recherche des interactions sociales : attention conjointe, coopération aux demandes, établissement d'un contact visuel ;

*Comportements moteurs caractéristiques :* recherche de comportements, tactiles, sensoriels, de maniérismes moteurs ou d'activités persistantes, qui sont souvent typiques des enfants TED. Cela permet de voir comment l'enfant interagit avec le matériel, aux sons, aux gouts ;

*Comportements verbaux caractéristiques :* recherche de sons inappropriés, langage idiosyncrasique ou jargon.

**Le rapport de l'éducateur :** cette seconde source est une procédure informelle utilisée auprès des parents ou des éducateurs pour obtenir des informations utiles concernant l'enfant. Il se base sur l'observation quotidienne de l'enfant, il renseignera un questionnaire qui comprend 3 sous tests :

*Problèmes de comportements :* fréquemment rencontrés dans le spectre autistique parmi les items, on peut retrouver un retard de langage ou répétitif, un manque de contact oculaire.

*Autonomie personnelle :* recherche d'informations sur l'habillage, la toilette, le sommeil, la propreté sphinctérienne. Il peut y avoir des comportements différents en fonction des attentes, de l'environnement et l'utilisation ou non d'outils rendant "lisibles" les taches à effectuer.

*Le comportement adaptatif :* recherche des interactions que peut avoir l'enfant avec ses pairs et autres lors d'activités.

Le PEP 3 va nous renseigner sur les forces et les faiblesses d'un enfant. Il nous permettra d'élaborer un Programme Educatif Individualisé. Nous nous appuierons sur les réussites et les émergences trouvées pour construire celui-ci.

Il me paraît important de m'attarder sur cette notion "d'émergence". L'enfant à l'idée de la manière de réaliser ce qu'on lui demande mais il est incapable de le faire seul ; l'action reste incomplète, l'examinateur doit faire plusieurs démonstrations ou doit apprendre à l'enfant comment réaliser cette activité.

Le PEP-3 est particulièrement approprié pour les enfants jusqu'à 7 ans et demi. Cependant, il est possible d'utiliser cette évaluation jusqu'à l'âge de 12 ans. Les résultats obtenus permettront l'élaboration de profils autour de domaines développementaux (cognition verbale préverbale, langage expressif, langage réceptif, motricité fine, motricité globale, imitation visuo-motrice) complétés par les aspects plus souvent évoqués dans le cadre des comportements inadaptés : expression affective, réciprocité sociale. Si cette évaluation est axée sur la pratique, elle est aussi orientée vers l'intervention des psychologues, pédopsychiatres, ergothérapeutes, orthophonistes, personnels éducatifs, parents.

L'évaluation recueille des informations provenant de deux sources importantes et complémentaires. La première est une échelle normée standardisée (échelle de performance). La deuxième est la grille d'évaluation pour les parents (éducateurs) qui établit le niveau de développement de l'enfant perçu par l'adulte qui le côtoie quotidiennement mais aussi l'ampleur des problèmes vécus. L'autonomie fonctionnelle, les problèmes de comportements et l'interaction de l'enfant avec son environnement sont les domaines considérés.

## RÉFLEXION SUR LA PRISE EN CHARGE ERGOTHÉRAPIQUE DES ENFANTS AUTISTES ET DE L'UTILISATION DU PEP3

La compréhension de cet accompagnement se fait à partir de l'observation et non plus par simple référence théorique. L'objectif de mon écrit est de montrer que l'évaluation par le PEP3 peut nous être d'un apport non négligeable dans l'accompagnement de personnes TED en ergothérapie. Celui-ci se fera de façon plus adaptée, personnalisée et, par là même, plus efficace. L'aide apportée aux personnes autistes demande une adaptation réciproque : l'enfant doit s'adapter à son environnement en améliorant ses capacités de communication, de socialisation et son autonomie ; l'entourage doit aussi s'adapter aux difficultés du sujet afin de faciliter et guider les efforts demandés. Le travail réalisé avec les personnes autistes repose sur une collaboration entre parents et professionnels (utilisation de même "outils" avec cohérence des objectifs).

L'accompagnement de l'enfant est globale, individualisée et repose sur un diagnostic et des évaluations précises du niveau de développement de l'enfant, notamment de ses compétences et de ses particularités. Cet accompagnement est structuré, son approche est positive et vise la valorisation des potentialités mais avec l'acceptation de déficits. L'approche est développementale et s'inspire des théories cognitives et comportementales. L'objectif de cette évaluation est d'aboutir à un portrait/profil individuel prenant en compte les spécificités individuelles, de comprendre le degré de gravité du handicap en comparaison au développement normal (enfant typique) cette évaluation permet de mesurer le niveau de développement pour développer des moyens adaptés. Elle sera réévaluée régulièrement afin de faire le point sur les suivis, cela permettra de les réactualiser et de les réajuster.

Au-delà de 12 ans, une extrapolation, une continuité du PEP a été crée par la division TEACCH, en Caroline du Nord ; elle est spécifique aux adolescents et adultes l'AAPEP *(Ado, Adulte Profil Psycho Educatif)*. L'objectif visé par l'AAPEP est d'évaluer le fonctionnement de la personne (adolescent ou adulte) dans ses différents cadres de vie afin d'en tirer des objectifs pour son programme éducatif individualisé. L'AAPEP est composé de 3 échelles : une échelle d'observation directe (situation de "testing" dans laquelle la personne est mise en présence de matériel standardisé), une deuxième qui utilise les observations rapportées par les éducateurs du milieu de travail ou scolaire et une troisième se basant sur des entretiens avec des personnes résidant avec la personne (parent ou famille, éducateur du foyer ou de l'appartement supervisé, etc.). Chaque échelle aborde 6 domaines de fonctionnement : compétences professionnelles, fonctionnement indépendant, loisirs, comportement professionnel, communication fonctionnelle et comportement interpersonnel. En effet, les besoins des adolescents et adultes autistes sont plus axés sur une insertion professionnelle et résidentielle.

Dans l'AAPEP les niveaux de développement ne sont plus calculés comme pour le PEP, la recherche est axée sur les compétences nécessaires pour un fonctionnement harmonieux dans la communauté. Autre élément majeur est la prise en compte de 3 sources d'informations, l'observation directe (le testing), familiale (maison) et enfin une observation dite école et/ou travail.

L'utilisation du PEP3 et de l'AAPEP nécessite une formation, celle-ci est dispensée par un ensemble d'organismes spécialisés, pour la majorité, dans des formations spécifiques à l'autisme. Un élément non négligeable est que le recueil, pour effectuer la passation, comporte dans sa dernière partie, l'ensemble des éléments qui vont nous permettre de le fabriquer (les planches, dimensions, nature des objets nécessaires à l'évaluation).

* *
*

Le PEP-3 va nous permettre, dans notre accompagnement, d'établir, dès l'évaluation, des capacités et des faiblesses de la personne TED/autiste en tenant compte de son niveau de développement. Il est d'une aide précieuse dans l'acquisition d'une autonomie optimale dans les tâches de la vie quotidienne (repas, habillage, toilette, etc.), et dans les activités permettant une intégration sociale. Il permet également de réévaluer, à l'aide d'un outil standardisé et validé, la personne TED/autistes, régulièrement et, par là même, de réévaluer le projet individualisé. Il nous aidera à adapter des outils pour développer l'autonomie des personnes ayant un trouble envahissant du développement.

## RÉSUMÉ

L'évaluation par le PEP3 (Profil psycho-éducatif) peut nous être d'un apport non négligeable dans l'accompagnement de personnes ayant des Troubles Envahissants du Développement (TED) en ergothérapie. L'utilisation de tests standardisés pour examiner les dysfonctionnements cognitifs chez ces enfants sont très souvent inadaptés à cette population. La compréhension dans cet accompagnement se fera à partir de l'observation, d'évaluation et non plus par simple référence théorique.

## BIBLIOGRAPHIE

[1] AUSSILLOUX C, BARTHELEMY C (2010). Etat des Connaissances : Autisme et autres troubles envahissants du développement : *Haute Autorité en Santé : co-présidents du groupe de pilotage : 32 p.* — [2] BAGHDADLI A, NOYER M, AUSSILLOUX C (2007). Interventions éducatives, pédagogiques et thérapeutiques proposées dans l'autisme : Centre de Ressources Autisme Languedoc Roussillon et Centre Régional pour l'Enfant et l'Adolescent Inadapté *–Languedoc Roussillon, 319 p.* — [3] MESIGOV G, SHOPLER E, SCHAFFER B, LANDRUS R (1997). Profil psycho-éducatif pour ados et adultes AAPEP - *De Boeck Ed., Bruxelles, 167 pages.* — [4] NELLES B. L'éducation structurée selon la philosophie TEACCH. Un outil dans le travail auprès des adultes autistes, *Les Cahiers de l'Actif - N° 280-1.* — [5] HAS (2010), Recommandations de bonne pratique "autisme et autres troubles envahissants du développement : programmes et interventions chez l'enfant et l'adolescent" *Note de cadrage HAS et l'Agence Nationale des Etablissements et Services sociaux et Médico-sociaux, 23 p.* — [6] SHOPLER E, LANSING D, REICHLER RJ, MARCUS LM (2008). PEP-3 Profil Psycho Educatif, évaluation psycho-éducative individualisée de la division TEACCH pour enfants présentant des troubles du spectre de l'autisme *De Boeck Ed., Bruxelles 266 p.*

# - 3 -
# PRATIQUES EN ERGOTHÉRAPIE

## EVALUATION DES PRATIQUES PROFESSIONNELLES
## "Le membre supérieur douloureux du patient hémiplégique"

A. MATOUSSI*, A. MICHELET* *et al.*

### QU'EST-CE QUE L'EPP ?

L'Evaluation des Pratiques Professionnelles (EPP) consiste :

- en l'analyse de notre pratique professionnelle, en référence à des recommandations, selon une méthode validée par la Haute Autorité de Santé (Décret du 14/04/2005, article 1) ;
- à une mise en œuvre de bonnes pratiques ;
- au suivi d'actions d'amélioration des pratiques.

Pour le patient, l'EPP garantit une qualité de la pratique attestée par une évaluation rigoureuse au regard de référentiels connus. Pour le praticien, l'EPP permet d'harmoniser les pratiques de soins et d'actualiser les connaissances.

### MÉTHODOLOGIE : LE STAFF-EPP

Parmi différentes méthodes d'évaluation des pratiques professionnelles, nous avons choisi celle du staff-EPP d'équipes médico-soignantes qui associe successivement :

***Une revue bibliographique*** sélectionnant les meilleures références (niveau de preuve) qui permettent d'apporter des réponses aux questions posées ;

---

* Ergothérapeutes, Service ergothérapie, CHU St-Jacques - 85, rue Saint-Jacques - 44093 Nantes Cedex

***Une revue de dossiers*** préalablement sélectionnés de manière explicite par l'équipe et qui fait émerger un questionnement sur des domaines variés ;

***Une discussion entre professionnels lors d'une réunion appelée staff-EPP*** afin d'apprécier la validité, l'utilité et l'applicabilité des références sélectionnées pour répondre aux questions posées. Pour cela, on utilise une démarche basée sur les preuves (*Evidence Based Practice* ou EBP) qui intègre les meilleures références disponibles couplées à l'expertise des praticiens et tenant compte des choix des patients ;

***Des actions d'amélioration et de suivi*** sont alors mises en place selon des modalités explicites (rédaction/actualisation de protocoles, chemin clinique, audit, suivi d'indicateurs, enquête de satisfaction du patient, etc.).

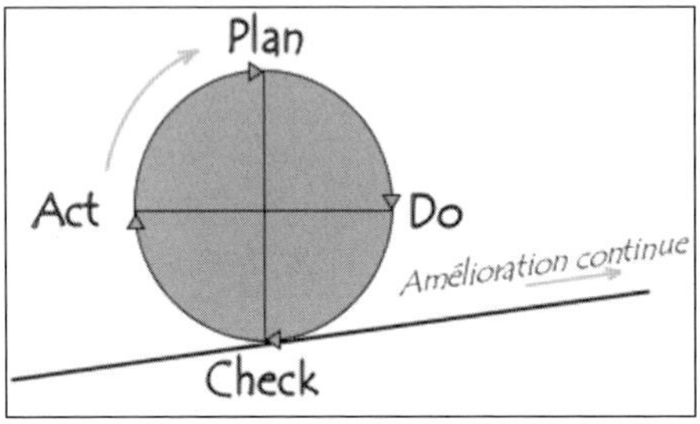


*Fig. 1 : Roue de Deming*

L'analyse des pratiques s'inscrit dans le modèle proposé par W. Edwards Deming appelé la roue de la qualité ou la roue de Deming (fig. 1).

Cette roue comprend 4 étapes distinctes qui se succèdent indéfiniment : Planifier, Faire, Analyser, Améliorer.

La validation de la démarche EPP est conditionnée par l'existence d'une charte ou d'un règlement intérieur décrivant le fonctionnement du staff-EPP et des compte rendus écrits pour chaque staff-EPP comportant obligatoirement un ordre du jour.

## PROBLÉMATISATIONS

L'incidence du *Syndrome Douloureux Régional Complexe de type 1* (SDRC1) du membre supérieur chez les personnes hémiplégiques est caractérisée comme anormalement élevée par l'équipe médico-soignante de l'unité MPR neurologique prenant en charge les personnes cérébrolésées du CHU de Nantes (30 lits). La prévention du SDRC1 est jugée nécessaire pour augmenter la probabilité d'amélioration des capacités fonctionnelles du patient.

La mise en œuvre d'une démarche d'Evaluation des Pratiques Professionnelles (EPP) sur le thème du membre supérieur douloureux du patient hémiplégique est considérée comme une réponse adaptée pour l'amélioration de la qualité des soins. L'ensemble des professionnels médico-soignants du pôle MPR amenés à accompagner des patients cérébrolésés est concerné. Le secteur de cette démarche EPP est néanmoins circonscrit à une seule Unité (2e Nord) au sein de laquelle plusieurs professionnels membres du groupe de travail ont bénéficié en 2008 d'une sensibilisation à la démarche EPP.

## ORGANISATION

Un groupe de travail pluridisciplinaire et ouvert s'est constitué avec des intervenants du plateau technique (Médecin MPR, CDS, MK, Ergo, etc.) ainsi que des membres de l'équipe soignante (CDS, IDE, AS). Le but est d'améliorer les pratiques professionnelles dans la prévention et la prise en charge du SDRC du membre supérieur du patient hémiplégique hospitalisé. Une réunion mensuelle du groupe de travail s'organise sur une heure. Les conclusions, les outils et les procédures produits par le groupe de travail sont communiqués à l'ensemble du personnel médico-soignant du Pôle MPR lors du staff trimestriel. Un secrétaire est désigné pour la rédaction du compte rendu de la réunion mensuelle et du staff-EPP.

## OBJECTIFS D'ACTION

- Définir le Syndrome Douloureux Régional Complexe (OBJECTIF N° 1)
- Identifier les facteurs de risque référencés (OBJECTIF N° 2)
- Établir un relevé des bilans cliniques et para-cliniques à réaliser (OBJECTIF N° 3)
- Coordonner les tâches d'évaluation pluridisciplinaire du patient (OBJECTIF N° 4)
- Faire l'état des lieux des pratiques professionnelles de l'équipe soignante (OBJECTIF N° 5)
- Concevoir un référentiel de bonnes pratiques (Evidence Based Practice) (OBJECTIF N° 6)
- Mettre en œuvre des actions préventives et curatives (OBJECTIF N° 7)
- Mettre en place le dispositif de pilotage et de suivi (OBJECTIF N° 8)

***Définition du SDRC1 du membre supérieur, critères de diagnostic, facteurs de risque (OBJECTIF N°1) :***

L'hypothèse d'une prédominance du SDRC1 avait été retenue en première intention. Cependant, la revue de littérature effectuée par le groupe de travail a confirmé que la limitation douloureuse du membre supérieur est une complication fréquente chez le patient hémiplégique, l'origine et la prise en charge restant controversées.

Les critères d'inclusion pour les études de références sur le SDRC1 sont différents en termes de gravité et de prise en charge initiale et de délai variable d'inclusion. Dans ces études, le diagnostic du SDRC1 ne répond pas toujours à une définition précise. On retrouve cependant une hétérogénéité de son incidence estimée au taux consensuel de 70 %. Le groupe de travail a donc retenu les principes de diversité et d'intrication possible des tableaux cliniques du membre supérieur douloureux :

- La subluxation gléno-humérale inférieure et latérale (Crossens-sills 1985) : il est communément admis que la traction sur une épaule flaccide conduit à des douleurs, à des contractures et à une perte de mobilité. L'existence d'une corrélation entre la subluxation inférieure et latérale de l'articulation gléno-humérale, et la douleur fait l'objet d'études scientifiques contradictoires. Il est reconnu qu'elle n'est pas systématique. La distension capsulaire engendrée par la subluxation de la tête humérale est décrite comme un des mécanismes déclencheurs dans la physiopathologie du SDRC. Cela appelle donc à la prévention au lit, pendant les transferts et les stations verticales (assis, debout).
- Le déséquilibre musculaire agonistes/antagonistes avec une prédominance des muscles rotateurs internes *(subscapularis, pectoralis major, teres major, latissimus dorsis).*
- La spasticité du subscapularis ou du pectoralis.
- Les lésions de la coiffe des rotateurs.
- La capsulite rétractile source de douleur dans l'hémiplégie spastique (Bohannon, Eto 1980, Fugl Meyer 1975, Grossens-Sills 1985, Hakuno 1984, Risk 1984). Elle est décrite comme présente dans 50 % des cas.
- Le syndrome douloureux régional complexe de type 1 *(OBJECTIF N° 1)*

La littérature montre une incidence de 23 à 70 %, avec une clinique variée : douleur (le plus souvent de type brûlure, serrement), hyperesthésie, hyperalgie, allodynie ; asymétrie de chaleur cutanée ; modifications cutanées (couleur ou qualité) ; troubles trophiques des phanères (ongles, poils), troubles de la sudation ; œdème ; faiblesse motrice ; tremblement ; dystonie ; diminution des "amplitudes articulaires" ; "pseudo" négligence ; perturbations de l'image corporelle.

Dans le SDRC1, on retrouve un Syndrome épaule-main avec, dès les premières semaines (pic entre 6 à 8 semaines post-AVC), une phase chaude ou inflammatoire où l'on retrouve un tableau de douleurs importantes avec retentissement fonctionnel et troubles vasomoteurs, sans signes généraux et de douleurs d'horaires mixtes à prédominance mécanique, suivi d'une phase froide ou dystrophique, inconstante dominée par les troubles trophiques (froideur, paleur, cyanose, dépilation, atrophie, ongles friables, rétractions capsulaires...). La douleur épaule/main est suivie d'une capsulite rétractile puis d'une main œdématiée inflammatoire, d'une hyperfixation bifocale objectivée à la scintigraphie.

La terminologie du SDRC1 n'a cessé d'évoluer, montrant des difficultés nosologiques et physiopathologiques. On retient *les critères de l'IASP (International Association for the Study of Pain)* : Présence d'un événement douloureux initial ou d'une cause d'immobilisation ; Douleur continue, allodynie, ou hyperalgie, pour lesquelles la douleur est disproportionnée par rapport à la cause initiale ; Présence, lors de l'évolution, d'un œdème, de troubles vasomoteurs ou de troubles sudoraux dans la région douloureuse ; Il n'y a pas d'autre cause pouvant expliquer les symptômes douloureux.

*Ou les critères de HARDEN :* Douleur continue et disproportionnée ; Au moins un symptôme décrit par le patient dans 3 des 4 catégories suivantes **et** au moins un des signes diagnostiqué par le médecin dans 2 des 4 catégories suivantes : *Sensitive* : allodynie/hyperesthésie ; *Vasomotrice :* asymétrie de chaleur/changement ou asymétrie de couleur ; Sudorale/œdème : modification ou asymétrie de sudation/œdème ; Motrice/trophique : amplitude articulaire/dysfonction motrice/troubles trophiques. Aucun autre diagnostic ne peut expliquer les signes et les symptômes douloureux.

### *L'évaluation du SDRC1 reste complexe et pluridisciplinaire (Objectif n° 3)*

Les Critères de Tepperman (limitation de la rotation externe, associée à celle de l'abduction ; douleur au repos et à la mobilisation ; troubles vasomoteurs ; empâtement du poignet, des doigts, des métacarpo-phalangiennes et des inter-phalangiennes) sont jugés les plus pertinents par le groupe de travail pour le diagnostic clinique. Avec des conséquences dans tous les cas sur les transferts, l'équilibre, les activités de la vie quotidienne, la fonction de la main (Risk 1984).

### *Les facteurs de risques sont divers et doivent être évalués (Objectif n° 2)*

*Localisation de la lésion cérébrale :* tendance statistique pour les hémiplégiques gauches et les AVC hémorragique (Poulain), durée du coma initial, déficit sensitivomoteur (testing < 2) et troubles sensitifs surtout épicritiques, syndrome dépressif (Gamble), spasticité (Daviet), technique de rééducation utilisée (Kumar), atteinte nerveuse périphérique du subscapularis et circonflexe par étirement secondaire à une subluxation, et coiffe des rotateurs respectée.

***Les examens paracliniques (radios, scintigraphie...) sont jugés peu utiles (Objectif n° 3)***

*Évolution, critères de suivi et score de gravité :* le SDRC1 régresse, et les critères de suivi sont les suivants (Brunner 2001) : diminution de la douleur, résolution de l'œdème, amélioration de la fonction motrice, amélioration des raideurs.

La prise en charge curative ne sera pas abordée dans cet article.

*Outil développé :* Suite à ce staff, une fiche de diagnostic du SDRC1 a été créée (fig. 2). Elle est utilisée par le médecin et regroupe différentes données cliniques, paracliniques et médicales :

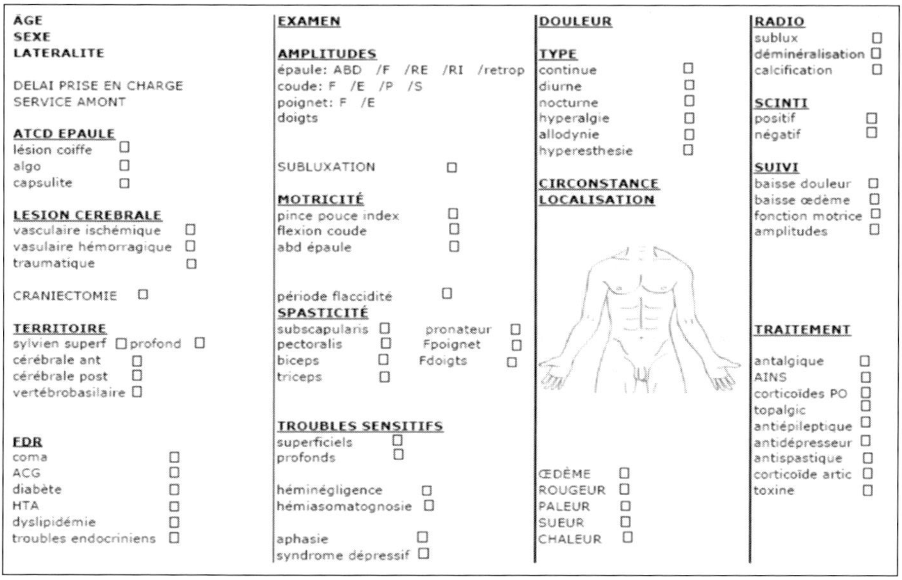

**ÂGE**
**SEXE**
**LATERALITE**

DELAI PRISE EN CHARGE
SERVICE AMONT

**ATCD EPAULE**
lésion coiffe ☐
algo ☐
capsulite ☐

**LESION CEREBRALE**
vasculaire ischémique ☐
vasulaire hémorragique ☐
traumatique ☐

CRANIECTOMIE ☐

**TERRITOIRE**
sylvien superf ☐ profond ☐
cérébrale ant ☐
cérébrale post ☐
vertébrobasilaire ☐

**FDR**
coma ☐
ACG ☐
diabète ☐
HTA ☐
dyslipidémie ☐
troubles endocriniens ☐

**EXAMEN**

**AMPLITUDES**
épaule: ABD /F /RE /RI /retrop
coude: F /E /P /S
poignet: F /E
doigts

SUBLUXATION ☐

**MOTRICITÉ**
pince pouce index ☐
flexion coude ☐
abd épaule ☐

période flaccidité ☐

**SPASTICITÉ**
subscapularis ☐ pronateur ☐
pectoralis ☐ Fpoignet ☐
biceps ☐ Fdoigts ☐
triceps ☐

**TROUBLES SENSITIFS**
superficiels ☐
profonds ☐

héminégligence ☐
hémiasomatognosie ☐

aphasie ☐
syndrome dépressif ☐

**DOULEUR**

**TYPE**
continue ☐
diurne ☐
nocturne ☐
hyperalgie ☐
allodynie ☐
hyperesthesie ☐

**CIRCONSTANCE**
**LOCALISATION**

ŒDÈME ☐
ROUGEUR ☐
PALEUR ☐
SUEUR ☐
CHALEUR ☐

**RADIO**
sublux ☐
déminéralisation ☐
calcification ☐

**SCINTI**
positif ☐
négatif ☐

**SUIVI**
baisse douleur ☐
baisse œdème ☐
fonction motrice ☐
amplitudes ☐

**TRAITEMENT**
antalgique ☐
AINS ☐
corticoïdes PO ☐
topalgic ☐
antiépileptique ☐
antidépresseur ☐
antispastique ☐
corticoïde artic ☐
toxine ☐

*Fig. 2 : Fiche d'évaluation du membre supérieur hémiplégique*

*Evaluation de la douleur (Objectif n° 3) :* un staff-EPP a été consacré à l'évaluation de la douleur puisqu'un des champs d'action préconisé était l'amélioration des pratiques de soins sur l'évaluation de la douleur et de l'incidence des douleurs du membre supérieur.

*Plusieurs problématiques ont été soulevées par le groupe de travail :* - L'évaluation de la douleur se fait seulement lorsque le patient est douloureux ; - La localisation de la douleur est rarement notée dans le dossier de soin et le type de douleur n'est pas toujours identifié ; - Le traitement anti-douleur et son temps d'efficacité ne sont pas toujours connus de l'équipe soignante, rendant parfois inutile son administration ; - La fréquence d'évaluation n'est pas prescrite ; - Le support n'est pas adapté à l'évaluation de la douleur chez le patient en rééducation ; - L'échelle de douleur utilisée n'est pas toujours identique pour un même patient.

*En réponse aux problématiques posées, nous avons préconisé :* - L'évaluation systématique de 4 critères conformément aux recommandations du CLUD *(Comité de lutte de la douleur)* du CHU : TILT [**T** pour Type de douleur : nociceptive, douleur mécanique par excès de nociception ou neuropathique (lésion des voix nerveuses centrales ou périphériques). Pour estimer la probabilité d'une douleur neuropathique, le questionnaire DN4 a été mis en place ; **I** pour Intensité avec l'utilisation d'échelles de la douleur : les échelles d'auto-évaluation (EVA, EVN, EVS) et les échelles d'hétéro-évaluation (algoplus, doloplus, ECPA…) ; **L** pour Localisation : indiquer le lieu de la douleur dans le dossier de soin du patient ou faire un schéma des zones douloureuses ; **T** pour Temporalité : savoir si la douleur est inférieure à trois mois (douleur aiguë) ou supérieure à trois mois (douleur chronique).

L'évaluation de la douleur est réalisée à l'entrée du patient afin d'avoir une valeur de référence ; l'administration d'un traitement adapté au type de douleur qui doit être clairement identifié (utilisation du DN4 par le corps médical) ; l'information sur le temps d'efficacité de chaque traitement (en lien avec le CLUD du CHU de Nantes – *Comité de Lutte Contre la Douleur*) ; l'utilisation de la même échelle durant la période douloureuse en favorisant l'EVA puisqu'elle est présente sur les feuilles de soin.

## Outil développé

***Une fiche de suivi de la douleur : (Objectif n° 4)*** a été créée et mise en place afin de favoriser la continuité des soins entre le service de soin et le plateau technique. Elle permet d'évaluer le patient douloureux tout au long de la journée de rééducation et de réévaluer ses traitements. Elle est mise en place pour les patients ayant une douleur supérieure à 4 à l'EVA, pendant plus de 48 heures. Elle reprend la date de début de la douleur, l'échelle utilisée, le type de douleur, sa localisation, le facteur déclenchant, le traitement, l'alternative non médicamenteuse réalisée et l'initiale du soignant.

***Amélioration des pratiques :*** une sensibilisation auprès des infirmières a été proposée sous forme d'ateliers pour que l'évaluation de la douleur se fasse de façon systématique au même titre que la prise des autres constantes (température, tension…) et qu'elle soit bien identifiée sur la feuille de soin du patient. Parallèlement le CLUD du centre hospitalier de Nantes a mis en place un classeur "douleur" où le personnel de chaque service retrouve les différentes échelles de la douleur, les modes opératoires ainsi que la liste des différents correspondants douleur du CHU.

## BONNES PRATIQUES D'IMMOBILISATION ET D'INSTALLATION DU MEMBRE SUPÉRIEUR HÉMIPLÉGIQUE

Une évaluation, sous la forme d'une coupe, a été réalisée sur 24 heures dans l'unité de MPR prenant en charge les patients cérébrolésés afin de connaître les pratiques en terme d'installation du patient au lit, au repas, à la toilette, et lors des transferts (*cf. ci-après*). Parallèlement les ergothérapeutes et le masseur kinésithérapeute ont fait des recherches dans la littérature sur ce thème. Il y a peu de preuves mais un consensus d'installation du patient hémiplégique ressort. Un staff-EPP a été proposé pour mettre en lien les installations réalisées dans le service, validées comme bonnes par l'équipe soignante, et les installations préconisées par consensus. Des discordances apparaissent nécessitant un rappel des bonnes pratiques d'installation ainsi que quelques conseils généraux applicables à toutes situations : ne jamais tirer sur le membre supérieur hémiplégique ; toujours avoir un maintien d'épaule ; le membre supérieur hémiplégique doit se trouver le plus souvent dans le champ visuel du patient ; éducation précoce du patient et de la famille aux retournements et à la mise en place de l'immobilisation ; évaluation de la douleur de façon systématique et régulière ; formation continue des soignants.

De façon plus spécifique, nous préconisons :

- ***Au lit en décubitus :*** maintien de l'épaule par un coussin avec une légère flexion ; maintien du membre supérieur hémiplégique par un oreiller ou une mousse ; déclive du membre supérieur hémiplégique ; coude en semi-flexion ; poignet en pronation ; doigts en extension. Cependant, cette position, comporte un risque d'escarre sacrée et favorise les troubles respiratoires et intestinaux.

- ***Au lit en latérocubitus côté sain :*** la tête est dans l'axe du corps ; le membre supérieur atteint se trouve sur un oreiller ou sur une mousse devant le thorax ; l'épaule est en flexion à 45° si possible ; le coude est en semi-flexion ; le poignet est en pronation ; les doigts sont en extension ; un traversin ou une cale de positionnement est mis dans le dos.

Il faut éviter l'installation de profil strict (préférer le ¾) afin de ne pas surcharger les points d'appui (épaule, trochanter, genou, malléole).

- ***Au lit en latérocubitus côté atteint :*** la tête est dans l'axe du corps ; l'avant-bras et la main sont maintenus en légère déclive sur un oreiller ; l'épaule est en légère flexion ; le coude est en extension ; le poignet est en supination ; un traversin ou une cale de positionnement est mis dans le dos. Cette position est moins bien tolérée par le patient. La vigilance cutanée doit être accentuée.

## LE CHANGEMENT DE POSITION AU LIT EST RECOMMANDÉ TOUTES LES 3 HEURES

***Au fauteuil roulant :*** il est préconisé d'avoir un appui antébrachial adapté (accoudoir simple ou personnalisé, tablette) ; il faut mettre le membre supérieur atteint dans le champ visuel du patient ; l'épaule doit être en légère flexion et en légère rotation interne, le coude en semi-flexion, le poignet en pronation et les doigts en extension.

***A table :*** positionner systématiquement le membre supérieur atteint sur une table, un accoudoir ou une tablette échancrée, le coude en appui.

***Lors de la toilette :*** à la douche ou au lavabo, mettre une écharpe spécialement conçue pour la toilette afin d'éviter un bras ballant.

Un rappel sur la méthodologie d'installation des contentions du membre supérieur hémiplégique (écharpe, omotrain, manchon, appui anté-brachial) a été également proposé sous forme de fiche pratique que l'on retrouvera dans le *"mémo des bonnes pratiques d'installation et de manutention du patient hémiplégique"*.

## Outils développés

Trois posters d'installation (fig. 3) de patient hémiplégique ont été proposés à l'équipe soignante et validés. Ils sont affichés dans la chambre des patients hémiplégiques et rappellent tous les points clés d'une bonne installation au lit, au fauteuil roulant et au repas.

- ***Création d'un livret MEMO (OBJECTIF N° 6) :*** *"Quelles sont les bonnes pratiques d'installation et de manutention de la personne hémiplégique"*. Très illustré et concis, il a été créé pour les soignants par les ergothérapeutes et le masseur kinésithérapeute du groupe EPP afin qu'ils puissent retrouver rapidement les différentes pratiques recommandées concernant :

- ***Les contentions et les immobilisations :*** l'écharpe, le manchon et l'omotrain ;

- ***Les installations :*** décubitus, latérocubitus, installation à la douche, au fauteuil et à table ;

- ***Les manutentions au lit et au fauteuil roulant :*** rehausser, translater, asseoir, transférer ;

- ***L'installation lors des activités rééducatives.***

Un glossaire permet de détailler les termes techniques ainsi que les aides techniques pouvant être utilisées. Ce livret en format A5 a été distribué aux soignants présents lors du dernier staff-EPP et l'objectif à terme est d'en remettre un à chaque nouveau soignant à son arrivée.

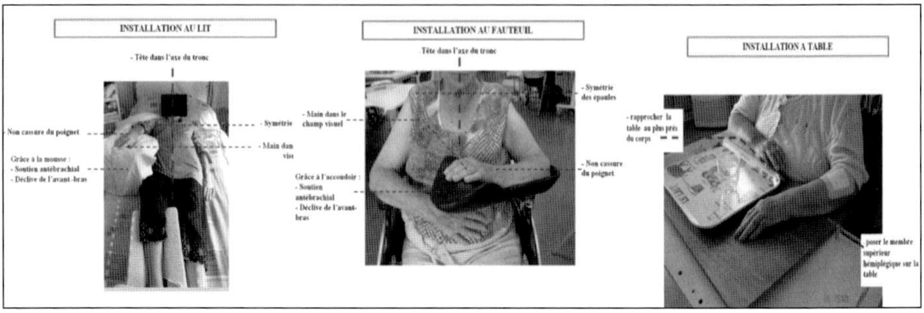


*Fig. 3 : Posters d'installation*

### ***Bonnes pratiques en manutentions de la personne hémiplégique (Objectif n° 7)***

Les rééducateurs et aides soignantes du groupe ont travaillé avec les référents manutention du pôle MPR pour réfléchir et adapter la manutention au patient hémiplégique. Pour toute manutention d'une personne hémiplégique, il convient de respecter les principes et recommandations générales suivants :

- Visez le confort et la sécurité du patient et de vous-mêmes (adaptation de l'environnement, hauteur de lit...).
- Se mettre du côté atteint du patient.
- Pour chaque manutention, tenir compte des possibilités de participation du patient.
- Ne jamais tirer sur un membre hémiplégique et toujours avoir un maintien d'épaule.
- Le membre supérieur hémiplégique doit être placé dans le champ visuel du patient.
- Evaluer la douleur systématiquement et régulièrement.
- Prendre connaissance des aides techniques.
- A plusieurs soignants, une seule personne doit donner les consignes.

Lors de la manutention, il est important de connaître et maîtriser différentes techniques de base, afin de s'adapter facilement aux différentes situations rencontrées. En voici quelques-unes : la cuillère fessière et la cuillère inversée, la voûte frontale, la banquette, la fente latérale, la balancelle, la prise vestimentaire, la position de rappel, la sellette et la prise en dosseret. En utilisant ces clés, les manutentions sont plus rassurantes pour le patient et plus confortables pour le(s) soignant(s). Cependant, les soignants ont chacun leurs habitudes qu'il est souvent difficile à faire changer.

**Outil développé :** Livret MEMO cité ci-dessus.

*Amélioration des pratiques :* Une formation continue sous forme d'atelier pratique a été mise en place en janvier 2011. Cet atelier de manutention a été réalisé grâce au référent manutention du pôle MPR. De nombreux soignants ont participé à cet atelier qui sera reconduit dans l'année pour satisfaire leur demande.

***Bonnes pratiques professionnelles en prévention et traitement (Objectif n° 7)***

Une ébauche de synthèse "comment bien penser l'installation du patient hémiplégique" a été proposée selon trois niveaux :

*Comment bien installer le membre supérieur de mon patient alors qu'il faut :* le plus haut niveau possible de récupération neuromotrice et fonctionnelle (finalité) ; l'absence de douleur (but) ; l'absence de SDRC1 et d'épaule douloureuse (enjeux) ; l'intégralité du membre et du patient ; une autonomie optimale et le respect de la dignité de mon patient.

Alors qu'il y a peu de preuves que les contentions du membre supérieur influencent les résultats cliniques ; l'origine des douleurs d'épaule est multifactorielle ; l'appui antébrachial (gouttières d'installation au fauteuil ou tablette au-dessus des genoux) réduit instantanément et significativement la subluxation de l'épaule ; la spasticité et la douleur de l'épaule sont liées ; la rééducation facilite la récupération ; le risque d'apprentissage de l'inactivité et la présence d'une négligence doivent être pris en compte ; dans le SDRC1, il existerait une corrélation et un lien de réversibilité entre l'altération de la sensibilité, la réorganisation corticale et la douleur (Pleger *et al.*).

Mais aussi que le patient bouge y compris la nuit ; ses capacités cognitivo-sensori-motrices interfèrent ; les positions et l'environnement interfèrent ; les dispositifs d'installation du membre supérieur sont peu nombreux et peu évalués ; les acteurs et les activités de soins sont multiples.

Le masseur kinésithérapeute propose de modéliser la réflexion complexe Bénéfices/ Risques qui doit être menée par chaque acteur de soins au moment concerné en identifiant quatre classes de situations selon deux axes : l'intervention du soignant et le niveau d'activité du membre hémiplégique du patient (fig. 4).

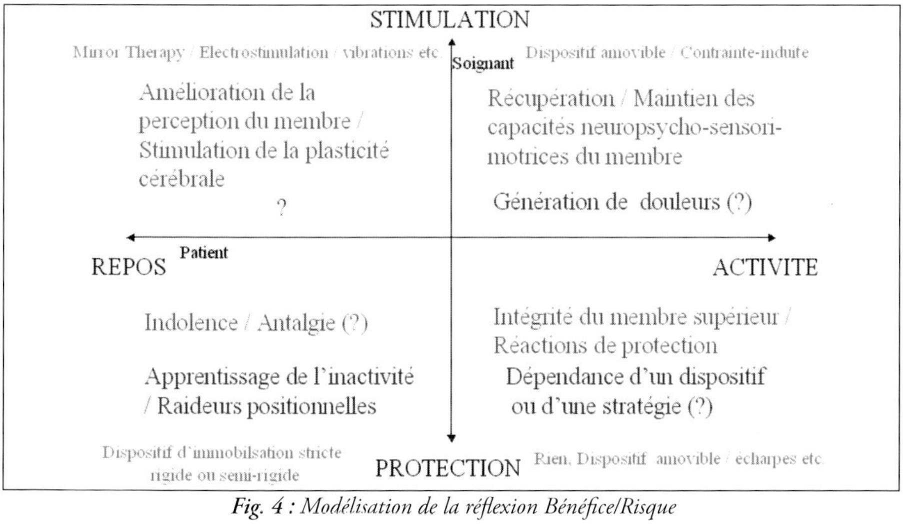


*Fig. 4 : Modélisation de la réflexion Bénéfice/Risque*

Les bonnes pratiques d'installation du patient ne peuvent faire référence qu'à une analyse situationnelle par chaque soignant. Il convient de trouver l'installation adaptée pour un patient en particulier, à un moment donné, et dans un but donné. Pour un même patient, il n'y aura donc pas une installation mais des installations à concevoir en fonction de son autonomie, son entourage, les objectifs de rééducation et de réadaptation.

***Amélioration de l'information et de la formation auprès des soignants (Objectif n° 5)***

Deux évaluations sous forme de coupe ont été réalisées sur 24 heures à un an d'intervalle pour mettre en évidence l'amélioration de nos pratiques. Les aides soignantes ont fait un premier état des lieux de l'installation des patients en juin 2009. Pour cela, elles ont créé une fiche d'évaluation d'installation du patient hémiplégique aux différents moments de la journée (au lit, lors de la douche et de l'habillage, au fauteuil, à table, lors des transferts). Le matériel utilisé était noté.

Huit patients hémiplégiques étaient présents ce jour et il a été noté environ trente manipulations par jour par patient.

La même opération a été réalisée en mai 2010 avec la même grille d'évaluation. Voici les résultats (évaluation des installations, critère positif) (fig. 5).

| Coupe | Juin 2009 | Mai 2010 |
|---|---|---|
| Installation au lit | 100 % | 60 % |
| Installation au fauteuil | 100 % | 80 % |
| Installation au repas | 100 % | 70 % |
| Installation à la toilette | 30 % | 60 % |
| Transfert | 50 % | 50 % |

*Fig. 5 : Tableau comparatif des deux coupes*

Nous avons tout d'abord été surpris par les mauvais résultats qui ressortaient de cette deuxième coupe alors que cela faisait un an que nous avions commencé à changer nos pratiques. Cependant nous nous sommes rendus compte que notre regard critique s'était affiné et que les installations notées comme bonnes en 2009 étaient en réalité mauvaises.

L'analyse et la comparaison de ces deux coupes ont permis de retenir huit critères d'installation : la symétrie des épaules, le tronc droit, le soutien antébrachial, déclive de l'avant-bras, main dans le champ visuel, la non-cassure du poignet, la main sur la table et la table près du corps lors des repas. Ces huit critères figurent sur les posters d'installation.

## AMÉLIORATION DES PRATIQUES

Plusieurs réunions informelles au sein du service ont permis d'intégrer l'équipe soignante à notre démarche et de la sensibiliser sur l'installation des patients du service ou sur l'évaluation de la douleur. Les trois aides soignantes du groupe EPP ont à cœur de transmettre les recommandations mises en évidence en termes d'installation et de manutention.

Suite au staff-EPP sur la manutention, une aide soignante du groupe a pu bénéficier de la formation manutention en transversal. Une formation continue intitulée *"Le membre supérieur douloureux de la personne hémiplégique"* et animée par Mme Chauvière, (ergothérapeute, masseur kinésithérapeute et cadre de santé à Nancy) a été proposée aux rééducateurs et médecins concernés par l'hémiplégie. Etalée sur trois jours, elle redonnait des bases théoriques concernant l'hémiplégie et développait différentes techniques de rééducation *(OBJECTIF N° 8)*.

## LES PERSPECTIVES 2011

Il serait utile que le groupe de travail se réunisse une fois par an pour refaire un état des lieux des pratiques et des outils mis en place *(OBJECTIF N° 8)*.

Depuis janvier 2011, nous commençons à mettre en place un "kit" pour chaque nouvel arrivant hémiplégique avec mousse de bras, écharpes (quotidienne et douche), table échancrée, posters en chambres. Pour plus de lisibilité, le tableau mural du patient est séparé en deux (effets personnels/données médicales et posters) *(OBJECTIF N° 8)*.

Nous aimerions que chaque nouvel agent s'occupant de patients hémiplégiques puisse avoir le mémo intégré au livret d'accueil du CHU de Nantes.

Nous souhaitons également continuer à animer les formations continues sous formes d'atelier pratiques et favoriser les formations transversales sur les thèmes de la manutention et de la douleur.

Une journée qualité est proposée sur certains pôles du CHU. Notre présence pourrait rappeler les bonnes pratiques d'installation et de manutention du patient hémiplégique. Nous prévoyons également de diffuser notre travail et sensibiliser les équipes soignantes sur l'ensemble de la filière neurologique.

Une approche globale de l'éducation thérapeutique a été proposée lors d'un staff-EPP. Elle pourrait permettre d'améliorer les comportements de santé et la gestion des conséquences de l'hémiplégie. Plusieurs thèmes pouvant être abordés ont été proposés : gestion du traitement anticoagulant, épilepsie, installation du membre supérieur, prévention des chutes...

Nous réfléchissons donc à l'ouverture d'une nouvelle EPP sur l'éducation thérapeutique du patient hémiplégique.

* *
*

Après deux ans de travail, des liens se sont créés entre les différents professionnels du groupe, ce qui favorise le dialogue et la réflexion lorsqu'un problème se pose pour un patient hémiplégique. Chacun a su se rendre disponible et donner l'énergie et le temps nécessaires à l'aboutissement de ce travail. L'implication des aides soignantes du groupe de travail a été un élément déterminant dans la sensibilisation auprès de leurs collègues. Il faut maintenant mettre en application nos recommandations en restant à l'écoute du patient.

## RÉSUMÉ

"Le membre supérieur douloureux du patient hémiplégique" est une problématique récurrente et jugée anormalement élevée sur le pôle MPR neurologique de l'hôpital Saint-Jacques à Nantes. La mise en œuvre d'une démarche d'évaluation des pratiques professionnelles est considérée comme une réponse adaptée pour l'amélioration de la qualité des soins, le but étant d'améliorer les capacités fonctionnelles du patient.

Différents points ont été traités lors de STAFFS-EPP comme la définition du Syndrome Douloureux Régional Complexe de type 1 (SDRC1), l'évaluation de la douleur, l'installation et la manutention du patient hémiplégique... Des outils ont été mis en place comme la fiche de diagnostic du SDRC1, la fiche de suivi de la douleur, le mémo, les posters... afin d'améliorer nos pratiques auprès du patient hémiplégique.

## BIBLIOGRAPHIE

[1] ACQUAVIVA P, SCHIANO A, HARNDEN P, CROS D, SERRATRICE G (1982) "Les algodystrophies : terrain et facteurs pathogéniques" *revue rhumatisme, 49: 761-6.* — [2] BOBATH B (1984), "Hémiplégie de l'adulte et traitement", *2e édition, Masson, Paris.* – [3] BRUEHL S, HARDEN RN, GALER BS, *et al.* (1999) "External validation of IASP diagnostic criteria for complex regional pain syndrome and proposed research diagnostic criteria", *International association for the study of pain, Pain 81, 147-54.* – [4] BOUCHOT-MARCHAL B (2007) "Que faut-il faire de l'épaule de l'hémiplégique", kinésithérapie, la revue, 61:43-5 – [5] CHAORY K, DESFONTAINES S, VINCENT S, MAZEVET D (janvier 2005) "l'épaule douloureuse de l'hémiplégique", *Neurologies, vol. 8, 47-50.* – [6] Gerber R (juillet 99), "réadaptation fonctionnelle de la main hémiparétique d'après le concept Bobath actuel", *journal d'ergothérapie, Masson, Paris.* – [7] PICART Y, RABASSE Y (1986) "rééducation du membre supérieur de l'hémiplégie", *journal d'ergothérapie, 8, 69-87.* – [8] EVALUATION DES PRATIQUES PROFESSIONNELLES, cahier des charges pour l'organisation d'un programme de staffs-epp, commission de la formation médicale continue et de l'évaluation des pratiques professionnels du CHU de Nantes (2008).

*Personnes ressources/remerciements :* FLEURI Guy (MK), GUEHO Catherine (CDS), PERROUIN-VERBE Brigitte (Médecin et chef de service MPR)

*Professionnels ayant participé au groupe EPP :* ATHIMON-GARDAHAUT Anne (IDE), CAILLAUD Régis (CDS Sup), DOIN Isabelle (AS), DURAND Isabelle (AS), GIRODINEAU Christine (AS), HAMONIC Philippe (CDS), LOGODIN Pauline (E), LYONNAZ Paul (MK), MATOUSSI Aurélie (E), MICHELET Annaëlle (E), OLLIVIER Emmanuelle (AS), STEFAN Angélique (Médecin MPR), THOUIN Sophie (MK).

# LE DÉVELOPPEMENT DE LA POSTURE ASSISE À TRAVERS UN APPAREILLAGE PROVISOIRE

L. VUILLEUMIER*

Dans cet article, l'auteur cherche à mettre en corrélation les aspects sensori-moteurs, développementaux et les relais que nous pouvons mettre en place en ergothérapie, par le biais de l'appareillage provisoire, pour faciliter l'acquisition d'une posture assise stable et dynamique. Il va suivre l'évolution de cette position assise vers une posture dynamique et décrire en parallèle quel type de relais mettre en place et quelle mise en forme corporelle organisés en fonction de l'évolution de l'enfant. Ce dossier sur les "coques de posture assise" veut démontrer l'importance de construire une bonne stabilité, un arrière-fond nécessaire à l'enfant pour faciliter le développement de bonnes coordinations motrices, de bonnes fonctions instrumentales, représentatives, attentionnelles et affectives.

## ORIGINE/COQUE DE POSTURE DYNAMIQUE

Il est important de rappeler, en premier lieu, l'origine de cet appareillage provisoire dynamique. Alors que des coques de posture sont mises en place, c'est dans les années 1970 que le Dr L. Golay, responsable du service IMC de l'hôpital Orthopédique à Lausanne (Suisse), suggère l'élaboration de coques mobiles ou dynamiques, sans pour autant que l'enfant se fixe dans une position asymétrique. Avec l'aide de B. Cavin, ergothérapeute et responsable du service d'ergothérapie, ils mettent en place la première "coque dynamique" en 1983. Ils ont eu l'idée novatrice de créer une échancrure au niveau de la face postérieure du bassin et de placer des tiges filetées munies de silentblocs, permettant la mobilité des hanches en flexion-extension. Ces coques étaient déjà moulées sur mesure avec des matériaux thermoformables, permettant de choisir la position des segments recherchés. Par intérêt et suite à diverses formations continues comme les formations Bobath, Bullinger et d'Intégration Neuro-sensorielle, il m'a paru indispensable d'offrir aux enfants avec des pathologies différentes, la possibilité d'être stimulés par des installations dynamiques pour acquérir une posture assise stable favorisant le développement d'une sécurité physique et psychique.

Cependant, puisque les moulages sont réalisés sur mesure, il semble primordial de décrire quelle mise en forme des segments corporels est adaptée selon le développement, l'évolution et les risques liés à la pathologie de l'enfant.

## LA POSTURE/ÉTAPE FONDAMENTALE DANS LE DÉVELOPPEMENT

La posture assise est une étape fondamentale située entre la position horizontale (décubitus ventral et décubitus dorsal) et la position de verticalité (debout). C'est une étape indispensable que chaque enfant expérimente pendant six à neuf mois de sa vie avant de

* Ergothérapeute ASE, Centre lausannois d'ergothérapie, Lausanne (Suisse)

pouvoir se mettre debout [6 et 4]. L'expérimentation sensori-motrice de cette position contre-gravitaire permet la construction d'une posture avec des appuis stables et dynamiques dans une nouvelle dimension verticale. Elle permet également, par la perception de nouvelles sensations, une mise au point de nouvelles représentations spatiales et environnementales. Cette posture favorise l'équilibre sensori-tonique (milieu humain, milieu biologique, milieu physique). L'enfant peut se sentir exister de manière stable et interagir sur l'environnement avec les moyens dont il dispose [5].

Le processus de redressement anti-gravitaire se réalise de manière céphalo-caudale et latérale, par des réactions de redressement combinées à des réactions d'équilibre qui facilitent le suivi de la rotation [1]. Les points d'appuis, les flux sensoriels et le redressement progressif permettent de donner une information sur la pression accusée par le corps et sur la position des segments les uns par rapport aux autres pour accéder à une représentation interne du corps en position assise. Cette posture complexe met en jeu une multitude d'ajustements posturaux dans les 3 plans de l'espace (sagittal, frontal et horizontal) [2].

## DÉVELOPPEMENT DE LA POSITION/POSTURE ASSISE À TRAVERS L'APPAREILLAGE PROVISOIRE

Divers troubles des afférences et des efférences entraînent une désorganisation des étapes du développement sensori-moteur. Cette altération du développement provoque un retard d'acquisitions motrices et posturales qui peut être associé à une désorganisation plus ou moins importante des fonctions instrumentales supérieures et à une dégradation musculo-squelettique progressive.

Lorsqu'une pathologie entrave le processus de maturation du développement postural, il est important de mettre en forme le corps par l'aide de relais (appareillage ou autres) de manière à faciliter l'intégration des informations sensorielles perçues et d'améliorer l'acquisition de postures stables permettant des fonctions instrumentales et des interactions avec le milieu humain.

Plusieurs auteurs ont travaillé et décrit le processus du développement de la posture assise tels comme R. Vasseur qui a beaucoup étudié la posture assise ; A. Bullinger qui intègre les mises en forme corporelles lors d'intégrations de flux sensoriels et lors de réalisations de conduites instrumentales ; B. Moulis qui a observé et analysé, de manière subtile, le développement de la posture des enfants ; A. Coeman et M. Raulier H de Frahan ont également écrit sur le développement psychomoteur de l'enfant.

J'utiliserai comme trame l'article de R. Vasseur et pour le développement postural le livre de A. Bullinger. Ils définissent quatre étapes fondamentales dans le développement de la posture assise.

### Première étape

La première étape est décrite par une position symétrique où la cyphose dorsale est prononcée. Le bébé est comme enroulé sur lui-même [5] (fig. 1a et 1b).

Lors de cette étape, la position demande une surface de contact importante. L'enfant est soit tenu, contenu ou posé en enroulement. Il est rassemblé [8]. A la naissance, il y a perte de regroupement qui lui est imposé par la matrice utérine [9].

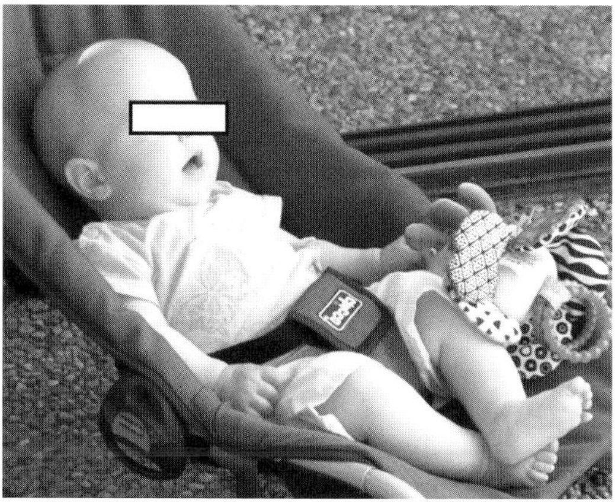

***Fig. 1a :*** *Position assise enroulée du bébé*

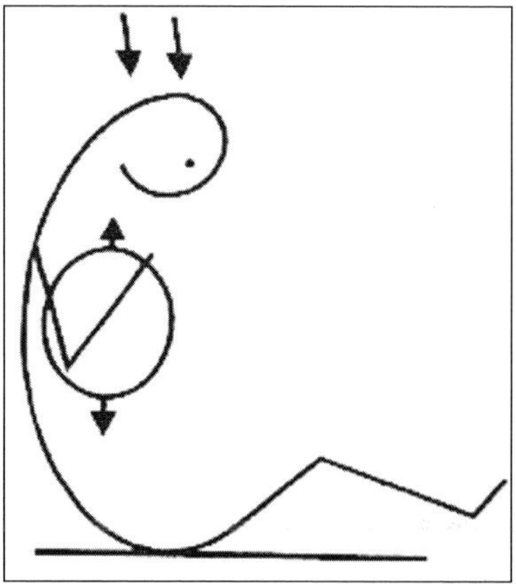

***Fig. 1b :*** *Schéma du mécanisme de la position enroulée*

Les mouvements de respiration permettent la mobilisation de la tête dans le plan sagittal (flexion-extension). Les contacts ne permettent pas encore une organisation active de la position. Dans cette période, le regroupement passif est une phase importante permettant de stabiliser la tête et d'offrir la capacité à l'enfant de maintenir le regard sur son interlocuteur et ainsi améliorer le dialogue tonique. Ce regroupement permet également de stabiliser la nuque, favorisant une meilleure déglutition. A. Coemen rappelle que l'organisation musculaire de la région sous-hyoïdienne doit être efficace dès la naissance et que cette organisation fait partie de la flexion. Ceci montre l'importance de l'appui occipital de la tête du bébé lors des repas [8].

Le dialogue tonique avec le milieu humain permet une modification passive des flux tactiles, vestibulaires et visuels par les micro-mobilisations des contacts humains ainsi que par le glissement des images sur la rétine par le déplacement passif du corps dans l'espace [5]. Ce dialogue tonique à forte composante émotionnelle est régulateur du tonus postural (fig. 2).

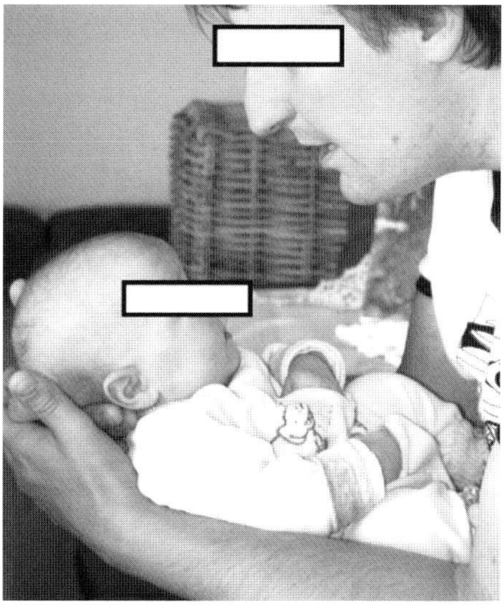

***Fig. 2 :*** *Régulation de la posture sous l'effet des stimulations*

L'appareillage est un moyen de relais permettant à l'enfant de développer des acquisitions sensori-motrices.

Le moulage sur l'enfant d'une coque en thermoformable (basse température) permet de soutenir la mise en forme du corps dans une position contrôlée. La coque thoraco-pelvienne de positionnement (fig. 3) offre un relais permettant la construction du redressement, principalement dans le plan sagittal. Dans cette étape, le maintien de la position en flexion de la tête est primordial. Nous recherchons le regroupement, dans le plan sagittal. Dans cette étape, il est important également d'amener les épaules vers l'avant, d'offrir un bon soutien de la nuque.

Par l'inclinaison de la coque, on offre une variation du flux gravitaire qui joue un rôle d'antagoniste au redressement. L'inclinaison vers l'arrière permet une activation régulée du plan musculaire antérieur. Les silentblocs à l'arrière permettent des micro-mouvements antéro-postérieurs et favorisent la modification des flux tactiles (variations des contacts).

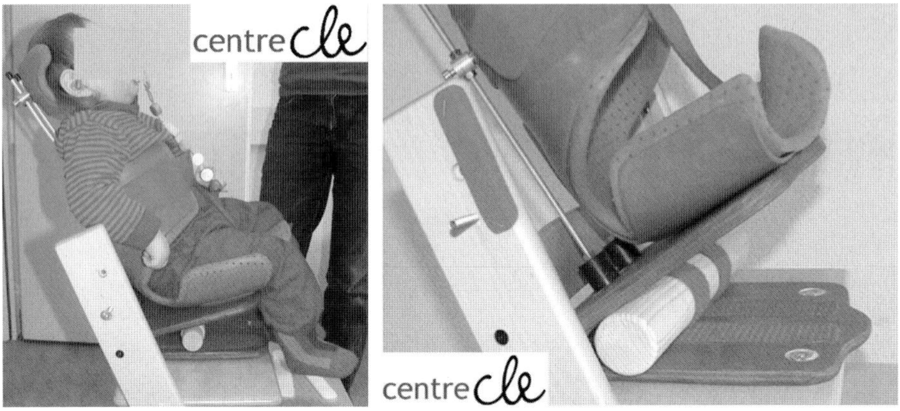


*Fig. 3 : Coque thoraco-pelvienne de position assise contrôlée*

## Deuxième étape

La deuxième étape est décrite par un redressement (fig. 4) qui peut être esquissé par une extension vertébrale de la musculature du dos. La respiration et l'activation musculaire du plan postérieur vont de paire. Ils contrent ensemble le flux gravitaire [5].

Cette organisation favorise le développement céphalique du redressement, dans le plan sagittal.

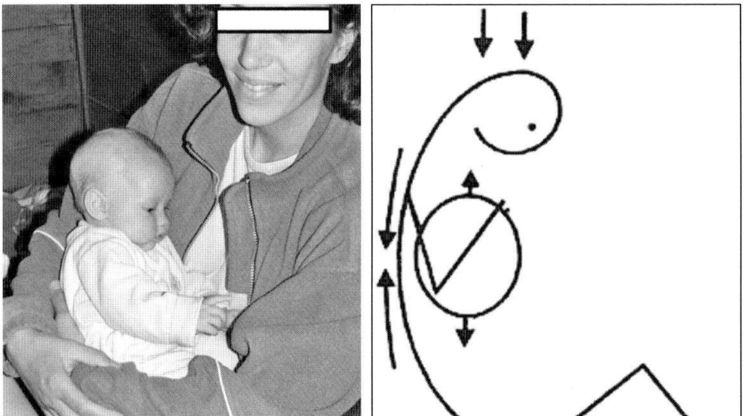

*Fig. 4 : Début deredressement par extension vertébrale*

La variation de l'inclinaison (fig. 5) vers l'avant permet une activation du plan musculaire postérieur. La tablette à échancrure inclinée favorise ce redressement par des appuis dynamiques au niveau des membres supérieurs. Les cale-pieds encouragent également l'appui dynamique des membres inférieurs vers un redressement actif.

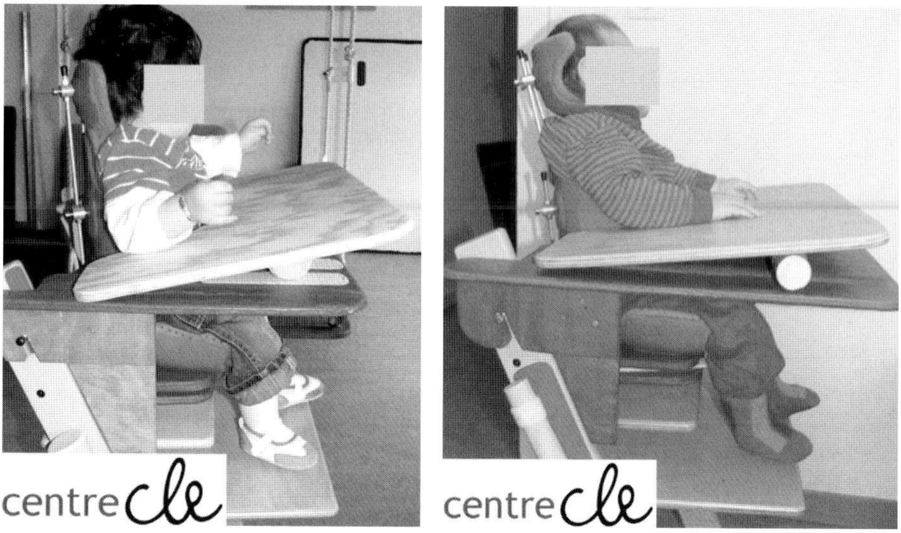


***Fig. 5** : Variations de l'inclinaison de l'assise*

## Troisième étape

La troisième étape montre les progrès du redressement (fig. 6). La musculature assurant la flexion prend le relais sur la respiration. Le développement céphalo-caudal de cet haubanage avant-arrière libère progressivement la respiration de sa fonction de tonus pneumatique. On observe une diminution progressive de la cyphose [5].

L'expérimentation du plan sagittal est favorisée par ce redressement progressif céphalo-caudal. L'enfant construit en premier lieu le plan sagittal par des mouvements antéro-postérieurs, puis le plan frontal par des mouvements latéraux qui sont suivis de peu par le plan horizontal par des mouvements de rotations/dissociations.

Dans cette étape et à partir de l'appareillage, nous favoriserons la construction du plan sagittal, par le redressement antéro-postérieur et la construction du plan frontal par des réactions de redressement et du redressement latéral (fig. 7). La hauteur du soutien, au niveau du moulage en thermoformable est déterminée par les possibilités de redressement de l'enfant. Nous allons diminuer progressivement ce relais en fonction de l'évolution de l'enfant.

Puisque la rotation suit de peu le redressement de manière céphalo-caudale, il est important de libérer la matière pour favoriser les rotations.

La rotation se construit à partir de postures asymétriques. Il est donc important de créer des postures asymétriques pour favoriser une meilleure construction posturale. L'enfant ne doit néanmoins pas s'agripper, se fixer dans ces positions asymétriques. Les risques de déformations orthopédiques seraient importants.

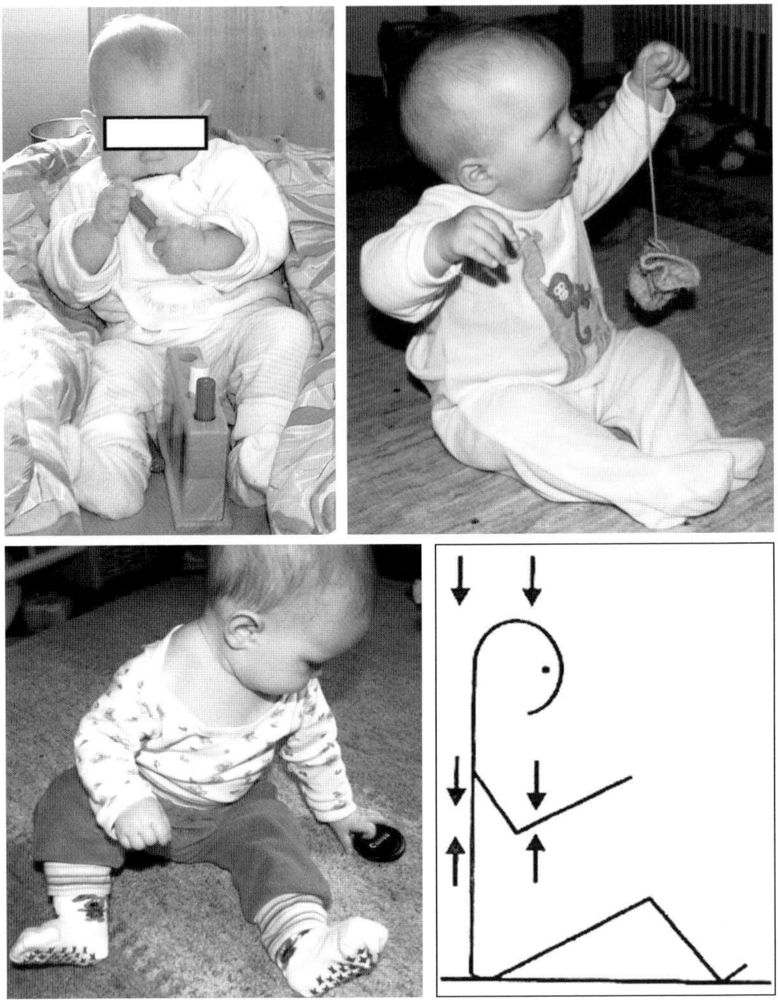

**Fig. 6 :** *Redressement progressif céphalo caudal avec apparition de mouvements de rotations dissociations*

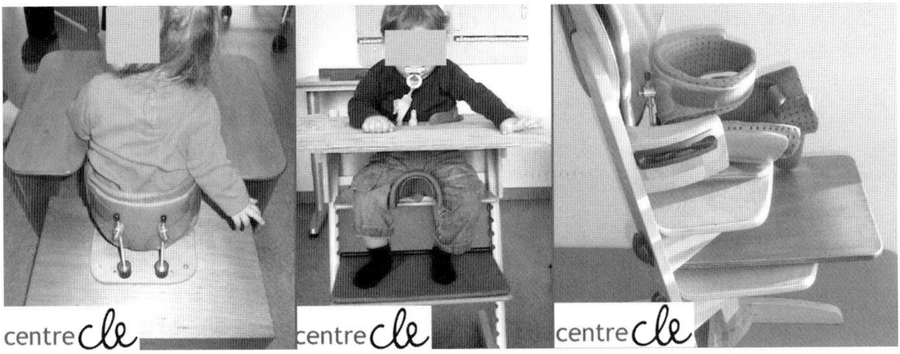

*Fig. 7 : Eléments de moulage favorisant le redressement actif de l'enfant*

Nous maintenons la posture par le moulage en thermoformable et créons un système de bascules latérales (fig. 8) au pied de la chaise par un cylindre.

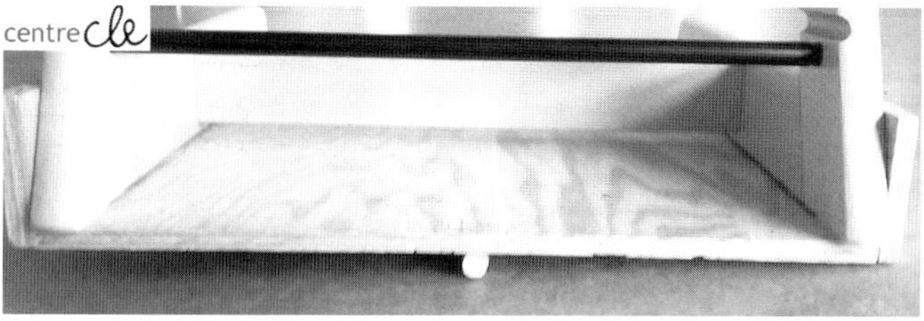


*Fig. 8 : Insertion d'un système de bascule latérale sous l'assise*

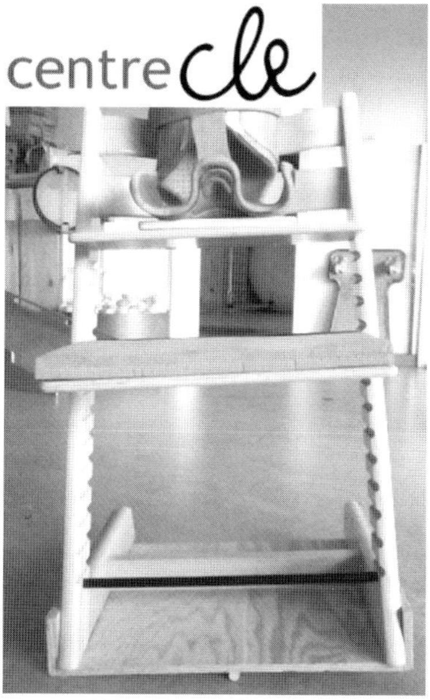


Cette posture asymétrique (fig. 9) favorise une mise en forme dans les trois plans de l'espace. Le redressement ou l'haubanage dans le plan sagittal est stimulé par la mise en forme du moulage, par la hauteur du soutien et par le système dynamique des silentblocs à l'arrière de la coque. Les reports de charges, dans le plan frontal, permettent un haubanage latéral, une inclinaison du bassin et de la tête. Ces mouvements latéraux sont facilités par ce système de bascule. Les possibilités de rotation, dans le plan horizontal, partent de ces oscillations latérales.

*Fig. 9 : Installation favorisant les reports de charge latérale*

## Quatrième étape

Nous pouvons décrire la quatrième étape qui comprend les aspects de rotation. Lors de postures asymétriques, la courbure de la colonne assure un appui sur l'ischion opposé au côté où la tête est tournée. Le bras, de ce côté-là est le plus souvent en extension, la main dans la zone focale, stabilisant le regard. Cette main assurera les conduites de pointage. Les postures asymétriques privilégient une orientation vers le milieu environnemental [5].

Lorsque le redressement atteint les extrémités et que l'information se diffuse jusqu'aux pieds, le jeune enfant peut saisir l'objet placé derrière lui. Et lorsque la rotation atteint les jambes, le jeune enfant pivote sur les fesses d'un côté comme de l'autre [1] (fig. 10).

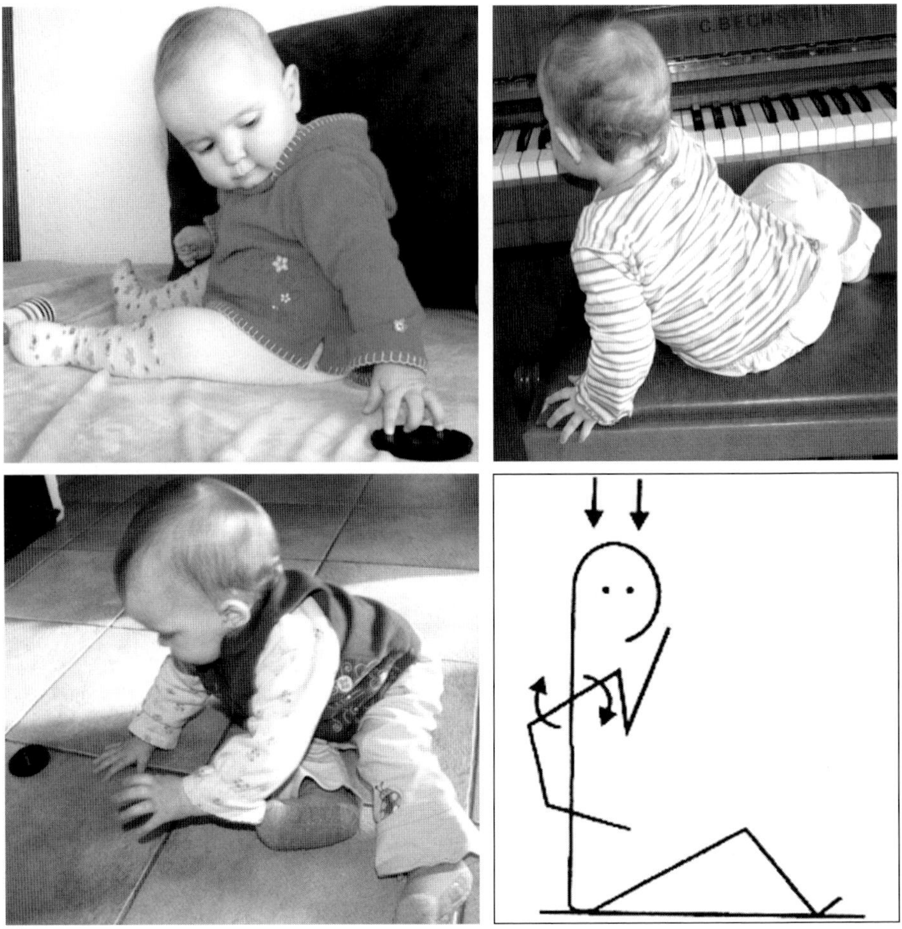


*Fig. 10 : Mécanismes de redressement/pivotement sur les fesses*

La coque, le placet, la cale d'abduction doivent permettre les rotations, sur un redressement actif et des mouvements oscillatoires latéraux. J'ai choisi quelques exemples de relais permettant la stabilité du bassin et la facilitation des mouvements du tronc dans les trois plans de l'espace.

Cette coque (fig. 11) moulée sur mesure avec des matériaux thermoformables à même le corps offre cette combinaison. Elle permet d'optimiser la mise en forme du corps avec un patient qui a développé suffisamment de redressement. L'arrière est libéré de sa fonction d'appui et permet les rotations.

Ce banc d'abduction (fig. 12) avec une assise moulée sur mesure permet un appui stable du bassin et permet de libérer le tronc pour bouger dans le plan frontal et dans le plan horizontal.

La simple mise en place d'une cale d'abduction (fig. 13) qui peut-être accompagnée d'une tablette à échancrure, d'un repose-pieds et de guides pour les pieds peut permettre la simple stabilité posturale pour bouger dans les trois plans de l'espace avec de bons appuis et offrir des conduites optimales lors de réalisations de diverses tâches.

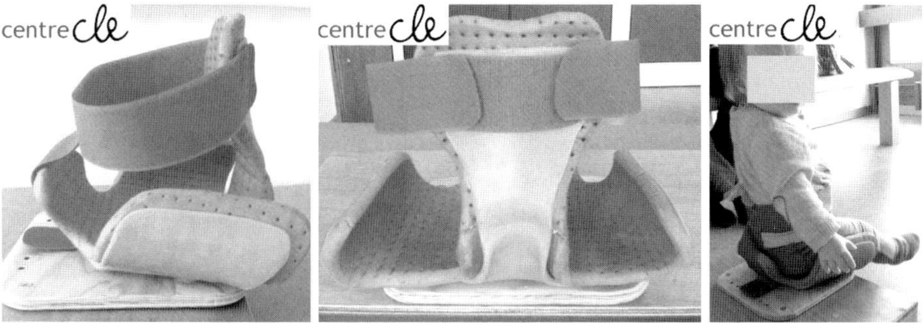

*Fig. 11 : Coque moulée permettant les mouvements du tronc dans les trois plans de l'espace*

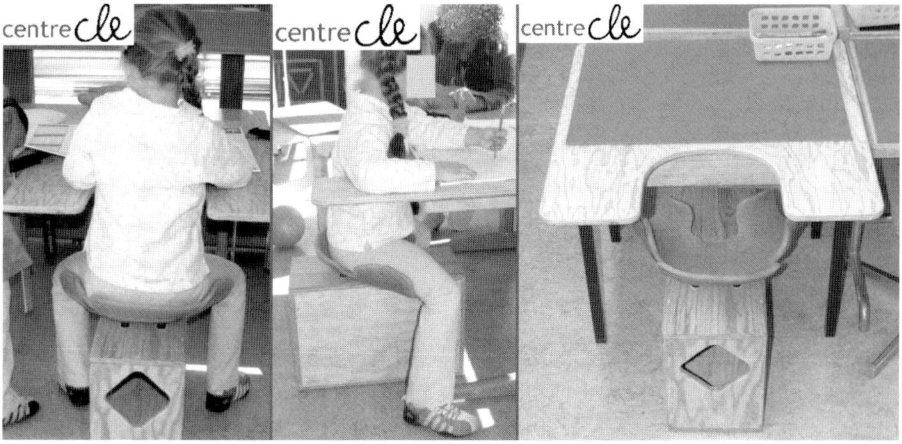

*Fig. 12 : Banc moulé avec tablette échancrée*

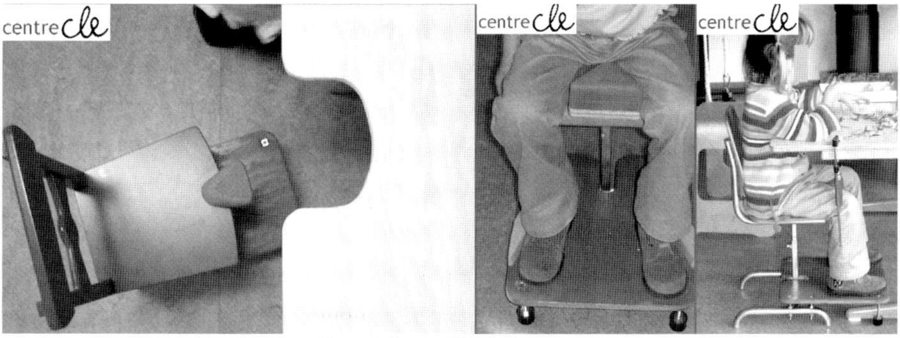

*Fig. 13 : Installation d'une calle d'échancrure et repose-pieds*

* *
*

Nous avons utilisé ces approches thérapeutiques avec un excellent résultat auprès d'enfants présentant des troubles du développement sensori-moteur (IMC, Trisomie, Tonus particulièrement bas sans pathologie avérée, malformation congénitale, etc.). Cet appareillage s'adapte à un environnement varié (maison, garderie, école spécialisée, grands-parents, etc.). Il est bien accepté par l'enfant et par ses parents et utilisé au minimum 30 minutes le matin et 45 minutes l'après-midi avec un programme progressif. Rappelons surtout que la technique de fabrication est simple, peu coûteuse et que des modifications peuvent être réalisées selon l'évolution et la croissance de l'enfant [7].

*"Le buste étant redressé, la posture de face n'est pas un état stable mais un équilibre activement contrôlé entre les postures antagonistes. L'haubanage avant-arrière s'est complété par un haubanage latéral qui permet le contrôle des oscillations latérales et des rotations du buste. L'axe corporel, point d'appui pour les fonctions instrumentales, est constitué" [5].*

*Ce jeu subtil entre les muscles agonistes et antagonistes dans les trois plans de l'espace permet à "la posture de s'imprimer dynamiquement pour que le mouvement ou la capture s'exprime confortablement, et précisément" [3].*

## BIBLIOGRAPHIE

[1] BULLINGER A, VASSEUR R, JOUEN F (2000). Le Bébé, le geste et la trace, in "revue Enfance", *Presses universitaires de France Evry, 1re ed.* — [2] MOULIS B (2000). Formation Bobath enfant, *x Toulouse.* — [3] MOULIS B. Quand la posture s'imprime dynamiquement, le mouvement s'exprime confortablement intervention : congrès pédiatrique, *Genève 2005.* — [4] FLEHMIG I (1993). Le développement normal du nourrisson et ses variations, *Masson, Paris, 1re ed.* — [5] BULLINGER A (2004). Le développement sensori-moteur de l'enfant et ses avatars, *Erès. Toulouse, 1re ed.* — [6] GREP *Groupe Romand des Ergothérapeutes* qui travaillent en pédiatrie (2001). Outil d'évaluation en ergothérapie avec les enfants, *Cahiers de l'EESP. Lausanne, 1re ed.* — [7] CAVIN B, RINGGER S, CERGNEUX M, NIELSEN J (1993). Utilisation de contention dynamique en position assise comme aide au traitement du jeune enfant IMC, in *"Expérience en ergothérapie, 6e série", Sauramps médical Montpellier.* — [8] COEMAN A, RAULIER H DE FRAHAN M (2004). De la naissance à la marche, les étapes du développement psychomoteur de l'enfant, *ASBL Etoile d'herbe Bruxelles, 1re ed.* — [9] VASSEUR R, DELION P (2010). Périodes sensibles dans le développement psychomoteur de l'enfant de 0 à 3 ans, *Erès. Toulouse, 1re ed.*

# LA COMMUNICATION PROFONDE ACCOMPAGNÉE : UNE TECHNIQUE ALTERNATIVE DE COMMUNICATION EN ERGOTHÉRAPIE

## Expérience d'une ergothérapeute auprès d'un groupe de personnes polyhandicapées

O. MOURGLIA-LAVENANT*

La communication profonde accompagnée [1] est une technique innovante qui permet la mise en mots des pensées chez toute personne dans l'incapacité de s'exprimer oralement, suite à une maladie, un accident, ou dont l'origine du handicap reste inconnue.

### LA COMMUNICATION FACILITÉE

L'origine de la "Communication Profonde Accompagnée" ou "The Facilitated Communication" [2] se situe à la fin des années 1970, en Australie. Rosemary Crossley, docteur en philosophie et diplômée en Sciences de l'Education, se rend compte qu'en accompagnant avec bienveillance la main d'enfants atteints d'infirmité motrice cérébrale, la gestualité de ces enfants se fluidifie et devient plus précise. Avec ce geste de "facilitation", ces enfants, dont les capacités cognitives sont intactes, peuvent désigner des pictogrammes, des lettres, ou même écrire des phrases. Il semble qu'une motricité plus profonde puisse alors se manifester, une motricité qui ne serait pas sous le contrôle des noyaux gris centraux. R. Crossley a ensuite expérimenté avec succès cette technique aux enfants souffrant d'autisme.

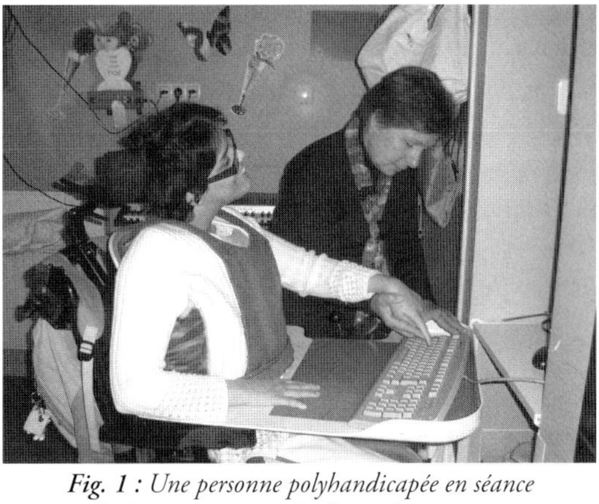

*Fig. 1 : Une personne polyhandicapée en séance de Communication Profonde Accompagnée*

* Ergothérapeute - 53 rue des Deux Neauphle - 78640 Villiers-Saint-Frédéric

## HISTORIQUE EN FRANCE

En 1993, cette technique est amenée en France par Anne-Marguerite Vexiau, orthophoniste, spécialisée dans la rééducation des enfants souffrant d'autisme. Elle expérimente également cette technique avec des enfants polyhandicapés, des adultes aphasiques… et elle constate que toutes ces personnes mutiques s'expriment sur le clavier en français sans problème. Son livre *"Je choisis ta main pour parler"* [3] relate sa découverte des capacités de communication restées intactes chez des personnes ne pouvant s'exprimer oralement. Par ailleurs, A.-M. Vexiau découvre, en formant des personnes valides, que cette technique de facilitation peut être appliquée aux personnes sans problème particulier de langage. Cette technique peut mettre en mots des souvenirs, des émotions non conscientes chez la personne valide ainsi accompagnée.

En s'éloignant de l'usage originel de la Communication Facilitée pratiquée en Australie exclusivement avec des personnes handicapées, A.-M. Vexiau donne le nom de *"psychophanie"* à sa technique lorsqu'elle est pratiquée avec des personnes valides.

Au cours des années 1995 à 2000, autour de A.-M. Vexiau, se forme un groupe composé de médecins, de psychanalystes, de psychologues, d'orthophonistes, d'enseignants, qui expérimentent et cadrent la pratique de la "psychophanie" [4].

M. Garcin-Fradet est issu de ce groupe de travail. Elle est enseignante et a suivi les formations des psychothérapeutes I. Filliozat et G. Romey. Elle souhaite surtout venir en aides aux enfants valides en difficulté dans leur scolarité ou leurs comportements. Elle donne un autre nom à cette technique en créant le terme "Communication Profonde Accompagnée" ou CPA [5, 6].

Pour résumer, nous donnons le terme de Communication facilitée ou accompagnée lorsqu'une personne ne pouvant s'exprimer oralement nomme ses besoins en désignant des pictogrammes ou en écrivant sur un clavier de manière consciente afin de se faire comprendre au quotidien par un simple soutien moteur bienveillant.

La Communication Profonde Accompagnée (CPA), initialement appelée psychophanie nécessite des échanges plus complexes et plus profonds entre la personne facilitée et son accompagnant, afin de permettre à toute personne de s'exprimer, quel que soit son handicap.

## MA DÉCOUVERTE DE LA COMMUNICATION FACILITÉE

En 2000, la psychologue qui intervient sur le groupe des enfants polyhandicapées prend connaissance de l'existence de la communication facilitée par des amis dont la fille souffre d'autisme. Cette enfant aurait beaucoup évolué grâce à cette écriture sur le clavier. J'observe pendant de nombreuses semaines sa pratique sur le groupe auprès d'enfants polyhandicapés non scolarisés, et comme par "miracle" ces enfants écrivent en français sans faute d'orthographe ! J'ai longtemps pensé que cette technique n'avait aucune valeur, aucun fondement, que tout était dans l'imagination de la psychologue.

Nous en avons longuement discuté au cours de réunions de service et peu à peu est née l'idée que chaque être, chaque enfant, possède en lui "cette conscience pré-langagière", cette capacité originelle à communiquer sans parole, qui s'affine lorsque le langage oral ne peut se développer.

Cette capacité innée de l'enfant à communiquer, à comprendre, à mémoriser a été largement médiatisée par les travaux du docteur Françoise Dolto, pédiatre et psychanalyste.

J'ai adhéré à l'hypothèse que les personnes paralysées ne pouvant s'exprimer, gardent donc leur intelligence émotionnelle, et que leurs structures profondes, limbiques, déjà fonctionnelles *in utero* puissent rester intactes quel que soit le handicap.

## LA FORMATION À LA COMMUNICATION FACILITÉE

La formation est dispensée en France en 5 modules de deux jours par la *Confédération Francophone Ta Main Pour Parler* (CFTMPP), ou par M. Garcin-Fradet (EVEICOM). Les deux premiers modules suffisent pour découvrir ce geste de facilitant et accompagner des personnes paralysées.

En tant que "facilitant", il s'agit de positionner sa main gauche en supination, paume tournée vers le haut, d'accueillir ainsi la main droite de la personne "facilitée" en pronation et d'individualiser son index. Ce geste est également accessible si la main droite du facilitant en supination accueille la main gauche en pronation du facilité. La personne en situation de handicap de la parole se sert de sa main la plus valide afin de s'exprimer en communication facilitée.

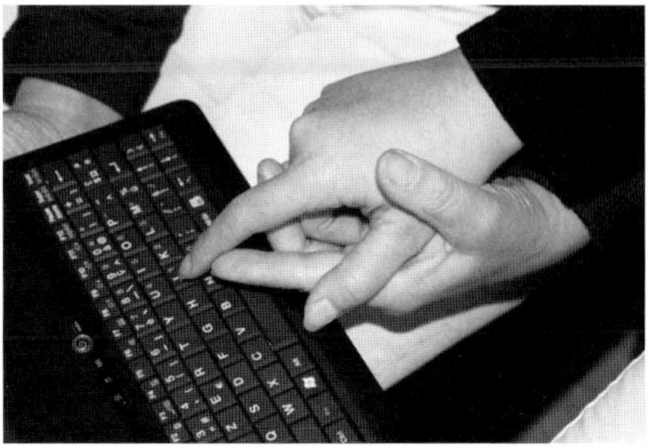

*Fig. 2 : Placement des mains en CPA*

**L'apprentissage progressif de la technique :** ressenti de l'impulsion, désignation d'objets ou d'images, communication facilitée, dessin accompagné, communication profonde accompagnée.

- ***Le ressenti de l'impulsion :*** il s'agit de ressentir l'impulsion motrice venant du bras de la personne paralysée, il s'agit d'attendre sa réponse. Le facilitant est un simple accompagnant de ce geste provenant d'une motricité plus profonde. En 2002, la communication facilitée a été la priorité du programme de formation continue de notre établissement, la directrice, le médecin de rééducation et la psychologue souhaitant que les personnes intervenant sur le groupe des enfants polyhandicapés apprennent cette technique. En effet, nous étions démunis pour comprendre certains enfants qui semblaient tristes, pleuraient souvent, parfois s'auto-mutilaient, et ne pouvaient ni parler, ni utiliser des pictogrammes ou un langage gestuel.

- ***Désignation d'objets ou d'images :*** en début d'apprentissage de la communication facilitée, il nous est conseillé d'utiliser uniquement une feuille avec les réponses OUI ou NON. En posant des questions dont la réponse ait soit OUI, soit NON. Ensuite l'utilisation d'un tableau de pictogrammes ou de photos représentant les situations d'urgence (j'ai faim, j'ai soif, j'ai mal, je souhaite me reposer, je souhaite aller aux toilettes, sortir dehors...) seront utilisés pour les enfants polyhandicapés.

- ***La communication facilitée :*** nous nous sommes entraînées à la communication facilitée avec des collègues et avons expérimenté par nous-même la pertinence de cette technique.

A la question qui m'était posée : "quelle est la couleur du soleil ?", en fermant les yeux et en étant ainsi "facilitée", j'ai ressenti que mon doigt pouvait aller à un endroit précis sur le clavier de lettres. Ma collègue me confirmant que j'étais allée successivement sur les lettres J,A,U,N,E. Lorsque je me suis entraînée à jouer à la "facilitante", à la question : "Avec quoi coupe-t-on l'herbe ?", sa réponse a été F,A,U,C,I,L,L,E !

## L'EXPÉRIMENTATION DE LA COMMUNICATION FACILITÉE EN EXTERNAT MÉDICO-EDUCATIF

Nous sommes parties à huit collègues nous former à Paris, en 2002, au premier module de deux jours à la communication facilitée, dispensée par M. Vexiau. Nous en sommes revenues profondément divisées, avec beaucoup de doutes et d'interrogations. Finalement, seules trois de mes collègues et moi-même souhaitions essayer de pratiquer la communication facilitée. Car, même si cette technique n'avait pas été expliquée, nous émettions le souhait de tout de même l'expérimenter dans le but d'obtenir des réponses aux souffrances de certains enfants du groupe.

Une réunion d'information fut organisée par la directrice de l'établissement et la psychologue afin d'expliquer la communication facilitée aux familles des enfants polyhandicapés accueillis dans l'établissement. La moitié des familles donnèrent leur accord afin d'utiliser cette technique. De leur côté les parents, les grands frères ou sœurs, essaieraient également de soutenir la main de leur enfant polyhandicapé, afin de faire des choix simples dans la vie courante.

Les six enfants du groupe polyhandicapés étaient atteints de : infirmité motrice cérébrale, intelligence préservée, avec athétose (anoxie néonatale) ; infirmité motrice cérébrale avec cécité corticale (méningite néonatale) ; syndrome de Rett (maladie génétique entraînant des troubles autistiques et une perte progressive des fonctions motrices) ; maladie de Ohdo (maladie génétique rare entraînant d'importants troubles psychotiques et autistiques) ; polyhandicap survenu à l'âge de 8 ans après une grave maladie infectieuse ; polyhandicap d'origine inconnue, avec dès la naissance un gros retard psychomoteur.

Nous avons donc débuté l'utilisation de la communication facilitée en tenant la main pour faire des choix comme par exemple : le choix du yaourt à la vanille ou à la framboise ; le choix de la couleur des chaussures orthopédiques ; le choix de la chanson à chanter lors du groupe musique.

Nous avons commencé par poser aux enfants polyhandicapés des questions simples, et avons obtenu des réponses précises. J'ai expérimenté que les enfants atteints d'athétose, ou de maladie de Rett, par exemple pouvaient accéder à une motricité non perturbée. J'ai constaté, tout comme M. Crossley qu'une autre motricité émerge, plus fluide, plus précise.

Lorsqu'un enfant pleurait, il était rapidement capable de nous "répondre" en communication facilitée en désignant le pictogramme "j'ai faim". Ses pleurs cessaient car il se sentait compris, et son problème pouvait trouver une solution.

## LE DESSIN FACILITÉ OU ACCOMPAGNÉ

Par cette technique d'accompagnement de la main, l'enfant polyhandicapé peut sortir du stade de gribouillage et accéder à un graphisme plus construit, plus expressif.

*Fig. 3 : Exemple de dessin accompagné*

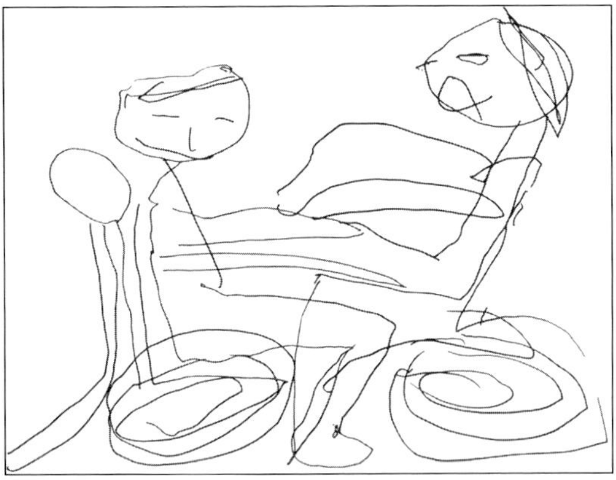

## LA COMMUNICATION PROFONDE ACCOMPAGNÉE

J'ai peu à peu expérimenté et validé que tous ces enfants polyhandicapés étaient réellement capables de s'exprimer sur le clavier. Cet apprentissage m'a demandé plusieurs semaines afin d'obtenir un ou deux mots, et quelques mois afin d'obtenir une réelle conversation avec ces enfants privés de langage.

Lors de mes débuts, les lettres se suivaient, l'enfant était content et le texte n'avait aucun sens : *"Tbddhç bariphyt gazjvçzb lzàzidf"*.

Ensuite des mots émergent dans un charabia de lettres : *"odile p ;arle pour p apa opour lpfete o plaaisir lett re odile hje fakire un dessin pour mç çàpapa oui odu uo _iile tju me faix s'rire oui"*. Cet enfant désire écrire à son papa et envoyer un dessin.

Avec les enfants infirmes moteurs cérébraux dont la vision et l'intelligence sont préservées, l'écriture en communication profonde accompagnée est réalisée en conscience : l'enfant regarde le clavier et apprend ainsi à écrire et à lire. Pour les enfants souffrant de troubles psychotiques, et/ou autistiques, ou de cécité corticale, la communication profonde accompagnée est possible chez ces enfants non scolarisés, même si l'enfant ne regarde pas le clavier.

Mais comment tous ces enfants peuvent-ils s'exprimer dans un Français impeccable sans fautes d'orthographe ou presque ? C'est une question qui me préoccupe et pour laquelle je vais ici apporter quelques éléments de réponse, tout d'abord en abordant la recherche sur cette technique, ensuite en reprenant les notions de langage sans langage et en laissant la parole aux personnes paralysées.

## LA RECHERCHE EN COMMUNICATION PROFONDE ACCOMPAGNÉE

En France, un seul enregistrement a été réalisé (avec une personne valide) lors d'une séance de communication profonde accompagnée, à Paris en juin 2000 par le professeur Haffelder, physicien et psychologue, directeur de l'Institut de Recherche sur la Communication et le Cerveau de Stuttgart. Cet enregistrement montre l'activation des zones émotionnelles de la personne accompagnée, conjuguée à l'activité des zones du langage du praticien. Le facilitant met en mots les émotions ou souvenirs de la personne facilitée. Un seul enregistrement est comme une seule image pour résumer un film !

Quelles parties du cerveau s'activent lorsque les personnes ont eu une vie valide avant leur handicap ? Les enfants polyhandicapés de naissance utilisent-ils les mêmes circuits profonds de communication que les personnes valides ? Les facilitants communiquent-ils tous de la même manière que sur l'électroencéphalogramme de référence du Pr Haffelder ? Communiquons-nous en ondes Alpha, Bêta, Thêta, Delta ? Ces questions sont à ce jour sans réponse.

Certains médecins qui utilisent l'acupuncture et font référence aux méridiens énergétiques expliquent la communication profonde accompagnée par l'activation du méridien reliant le cœur à la main. La pratique de la communication profonde accompagnée renforcerait le chakra du cœur. D'autres scientifiques donneraient une explication par les théories de la physique quantique ou vibratoire. Il est possible que les échanges soient de nature kinesthésique, émotionnelle, énergétique et/ou vibratoire lors des séances de communication profonde accompagnée.

## PRÉSENTATION DE DEUX TÉMOIGNAGES

Après avoir suivi le cursus de formation de M. Garcin-Fradet et m'être entraînée pendant plusieurs années, j'ai expérimenté que la technique de la communication profonde accompagnée pouvait permettre de compenser le handicap de la parole.

• **Une jeune adolescente présentant une infirmité motrice cérébrale :** j'ai suivi pendant plusieurs années une jeune adolescente présentant une infirmité motrice cérébrale avec une importante athétose qui s'est renforcée à l'adolescence. Cette personne est allée consulter en vue d'une implantation d'électrodes intra-cérébrales qui mettraient fin à ses mouvements anormaux. Mais l'opération n'a pu être envisagée en lien avec une probable maladie neurologique couplée à son athétose.

Voici un de ses textes écrits en séance de communication profonde accompagnée :

*"Chère Docteur,*

*Je suis très sensible pour votre magnifique regard proche de mes préoccupations de compréhension de mes mouvements perturbés.*
*Je suis aussi en grand questionnement.*
*Pourquoi et comment mon corps peut se mouvoir ou devenir poupée de chiffon par des molécules chimiques ?*
*Je souhaite comprendre ma maladie et m'associer à vos raisonnements.*
*Je comprends beaucoup mais ne peux m'exprimer que grâce à un clavier et l'aide d'une personne compétente.*
*Pouvez-vous trouver le juste traitement entre trop de mouvements parasites et pas assez de mouvements ?*
*Ce serait la solution idéale, mais je ne peux pas vous le demander comme "la bonne fée qui me guérirait avec sa baguette miraculeuse".*
*Je respecte vos réflexions pertinentes et me montre patiente.*
*Je souhaite que mon séjour à l'hôpital donnera des réponses grâce aux diverses explorations de mon organisation motrice.*
*Je vous rends hommage pour votre dévouement médical et vous fais part de ma meilleure considération.*

*Votre malade dévouée."*

• **Un jeune homme paralysé suite à un accident à l'âge de six ans :** Je me déplace depuis plusieurs années auprès de ce jeune adulte paralysé suite à un accident survenu à l'âge de six ans. Voici son avis sur cette technique :

*"Grande, immense est ma satisfaction de pouvoir m'exprimer ainsi.*
*L'histoire de cette technique vient d'Australie avec M^me^ Crossley. M^me^ Vexiau a enseigné en France cette technique à ma chère maman et depuis plusieurs années je parle ainsi. C'est un bonheur immense pour moi d'activer mes circuits limbiques et végétatifs qui interviennent en relais, j'entre en cohérence cérébrale avec ma facilitante et ma motricité profonde écrit sur un clavier juste avec un accompagnement de ma main. Ma chère maman vous le confirmera. J'avais six ans lors de mon accident, j'étais très intelligent et depuis je connais les lettres et les mots en français et en espagnol grâce aux nombreux cours particuliers reçus à mon domicile.*
*Mes muscles sont amputés de leurs mouvements, je sais toujours mentalement les stimuler mais ils ne m'obéissent presque plus, je suis une sorte de mi-humain au corps déficitaire et au cerveau intègre. Je vous écris grâce à mon accompagnatrice en communication qui a appris cette merveilleuse technique capable de révéler, de traduire mes pensées véritables.*

*J'ai le projet d'écrire un livre..."*

## REGARD SUR PLUSIEURS ANNÉES DE PRATIQUE DE COMMUNICATION PROFONDE ACCOMPAGNÉE AUPRÈS D'ENFANTS POLYHANDICAPÉS OU AUTISTES

La communication facilitée et la communication profonde accompagnée, pratiquées régulièrement par des membres de la famille ou des praticiens, sont des techniques qui apaisent les personnes paralysées, réduisent les troubles du comportement, améliorent leur sommeil, augmentent leur capacité à se socialiser, réduisent leur syndrome dépressif. Les personnes paralysées trouvent un moyen de s'exprimer. Elles peuvent montrer leur intelligence émotionnelle, leurs capacités à mémoriser et à comprendre. Même si le handicap moteur n'est pas réduit, les familles sont moins en souffrance lorsque la communication profonde accompagnée est pratiquée régulièrement.

De 1996 à 1998, une étude du B. Gepner, médecin psychiatre et chercheur en neurosciences au Laboratoire Parole et Langage à l'Université de Provence à Aix-en-Provence, a été réalisée pendant 18 mois auprès d'une population de 12 enfants autistes qui ont bénéficié de deux séances mensuelles de quarante-cinq minutes de communication accompagnée sur ordinateur pendant cette période. Les familles ont noté des progrès chez leur enfant dans les domaines du langage, de l'attention, de la compréhension, de leur autonomie et de leur adaptation à leur environnement. (www.tmpp.net/recherche/dr-gepner-n-10.pdf)

* *
*

La communication profonde accompagnée, par un accompagnement gestuel couplé à des échanges cérébraux, permet la retranscription des besoins, des pensées et des souvenirs des personnes privées de parole. Cette technique, qui permet de compenser le handicap de la parole chez toutes les personnes ne pouvant s'exprimer oralement de manière compréhensible, est compatible avec toutes les techniques de communication par pictogrammes ou par synthèse vocale.

En France, plusieurs centaines de familles communiquent ainsi avec leur proche privé de parole, et la littérature concernant cette technique de facilitation du langage s'enrichit d'année en année [7 à 16].

## RÉSUMÉ

En 2002, dans le cadre de mon emploi d'ergothérapeute dans un externat médico-éducatif, j'ai été encouragée par la directrice et le médecin de rééducation de cet établissement à me former et ensuite à utiliser cette technique alternative de communication auprès d'enfants souffrant de polyhandicap, afin de mieux répondre à leurs besoins d'expression.

Près de 10 années se sont écoulées depuis, et je vous propose de vous faire partager mon expérimentation de cette technique qu'est la Communication Profonde Accompagnée.

## BIBLIOGRAPHIE

[1] GAUTHIER G. et MOURGLIA-LAVENANT O (2010). La Communication Profonde Accompagnée au service des personnes privées de parole, *Ed. du Dauphin, Paris, 191 p.* — [2] CROSSLEY R (1997). Speechless-Facilitating communication for people without voices, *Dutton Book, New York U.S.A., 308 p.* — [3] VEXIAU AM (1996). Je choisis ta main pour parler, Coll. Réponses, *Ed. Robert Laffont, Paris, 334 p.* — [4] LE ROUX P (2005). Voyages en psychophanie, *Ed. Terres de Braise, Nantes, 157 p.* — [5] GARCIN-FRADET M (2006). CPA : un chemin vers l'Etre par la Communication Profonde Accompagnée, Coll. Croissance et Développement, *Ed. Quintessence, Aubagne, 128 p.* — [6] GARCIN-FRADET M (2008). Et si nos ancêtres parlaient à travers nous ? Coll. Croissance et Développement, *Ed. Quintessence, Aubagne, 127 p.* — [7] SELLIN B (1994). Une âme prisonnière, Coll. Réponses, *Ed. Robert Laffont, Paris 209 p.* — [8] SELLIN B (1998). La solitude du déserteur, Coll. Réponses, *Ed. Robert Laffont, Paris, 264 p.* — [9] DESHAYS-DELEPINE M (2002). Avec toi jusqu'au bout du monde, Coll. Un autre regard sur l'homme, *Ed. du Sarment, Paris, 153 p.* — [10] MELKI P (2004). Journal de bord d'un détraqué moteur, *Ed. Calmann-Lévy, Paris, 154 p.* — [11] MARCADE M (2005). Au cœur de ton silence, La communication facilitée, cette énigme, *Ed. Triskel, Bâle CH, 275 p.* — [12] VIALARD L, M. VIALARD-HAUSER (2006). Tu nous as ouvert les yeux, *Ed. Terres de Braise, Nantes, 97 p.* — [13] MELKI P (2007). C'est la nuit de ma vie où je réalise ce que le jour m'interdit… *Ed. Calmann-Lévy, Paris, 187 p.* — [14] MELKI P (2008). Au paradis de Candide, *Ed. Calmann-Lévy, Paris, 213 p.* — [15] DESHAYS A (2009). Libres propos philosophiques d'une autiste, *Ed. Presses de la Renaissance, Paris, 194 p.* — [16] AC PIERRE, G PIERRE (2010). Parole d'une autiste muette – Enigme et évidence, Coll. Ethique et Pratique médicales, *Ed. L'Harmattan, Paris, 177 p.*

# ALLODYNIE MÉCANIQUE DU MEMBRE SUPÉRIEUR : ZONES DE TRAVAIL ET PRONOSTIC DU TRAITEMENT

S. CLÉMENT-FAVRE*, P. LATIÈRE**, N. DESFOUX*, I. QUINTAL***, C. SPICHER****

L'allodynie mécanique touche plus d'un tiers des patients atteints de douleurs neuropathiques périphériques [1]. Elle se définit par une douleur résultant d'un stimulus qui normalement, ne provoque pas de douleur [2, 3] sur une zone du corps plus ou moins étendue. Les patients perçoivent une douleur à la pression, au toucher, voir même à l'effleurement sur une portion de peau qu'ils caractérisent souvent d'hyper-"sensible".

L'éradication d'un territoire allodynique nécessite la mise en place d'un traitement de rééducation sensitive spécifique en clinique. De plus, un programme d'exercices individuels, accompagné de consignes précises, est prescrit par le thérapeute et doit être appliqué pluri-quotidiennement par le patient. Ce dernier est acteur de son traitement d'où l'importance de lui offrir une "éducation thérapeutique" appropriée.

Cet article s'adresse d'abord aux thérapeutes soignant des patients souffrant d'allodynie mécanique du membre supérieur. Ainsi, le premier but de cet article est de présenter comment déterminer les exercices pluriquotidiens sur les zones de travail et comment les enseigner à ces patients. Le second but est de mettre en évidence les facteurs potentiels ayant une influence sur le pronostic thérapeutique de ceux-ci.

## DÉFINITION ET ÉVALUATION DE L'ALLODYNIE MÉCANIQUE

***Définition :*** L'apparition d'une allodynie mécanique est la conséquence de lésions axonales périphériques, plus précisément de fibres cutanées Aß (myélinisées de large diamètre) [4]. La dénervation partielle d'un territoire cutané peut entraîner :
- une simple hypoesthésie, c'est-à-dire une diminution de la capacité à détecter un stimulus ;
- une hypoesthésie avec des signes de fourmillement (site de lésions axonales, signe de Tinel), c'est-à-dire une sensation déclenchée par la stimulation mécanique du nerf ;

* Ergothérapeutes, Centre de rééducation sensitive, Hans-Geiler 6, Clinique Générale - CH-1700 Fribourg - *reeducation.sensitive@cliniquegenerale.ch*
** Ergothérapeute, HUG, Rue Gabrielle-Perret-Gentil, 4,1211 Genève 14 - pascal.latiere@hcuge.ch
*** Membre de l'ordre des ergothérapeutes du Québec Centre de thérapie physique et sportive - 3526, bd. Dagenais Ouest, Laval, Qc, Canada, H7P 1V - isabelle.quintal.ctpsergo@hotmail.com
**** Ergothérapeute, rééducateur de la main certifié SSRM, Centre de rééducation sensitive, Hans-Geiler 6, Clinique Générale, CH-1700 Fribourg & collaborateur scientifique universitaire, unité de physiologie, département de médecine, faculté des sciences, Université de Fribourg, ch. du Musée 5, CH-1700 Fribourg

- Une hypoesthésie recouverte d'un tacon douloureux, hypersensible au toucher : **une allodynie mécanique.**

L'allodynie mécanique se caractérise par l'importance du stimulus, l'intensité de la douleur perçue et le site d'application du stimulus [5].

***Évaluation :*** Lorsque le bilan diagnostique de lésions axonales est impossible, que le patient se plaint d'un symptôme douloureux décrit plutôt comme "rayonnant" que comme "une décharge électrique" courant le long d'un nerf cutané, l'hypothèse de la présence d'une allodynie mécanique est posée. Le thérapeute vérifie alors son hypothèse en évaluant les aspects quantitatif et qualitatif de l'allodynie mécanique de la manière suivante :

- Le thérapeute établit avec le patient l'invariant de la douleur selon l'échelle visuelle analogique (EVA) tracée à 3 sur 10 cm ou score de la douleur au repos + 1 cm ;
- Il cartographie les 4 points de l'allodynographie [6] (fig. 1), à l'aide du monofilament de 15,0 grammes, monofilament de Semmes-Weinstein, marque 5.18, c'est-à-dire, le territoire cutané qui présente une perception douloureuse au toucher. C'est le volet quantitatif de l'évaluation de l'allodynie mécanique ;
- Il détermine la sévérité de l'atteinte, par l'arc-en-ciel de la douleur [5]. Il s'agit du volet qualitatif de l'évaluation. Lors de la première séance, le thérapeute recherche le "5e point", il applique au centre de l'allodynographie successivement les monofilaments du plus petit (0,03 gramme) au plus grand (15,0 grammes), parmi les 7 monofilaments suivants : 0,03 gramme (rouge), 0,2 gramme (orange), 0,7 gramme (jaune), 1,5 gramme (vert), 3,6 grammes (bleu), 8,7 grammes (indigo) puis 15,0 grammes (violet). Le monofilament retenu est le premier, dans cette série ascendante, qui provoque une réaction douloureuse. Cette information du "5e point" permet alors déjà au thérapeute d'énoncer la durée du traitement. Plus la force exercée par le monofilament retenu est faible, plus l'allodynie est sévère *(voir ci-après pour plus de détails, la partie "Pronostic du traitement" et sa figure 5).*

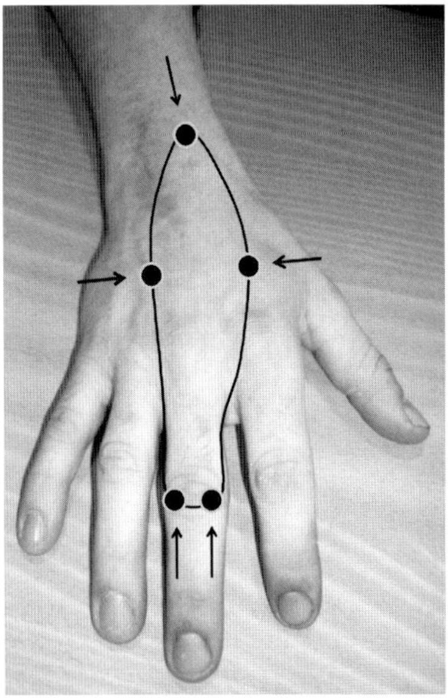

*Fig. 1 : Allodynographie de la branche superficielle du nerf radial. Les flèches indiquent les axes le long desquels la perception de 15,0 grammes a été testée. Le polygone indique la localisation où l'application du monofilament de 15,0 grammes est perçue de manière douloureuse (EVA : 3/10 cm).*

Il est à noter que le territoire de l'arc-en-ciel de la douleur (fig. 2) est cartographié, avec ce monofilament retenu, lors de la 2e séance – sur une autre feuille –, afin d'éviter une sur stimulation qui aurait des conséquences douloureuses pour le patient après la séance. Il est important de relever que la surface de l'arc-en-ciel de la douleur (fig. 2, ici à 3,6 grammes) doit toujours être logiquement plus petite que celle de l'allodynographie (fig. 1, par définition à 15,0 grammes). Lors des 3e et 4e séance, l'arc-en-ciel de la douleur est réévalué ; si le traitement est approprié, il doit rétrécir. Lors de la 5e séance, l'allodynographie est réévaluée comme chaque mois.

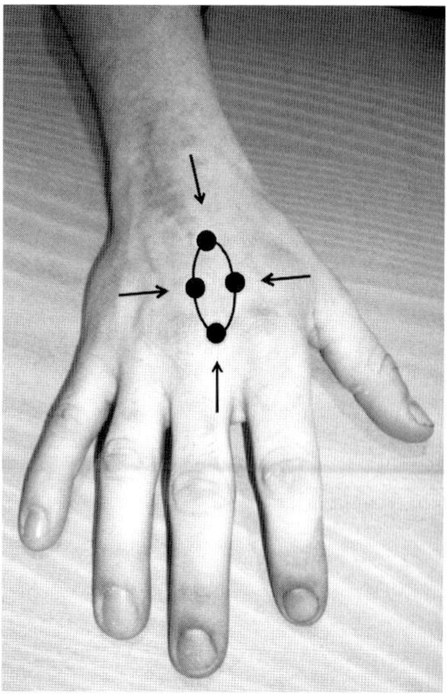

*Fig. 2 : Arc-en-ciel de la douleur bleu de la branche superficielle du nerf radial. Les flèches indiquent les axes le long desquels la perception de 3,6 grammes a été testée. Le polygone indique la localisation où l'application du monofilament de 3,6 grammes est perçue de manière douloureuse (EVA : 3/10 cm).*

## TRAITEMENT DE L'ALLODYNIE MÉCANIQUE

Lorsque la peau présente un territoire allodynique, la rééducation sensitive est réalisée à l'aide de la technique de contre-stimulation vibrotactile *à distance* [8]. Cette technique consiste, notamment, à stimuler une zone du corps non douloureuse. Cette zone n'est pas choisie au hasard. Le patient perçoit un agent thérapeutique tactile (Ex : peau de lapin, foulard en soie) ou vibratoire (Vibradol™ ou Vibralgic™) confortable de manière confortable sur cette zone définie, nommée zone de travail. Cette technique de traitement a pour but de faire diminuer progressivement l'allodynie mécanique, jusqu'à sa résorption. Elle s'explique, notamment, par des théories d'inhibition comme par exemple la théorie du portillon de Wall & Melzack. Lorsque le message douloureux, conduit par les fibres sensitives de petit calibre, arrive au niveau de la corne postérieure de la moelle épinière, il est inhibé par l'influx nerveux des fibres de gros calibres transportant des afférences vibrotactiles. Une étude récente a montré que ce mécanisme se produirait aussi au niveau cortical [9]. Comme pour chacune des étapes, l'éducation du patient est primordiale ; la compréhension du traitement par le patient est importante pour améliorer son observance au traitement. Le thérapeute explique au patient que la première étape de la rééducation sensitive a pour but d'enlever ce tacon douloureux. On lui explique qu'il s'agit en quelque sorte d'inhiber le "court-circuit" du système en lui donnant des informations confortables interprétées comme confortables comme si on renvoyait le système somesthésique à l'école.

***Zones de travail :*** Le thérapeute définit une zone de travail où les stimulations tactiles vont être appliquées à domicile et perçues comme CONFORTABLES et une zone à éviter, où les stimulations sont perçues comme INCONFORTABLES, voire DOULOUREUSES. Pédagogiquement, ces zones sont dessinées en rouge pour la zone interdite et en vert pour la zone autorisée, comme les feux des passages piétons. Logiquement, une partie de la zone que le patient doit toucher le moins possible, couvre le territoire allodynique.

Pour cibler la zone de travail au plus juste, le patient doit bien comprendre qu'il ne faut pas "supporter" les stimulations tactiles, mais qu'elles doivent être confortables pour que l'effet soit positif.

Concrètement, le thérapeute va tester et chercher la zone de travail CONFORTABLE pour le patient, en stimulant sa peau. Trois cas de figures peuvent alors se présenter :

1. ZONE "PROXIMALE" DE TRAVAIL : le territoire allodynique ne recouvre pas complètement le territoire de distribution cutanée de la branche lésée. La contre-stimulation vibrotactile se fait dans la partie proximale du territoire de distribution cutanée de la branche lésée. Dans l'atlas des territoires cutanés [7] le point le plus proximal de chaque planche a été publié à cet effet.
2. ZONE "COUSINE" DE TRAVAIL : le territoire de distribution cutanée de la branche lésée est entièrement recouvert par l'allodynie mécanique. La contre-stimulation se fait sur des territoires innervés par des branches cousines, appartenant au même faisceau du plexus brachial. Ces familles de branches cutanées sont au nombre de trois pour le membre supérieur : la famille postérieure (dans notre exemple de la branche superficielle du nerf radial), la famille médiale (Ex : branche cutanée palmaire du nerf ulnaire) et la famille latérale (Ex : nerf cutané latéral de l'avant-bras).
3. ZONE SEGMENTAIRE "INFÉRIEURE" et/ou "SUPÉRIEURE" DE TRAVAIL : lorsque les zones "proximale" et "cousines" de travail ne sont pas accessibles, il est nécessaire de remonter au niveau du tronc, de la nuque, voire de la tête. Le thérapeute teste en premier lieu sur la partie antérieure du tronc (fig. 3), qui est plus accessible pour un travail précis à domicile. Lors de la première séance, une zone "inférieure" de travail est définie[1]. Lors de la seconde séance, selon l'observance du patient, une zone "supérieure" de travail pourra être ajoutée.

Une fois la zone de travail à stimuler et la zone à éviter, autant que faire se peut, définies et dessinées sur la feuille d'exercice – dont une copie est remise au patient – la fréquence et la durée des stimulations sont ajoutées. Le patient doit stimuler lui-même la zone de travail 8 fois par jour pendant une minute (ou moins longtemps) avec un stimulus tactile confortable, tout en prenant soin de ne pas stimuler la zone à éviter (fig. 3). Chaque semaine, la zone de travail est réévaluée et, au besoin, ajustée.

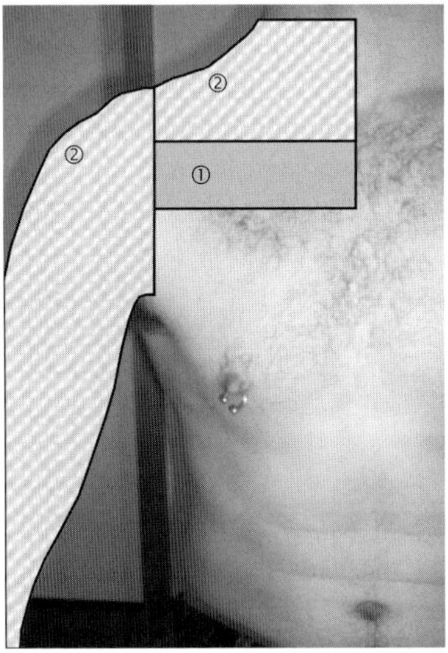


***Fig. 3** : En foncé (1) : Zone "inférieure" de travail définie sur le territoire de la branche perforante antérieure du 1^er^ nerf thoracique pour la stimulation tactile à distance du territoire de distribution cutanée de la branche superficielle du nerf radial.*
*En clair (2) : Zones à éviter ; les niveaux segmentaires au-dessus de la branche perforante antérieure du 1^er^ nerf thoracique, le membre supérieur y compris.*

[1] *Dans cet article sur le membre supérieur, nous commençons par une zone "inférieure". Pour le traitement d'un membre inférieur, nous commençons par une zone "supérieure" plus éloignée de l'hypersensibilité au toucher.*

*Thérapie :* La contre-stimulation vibratoire se fait en thérapie, en fin de séance, pendant 1 minute (ou moins longtemps). Des vibrations mécaniques de 0,06 mm (100Hz) avec le Vibradol™ sont appliquées sur la zone confortable (2 % 100 Hz avec les Vibralgics 3 ou 5). Dans la règle, cette stimulation se fait sur la zone de travail. Lorsque nous sommes contraints de stimuler au niveau segmentaire, la stimulation vibratoire se fait sur la face postérieure du tronc (fig. 4) dans une localisation paravertébrale, mais au-delà du ganglion rachidien (qui se situe à environ 1,5 cm de l'épine dorsale). Afin de fournir une aide supplémentaire à la régression de l'allodynie, les vibrations peuvent être appliquées directement sur un anesthésiant, soit un emplâtre de lidocaïne (NEURODOL® Tissugel) soit du gel de lidocaïne (XYLOCAÏNE GEL®, crème EMLA, etc.). L'emplâtre peut être laissé 12 heures et doit être suivi d'une fenêtre thérapeutique de 12 heures [10]. Nous parlons donc communément de contre-stimulation médicamenteuse.

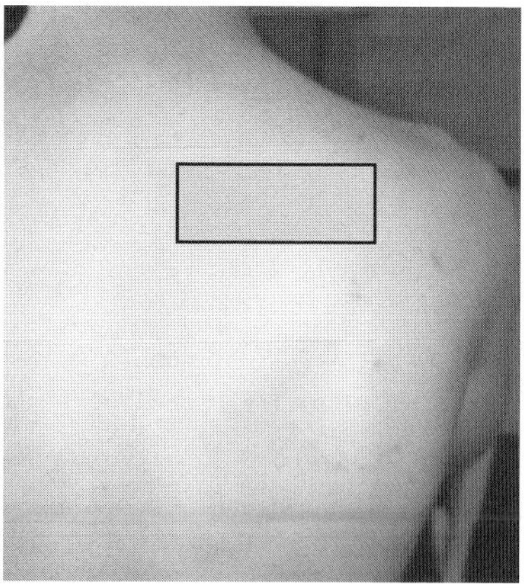

*Fig. 4 : Zone "inférieure" de contre-stimulation médicamenteuse (Emplâtre de Neurodol®).*

Au fil des séances, il est judicieux d'adapter, temporairement, quelques habitudes de vie, afin d'éviter au maximum les stimulations de la zone à éviter. Par exemple : enlever un bracelet, une chaînette, changer la montre de côté, ne pas appliquer de crème, éviter certaines activités, montrer au kinésithérapeute la partie du corps à ne pas toucher [11].

Lorsque les douleurs sont supérieures à 20 points au questionnaire de la douleur St-Antoine, un complément par un traitement médicamenteux ciblé est nécessaire.

Ex : des anti-convulsivants LYRICA® [12], voire des opiacés OXYCONTIN® - palier 3 de l'OMS.

***Pronostic thérapeutique :*** Le pronostic thérapeutique pour faire disparaître une allodynie mécanique peut être très variable d'un patient à l'autre, mais la vitesse moyenne de disparition de l'allodynie mécanique en fonction de sa sévérité est connue et peut être communiquée au patient dès la première évaluation ; elle se pratique en recherchant le "5e point" (voir ci-dessus) : en recherchant le premier monofilament, dans cette série ascendante, qui provoque une réaction douloureuse (EVA : 3/10 cm). La durée de la contre-stimulation vibrotactile à distance est, avec pessimisme, de 1 mois par couleur d'arc-en-ciel [8]. Dans une étude réalisée sur 270 allodynies mécaniques (n=185 patients) [13], non seulement la vitesse moyenne de disparition d'une couleur de l'arc-en-ciel a été calculée, mais en plus les écarts-types ; nous avons traduit en langage courant ces notions statistiques souvent pas aisées à assimiler pour nos patients (fig. 5).

Cependant, la durée et l'évolution favorable, ou non, du traitement sont dépendantes de plusieurs facteurs. Comme en ergothérapie, nous essayons d'avoir une vision globale du patient, nous sommes sensibilisés à prendre en considération la sphère bio-psychosociale de celui-ci. Nous avons donc choisi d'énumérer, ci-dessous, quelques-uns de ces facteurs en les scindant en deux groupes : les facteurs intrinsèques, directement liés à la sphère personnelle du patient (Ex : déficiences des systèmes organiques) et les facteurs extrinsèques, liés à sa sphère environnementale.

***Facteurs intrinsèques :*** Voici quelques facteurs intrinsèques qui peuvent faire varier les disparitions moyennes de l'allodynie mécanique :

- Les douleurs neuropathiques sont-elles de types *aiguës* (< 6 mois) ou *chroniques* (≥ 6 mois) ? Dans ce 2e cas, la zone de travail sera plus éloignée de l'allodynographie.

| | **Vitesse MOYENNE (en jours) de disparition de l'allodynie mécanique** | **Pour 75 % des patients, l'allodynie mécanique disparaît (en jours), au maximum, en :** |
|---|---|---|
| Arc-en-ciel des douleurs **ROUGE : 0,03 g** *n = 5* | 184 | 237 |
| Arc-en-ciel des douleurs **ORANGE : 0,2 g** *n = 7* | 179 | 283 |
| Arc-en-ciel des douleurs **JAUNE : 0,7 g** *n = 31* | 164 | 182 |
| Arc-en-ciel des douleurs **VERT : 1,5 g** *n = 33* | 135 | 186 |
| Arc-en-ciel des douleurs **BLEU : 3,6 g** *n = 67* | 86 | 108 |
| Arc-en-ciel des douleurs **INDIGO : 8,7 g** *n = 54* | 57 | 71 |
| Arc-en-ciel des douleurs **VIOLET : 15,0 g** *n = 73* | 38 | 47 |

*Fig. 5 : Vitesse de disparition des allodynies mécaniques en fonction de leur sévérité - arc-en-ciel des douleurs en gramme - pour la moyenne des patients et pour le 75 % des patients (vitesse moyenne + 1 écart-type) n = nombre d'allodynies mécaniques disparues et incluses dans cette étude.*

- *L'étiologie* des lésions axonales sont nombreuses : traumatique (coupure, écrasement), compressive (hernie), métabolique (diabète), infectieuse (zona) ou psychosomatique (conflit interpersonnel). Des lésions axonales d'étiologie infectieuse (Ex : bactérienne) sera plus longue à traiter que des lésions traumatiques (Ex : coupure). A priori, une section partielle d'une fibre nerveuse aura un meilleur pronostic que des lésions par écrasement ;
- *La zone de travail :* plus la zone de travail CONFORTABLE est proche des lésions axonales, plus la disparition de l'allodynie mécanique sera rapide ;
- *Le nombre de territoires allodyniques :* plus le nombre de lésions est important, plus la rééducation sera complexe ;
- *La présence d'un débordement extra-territorial [14] :* le territoire de l'allodynie peut s'étendre aux territoires d'une ou plusieurs branches cutanées adjacentes par modulation biochimique, voire modification structurelle ;

- *La présence d'un syndrome locorégional douloureux complexe (CRPS) :* le territoire allodynique est une des épines irritatives qui entretient le CRPS. La présence de troubles complexes complique la prise en charge, mais ne ralenti pas le pronostic thérapeutique ;
- *La médication antalgique* ciblée permet d'évaluer et de traiter plus facilement les douleurs au toucher surajoutées aux douleurs spontanées.

***Facteurs extrinsèques :*** Les facteurs extrinsèques sont des éléments appartenant à l'environnement du patient tels que :

- *Le type d'activité professionnelle :* un patient ayant une profession manuelle sollicitant une mobilisation active des membres supérieurs tout au long de la journée n'aura pas un pronostic favorable si aucune adaptation n'est envisagée ;
- *L'aspect socioculturel et familial :* quel rôle a le patient au sein de la société, de la famille et doit-il/peut-il le tenir ? La famille est-elle compréhensive, observante ? Selon les cultures, l'approche de la maladie et le comportement, face à celle-ci, peuvent être très différents ;
- *L'intervention d'autres thérapeutes :* parfois le patient bénéficie d'autres traitements physiques (kinésithérapie, ostéopathie, acupuncture, chiropraxie, etc.). Sensibiliser un autre thérapeute face à la réalité de l'allodynie et des conséquences engendrées par des stimulations inappropriées est indispensable. Si les professionnels arrivent à travailler en réseau, le traitement durera moins longtemps, si au contraire la coordination est difficile… [12] ;
- *L'observance du patient :* le patient comprend-il les exercices et les consignes ? Les applique-t-il ? S'il les applique, est-ce de manière adéquate ? Prend-il en considération les recommandations du thérapeute ?
- *L'éducation thérapeutique :* des supports écrits sont indispensables pour le bon déroulement des exercices (fréquence/durée/territoire à stimuler). Le vocabulaire du thérapeute doit être adapté en fonction des capacités de compréhension du patient (capacités mentales, état psychique/physique du moment). La motivation pour arriver au terme de sa rééducation est directement liée à sa compréhension et à sa participation dans son traitement, et même en prenant en considération tous ces facteurs, il demeure que la pierre angulaire du traitement de ces patients douloureux chroniques avec allodynie mécanique est le traitement ciblé des déficiences du système somesthésique.

* *
*

Nos patients souffrent de douleurs neuropathiques parfois depuis des semaines, des mois ou même des années. Certains ont déjà frappé à de nombreuses portes du monde médical, avec ou sans le succès attendu. Ils sont peut-être fatigués des kilomètres parcourus, mais l'espoir d'une vie meilleure est toujours là, ils se cramponnent, ils continuent, tel un marathonien, qui sait malgré ses souffrances, que la ligne d'arrivée est devant, qu'il prendra le temps qu'il faudra, mais qu'il la franchira à un moment ou à un autre.

Lorsque le territoire allodynique disparaît, le traitement de rééducation sensitive n'est pas terminé. En effet, il fait toujours place à une hypoesthésie sous-jacente [14] qu'il faudra normaliser pour voir les douleurs neuropathiques spontanées diminuer, mais c'est un autre sujet qui a été traité ces 8 dernières années aux *Expériences en Ergothérapie*.

## RÉSUMÉ

Tout patient souffrant de douleurs neuropathiques aiguës ou chroniques et d'une hyper-"sensibilité" au toucher, peut bénéficier d'un traitement de rééducation sensitive, par la technique de contre stimulation vibrotactile à distance. La mise en place et la bonne évolution du traitement est dépendante non seulement de la sévérité de l'atteinte, mais aussi de facteurs personnels et environnementaux propres à chaque patient. Le pronostic de la durée du traitement peut être énoncé lors de la première séance.


## BIBLIOGRAPHIE


[1] SPICHER CJ, DEGRANGE B, MATHIS F (2006). La prévalence de l'allodynie mécanique sur le corps humain : de la rhumatologie à la chirurgie en passant par l'obstétrique. *e-news for Somatosensory Rehabilitation 3, 16-26.* — [2] MALENFANT A (1998). Déficits sensoriels et névralgies chroniques aux sites guéris de brûlures, Université de Montréal : *Thèse de médecine. (11.3.2011)* - http://www.theses.umontreal.ca/theses/pilote/malenfant/these_back.html — [3] MERSKEY H. & BOGDUK N. Classification of Chronic pain : descriptions of chronic pain syndromes and definitions of pains terms, (2nd ed.), (1994) Seattle. *IASP Task Force on Taxonomy.* — [4] DEVOR M (2009). Ectopic discharge in Aß afferents as a source of neuropathic pain. *Exp Brain Res 196, 115-28.* — [5] SPICHER C (2003). Manuel de rééducation sensitive du corps humain, *Médecine & Hygiène Genève, Paris.* — [6] NOËL L, SPICHER CJ, DEGRANGE B, ROUILLER EM (2005). Une esthésiographie intestable signe des lésions axonales ou comment cartographier une hypoesthésie douloureuse, in M-H Izard (Ed.), R. Nespoulous (Eds.), Expériences en ergothérapie, 18e série, *Sauramps médical Montpellier, Paris, 127-35.* — [7] SPICHER C, DESFOUX N, SPRUMONT P (2010). Atlas des territoires cutanés du corps humain : Esthésiologie de 240 branches. *Sauramps médical Montpellier, Paris. (11.3.2011) www.anfe.fr* — [8] DEGRANGE B, NOËL L, SPICHER CJ, ROUILLER EM (2006). De la rééducation de l'hyposensibilité cutanée tactile à la contre-stimulation vibrotactile, in M.-H. Izard, R. Nespoulous (Eds.), Expériences en ergothérapie, 19e série, *Sauramps médical Montpellier, Paris, 207-11.* — [9] INUI K, TSUJI T, KAKIGI R (2006). Temporal analysis of cortical mechanisms for pain relief by tactile stimuli in humans, *Cereb Cortex 16, 355-65.* — [10] MEIER T, WASNER G, FAUST M, KUNTZER T, OCHSNER F, HUEPPE M, BOGOUSSLAVSKY J, BARON R (2003). Efficacy of lidocaine patch 5% in the treatment of focal peripheral neuropathic pain syndromes: a randomized, double-blind, placebo-controlled study, *Pain 106(1-2), 151-8.* — [11] SPICHER C.J., DELAQUAIZE F., ANTIGLIO D., CROHAS A. & VIANIN M., L'allodynie mécanique: une contre-indication temporaire pour certains traitements physiques, Mains Libres (2010), 5, 199-205. — [12] KUNTZER T, DECOSTERD I, (2005) Douleurs neuropathiques: contexte, nouveaux outils, nouveaux médicaments, *Rev Med Suisse 43(1), 2812-16.* — [13] SPICHER CJ, FREUND P, DESFOUX N, DELLA-CASA R (2009). Time Course of Disappearance of Static Mechanical Allodynia through Somatosensory Rehabilitation: Reexamination of a larger Cohort of Neuropathic Pain Patients. *e-news for Somatosensory Rehabilitation 6, 151-70.* — [14] SPICHER CJ, RIBORDY F, MATHIS F, DESFOUX N, SCHÖNENWEID F, ROUILLER EM (2008) L'allodynie mécanique masque une hypoesthésie: Observations topographiques de 23 patients douloureux neuropathiques chroniques. *Doul. & Analg. 21, 239-51.*

# EXPÉRIENCE DE VIE EN APPARTEMENT TRANSITIONNEL

F. BARRÉ*, N. BOYER**

Après une hospitalisation de plusieurs mois, voire de plusieurs années, la sortie du patient constitue une étape fondamentale dans son parcours de vie. Pour le patient, la question de la sortie d'un centre de rééducation se pose toujours à un moment ou à un autre : "Quand pourrais-je rentrer à la maison ?", "Que vais-je faire après ?", "Est-ce que je vais pouvoir vivre comme avant ?", etc. Nous rencontrons également des patients qui sont dans le déni de leurs difficultés "Tout ira bien quand je serais à la maison", "A la maison, j'ai mes habitudes, mes repères", etc.

Le *Centre Médical de l'Argentière* (CMA) est un établissement de soins de suite et de réadaptation (SSR) spécialisé en neurologie, orthopédie-traumatologie et en brûlologie. Il est implanté dans les Monts du lyonnais, dans le département du Rhône, à proximité du département de la Loire. Dès 1989, les missions de réadaptation et de réinsertion sont inscrites dans le projet d'établissement. La rééducation est alors envisagée comme un moyen et non pas comme un but, le but étant de permettre l'intégration sociale, familiale et professionnelle des patients dans les meilleures conditions possibles.

C'est donc pour mieux consolider cette démarche d'intégration sociale et pour répondre à un besoin grandissant en termes de réadaptation et de réinsertion que les équipes d'ergothérapeutes et d'assistantes sociales soutenues par la direction médicale ont réfléchi à la mise en place d'un outil spécifique avec la mise à disposition d'appartements transitionnels.

## PRÉSENTATION DU DISPOSITIF

**Les objectifs :** le dispositif des appartements transitionnels offre un type d'hébergement intermédiaire et transitoire à des personnes qui présentent, au terme de leur rééducation fonctionnelle, des déficiences et des incapacités multiples, et pour lesquelles il existe une incertitude quant à leur possibilité ou leur impossibilité à vivre en milieu ordinaire de manière autonome. Ce dispositif doit permettre à la personne dont le handicap est souvent récent de connaître ses capacités résiduelles et de réaliser les conséquences de ses incapacités à l'extérieur de l'institution.

La personne peut avoir besoin, après sa période d'hospitalisation, de retrouver une plus grande confiance en soi et de croire en ses capacités avant de se sentir prête à vivre loin de l'institution qui la prend en charge depuis plusieurs mois. Cette volonté de maintien à domicile paraît primordiale pour l'épanouissement de la personne, et est indispensable à la réalisation de soi. Ceci contribue à son bien-être et au maintien de son autonomie. L'hospitalisation peut, en effet, être vécue comme une infantilisation, une régression alors que pos-

* Ergothérapeute - Centre Médical de l'Argentière - 69610 Aveize
** Assistance sociale - Centre Médical de l'Argentière - 69610 Aveize

séder un logement donne un statut de personne responsable et permet également de se sentir "normal" aux regards des autres alors que le handicap dégage une notion "d'anormalité". Il s'agit avant tout, de retrouver une dignité. Ce dispositif doit lui permettre de vérifier si son projet de vie est en adéquation avec ses capacités physiques, psychologiques, comportementales et cognitives tout en tenant compte de sa situation sociale, familiale et financière.

Cette mise en situation réelle favorise la stimulation qui est nécessaire au résident pour réaliser ses activités de soins personnels, ses activités ménagères et domestiques et pour prendre en charge sa santé (médication, prévention des risques, rendez-vous médicaux...). Afin de retrouver une vie sociale, il doit pouvoir mettre en place une organisation horaire des habitudes de vie (heure de toilette, de repas...). Des auxiliaires de vie sont garantes d'un bon fonctionnement mais ne sont pas là pour faire à la place du résident mais pour faire avec lui. Ce dernier doit développer des capacités fonctionnelles et organisationnelles dans la vie quotidienne et communautaire. L'intervention des aides humaines est réajustée en fonction de la participation de la personne. Au cours de cet essai, le résident doit favoriser des apprentissages de socialisation en développant des relations de voisinage, des activités occupationnelles par le biais d'associations locales. C'est aussi l'occasion, pour lui, d'évaluer son autonomie dans la gestion financière et administrative.

Tout au long de la durée de cette expérience, il est accompagné par l'équipe référente dans le franchissement des différentes étapes de son projet qui est marqué par des changements de tout ordre (psychologique, social, familial, matériel, etc.).

## Présentation du fonctionnement

- ***Les logements :*** ils sont opérationnels depuis 1994 et ont été créés en partenariat avec la mairie d'Aveize et l'agence HMF (bailleur public) de Tarare lors de la création d'un petit immeuble sur la commune. Il s'agit de trois appartements meublés, de type F2 (de 45 $m^2$ à 60 $m^2$), situés au cœur du village. Quelques aménagements ont été apportés pour les rendre accessibles à une personne en fauteuil roulant : plain-pied, larges espaces de circulation, cuisine aménagée avec des dégagements sous l'évier et sous la plaque de cuisson. La salle de bain est équipée d'une baignoire ce qui nous limite dans l'accueil de certaines personnes handicapées mais qui nous confronte à une réalité lors de la recherche d'un nouvel appartement. Le loyer diffère de 300 € à 360 € par mois en fonction de la superficie de chacun, auquel il faut rajouter les charges (eau, téléphone et électricité). Les personnes ont la possibilité de bénéficier de *l'Allocation Personnalisée au Logement* (A.P.L.).

Ces logements fonctionnent comme toute location. Lors de son entrée, un état des lieux est réalisé avec la personne. Elle est tenue de fournir une assurance responsabilité civile et un chèque de caution qui lui est restitué lors de son départ.

- ***Une équipe référente :*** les appartements sont sous la responsabilité d'un médecin et d'un binôme de professionnels. Le médecin est spécialisé en *Médecine Physique et Réadaptation* (MPR) ; il assure le suivi médical, coordonne les soins médico-rééducatifs et les différents intervenants. Il participe à l'élaboration du projet de vie. Le binôme est composé d'une assistante sociale et d'une ergothérapeute qui accompagne la personne dans l'élaboration et la mise en place de son projet de vie en intégrant la cellule familiale. Il coordonne les différents acteurs (auxiliaires de vie, professionnels paramédicaux) et se met en lien avec les multiples partenaires. La spécificité de nos professions respectives apporte une complémentarité et une richesse à notre mode d'intervention et de fonctionnement avec une vision commune de la réadaptation et démontre l'importance d'un travail en pluridisciplinarité.

**- *Les intervenants extérieurs :*** les résidents bénéficient de l'intervention de professionnels de santé libéraux (infirmières, masseur-kinésithérapeutes), d'un médecin généraliste et d'auxiliaires de vie. Ces dernières sont employées dans le cadre de l'emploi direct. Leur rôle est primordial dans le déroulement du quotidien et les appartements ne pourraient pas fonctionner sans leurs interventions. La fréquence et la durée des passages des intervenants sont déterminées avant l'entrée en appartement en fonction des besoins du résident.

Un suivi en *Hospitalisation à Temps Partiel* (HTP) peut être mis en place après concertation de l'équipe référente. Il répond à des besoins spécifiques et permet de poursuivre des prises en charge telles que l'orthophonie, la psychologie… difficiles à mettre en place sur le secteur de façon rapide et sur une courte durée. Le suivi en HTP permet également un sevrage progressif du milieu hospitalier après un séjour de longue durée (plusieurs mois, voire années) et un moyen de maintenir des activités orientées vers les liens sociaux (animation, activités physiques et sportives, etc.) en attendant que le relais se fasse dans le milieu communautaire.

**- *Les partenaires :***

. *en amont*, les résidents sont admis par le biais d'un réseau issu du secteur hospitalier et médico-social. Lorsqu'un appartement se libère, nous sollicitons donc par courrier ou téléphone, les membres du réseau pour leur proposer notre outil de réadaptation ;

. *pendant la durée du séjour*, nous sommes en lien régulier avec les partenaires sociaux : mandataires, administrations (CAF, MDPH), les associations, pour accomplir les démarches administratives et financières mais également pour la mise en place d'activités dans le milieu communautaire ;

. *en aval :* nous restons en lien avec les partenaires précédemment cités et nous établissons un relais avec les services d'accompagnement qui interviennent au moment du départ de la personne. Il s'agit de *Service d'Accompagnement Médico Social pour Adultes Handicapées* (SAMSAH), *Service d'Accompagnement à la Vie Sociale* (SAVS), travailleurs sociaux de secteur…

**- *Les modalités d'admission :*** les demandes de candidature pour les appartements transitionnels émanent de structures de type *Soins de Suite et de Rééducation* (SSR), *Foyer d'Accueil Médicalisé* (FAM), *Maison d'Accueil Spécialisé* (MAS), *Maison De Retraite* (MDR) mais également directement d'un domicile lorsque la personne vit chez un membre de sa famille.

Nous demandons à la structure ou au médecin traitant lorsqu'il s'agit d'un domicile, de nous fournir un rapport médico-social afin de réunir l'ensemble des éléments nécessaires à une prise de décision concernant l'éligibilité de la personne à intégrer un logement. Après réception de ce rapport, nous proposons au candidat de le rencontrer et de lui faire visiter les appartements transitionnels. Ces temps d'échange permettent de mieux connaître la personne, ses motivations à vivre seule, mais également d'affiner et de compléter les éléments du rapport médico-social. Lorsque cette étape est accomplie, l'équipe référente émet un avis favorable ou défavorable.

En cas d'accord, la personne effectue un séjour de deux semaines en hospitalisation complète avant son installation en appartement. L'objectif est alors d'évaluer de façon plus précise ses besoins en aide technique, humaine et ainsi préparer son entrée. Le refus est motivé par un ensemble de critères médicosociaux et comportementaux. En effet, en cas de nécessité d'intervention d'aide humaine la nuit ou d'une prise en charge en soins infirmiers au-delà de deux passages par jour, l'essai aux appartements transitionnels n'est pas envisageable. Des ressources insuffisantes pour couvrir les dépenses liées aux frais générés par une vie autonome en appartement sont également rédhibitoires.

Nous sommes également attentives à l'aspect comportemental car des troubles importants de type agressivité, dépression, addiction, pourraient mettre en difficulté ou en danger la personne elle-même et les intervenants à domicile.

## RÔLE DE L'ÉQUIPE RÉFÉRENTE

• ***Auprès du résident :*** l'assistante sociale effectue les démarches administratives (suivi des courriers, accès aux droits, liaisons écrites et téléphoniques avec les partenaires tels que la MDPH, la CAF, l'URSSAF, les mandataires, les travailleurs sociaux…). Elle vérifie également les capacités de la personne à gérer son budget et si des difficultés apparaissent, elle met en place les dispositifs adaptés à la situation. Elle répond aux interrogations des auxiliaires de vie relatives à l'administratif (chèques emploi service par exemple).

L'ergothérapeute a un rôle plus centré sur les aspects organisationnels et techniques. Elle vérifie que le résident bénéficie de tout le matériel nécessaire, adapté à son handicap lors de son installation (lit médicalisé, chaise garde robe, tapis antidérapant, télé-alarme). Certaines petites aides techniques pourront également se rajouter en cours de séjour pour optimiser l'autonomie de la personne (planche culinaire…). Elle donne également des conseils aux auxiliaires de vie pour réaliser les transferts. Elle gère tous les problèmes de fonctionnement relatifs au logement et pour cela s'adresse au bailleur ou aux techniciens de l'atelier du CMA qui pourront apporter une solution.

En commun, nous procédons, dès l'entrée du résident, à la signature d'un contrat renouvelable tous les trois mois. C'est un engagement du résident à respecter les règles de vie communautaire mais également les professionnels qui l'accompagnent. Il peut être rompu à tout moment, soit par le résident, soit par l'équipe référente. Puis, nous aidons la personne à élaborer un contrat individualisé qui lui permet de se fixer des objectifs qui seront réévalués et réajustés au fil des mois.

L'accompagnement se déroule sous forme d'entretiens hebdomadaires avec le résident, à son domicile. Le temps de rencontre permet de reprendre des éléments afférents au déroulement pratique du quotidien, d'échanger autour des difficultés ressenties tant sur un plan fonctionnel que psychologique, de réflexion à la mise en place d'activités occupationnelles, toujours dans un but d'autonomisation, de stimulation, de mise en valeur des potentialités, la finalité étant l'élaboration du projet de vie. La durée de séjour en appartements se déroule en trois phases : la période d'adaptation puis d'installation dans la vie autonome et enfin la phase de concrétisation du projet.

• ***Auprès des intervenants extérieurs et des partenaires :*** notre rôle ne se limite pas à l'accompagnement des résidents. Nous exerçons également une fonction de coordination, d'écoute, de conseils auprès des intervenants et partenaires extérieurs.

Nous sommes en lien constant avec les différents intervenants et plus particulièrement les auxiliaires de vie qui sont les "garantes" du déroulement du quotidien. Les échanges peuvent être formels ou informels, sous forme téléphonique, de rencontres ou l'organisation de synthèse pluridisciplinaire réunissant l'ensemble des professionnels qui gravite autour de la personne. Les auxiliaires de vie étant confrontées à des difficultés liées aux troubles comportementaux des résidents, elles ressentent le besoin de "déposer" leurs interrogations et ressentis quant aux situations. Nous avons donc mis en place mensuellement, un temps de supervision avec la psychologue du CMA. Nous effectuons également le recrutement des auxiliaires de vie puisque ce sont des personnes qui interviennent dans le cadre de l'emploi direct et non en prestataire. Les résidents sont employeurs et rémunèrent les auxiliaires par chèque emploi service.

Pendant toute la durée du séjour, en fonction de la situation à traiter, du projet à construire, nous sommes en relation permanente avec les partenaires extérieurs sur lesquels nous nous appuyons pour finaliser les objectifs et passer les relais. Ce sont les services d'accompagnement (SAVS, SAMSAH, assistantes sociales de secteur...), les professionnels médicaux et paramédicaux, les bailleurs, les associations, les mandataires, etc.

Il est évident que la famille et l'entourage de la personne sont associés à la vie du résident et de son projet surtout si ce dernier en émet le souhait.

## PROFIL DES RÉSIDENTS

Dans ce paragraphe, nous présentons une étude réalisée auprès des bénéficiaires de 2005 à 2010. Sur ces six années, 23 personnes ont testé leurs capacités en appartement transitionnel. Il s'agit de 10 femmes et 13 hommes et tous vivaient seuls avant leur hospitalisation.

Il nous a semblé intéressant de faire une rétrospective pour visualiser le profil des personnes que nous recevons dans les logements. Nous avons donc étudié leur provenance, leur âge, l'origine de leur déficience, la durée du séjour et leur devenir.

### **La provenance** (fig. 1)

Comme le montre la figure ci-contre, les personnes accueillies proviennent de structures de type SSR pour 87 % d'entre elles. Nous constatons que presque 1 résident sur 2 n'est pas un ancien patient du CMA, ce qui conforte l'importance du travail en réseau. 13 % des personnes nous ont été adressées par des FAM, des MAS et/ou des MDR. L'expérience de vie en appartement peut aussi être tentée à distance des problèmes de santé, témoignant d'une évolution dans le projet de vie de la personne.

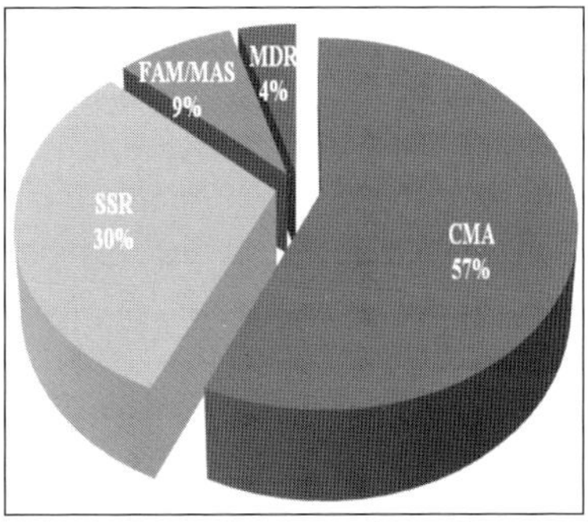


*Fig. 1 : Provenance des résidents*

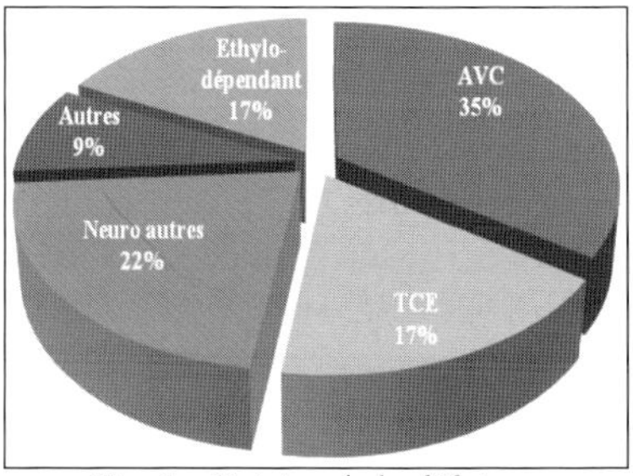


*Fig. 2 : Origine de la déficience*

### **L'origine de la déficience** (fig. 2)

La majorité des personnes qui ont bénéficié d'un séjour en appartement transitionnel présente pour 74 % une pathologie neurologique avec un pourcentage important d'Accidents Vasculaires Cérébraux (35 %). La population présentant une dépendance éthylique est représentée à 17 %. Nous constatons que cette répartition est en phase avec les savoir-faire de notre établissement.

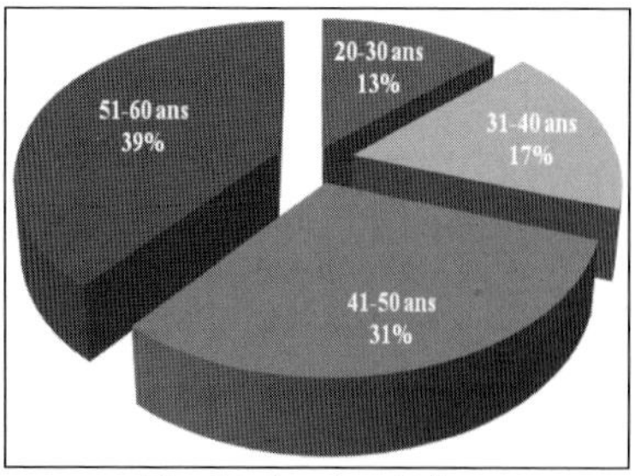


*Fig. 3 : Age des résidents*

## L'âge des résidents (fig. 3)

La majorité des résidents est âgée de 40 à 60 ans (70 %), au moment de l'installation, avec un pic important entre 51 et 60 ans (39 %). Il s'agit de personnes vivant, le plus souvent seules avant leur problème de santé (célibataire, divorcée, séparée…) et qui souhaitent de nouveau revivre seules. Pour la tranche 20-30 ans, il s'agit souvent d'une première expérience de vie en appartement.

## La durée du séjour (fig. 4)

Pour 44 % des résidents, la durée de séjour n'a pas dépassé 6 mois, mais il est important de préciser qu'il n'existe pas de limite stricte dans la durée du séjour. Certains patients sont restés plus d'un an, l'essentiel étant de trouver une solution adaptée à leur besoin et de respecter leur rythme dans un parcours de reconstruction.

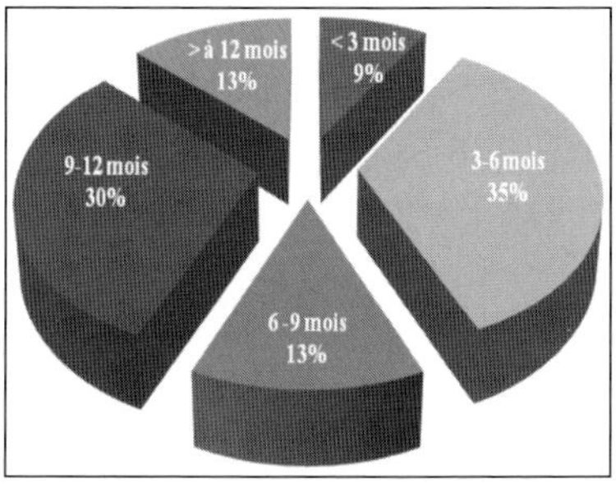


*Fig. 4 : Durée du séjour*

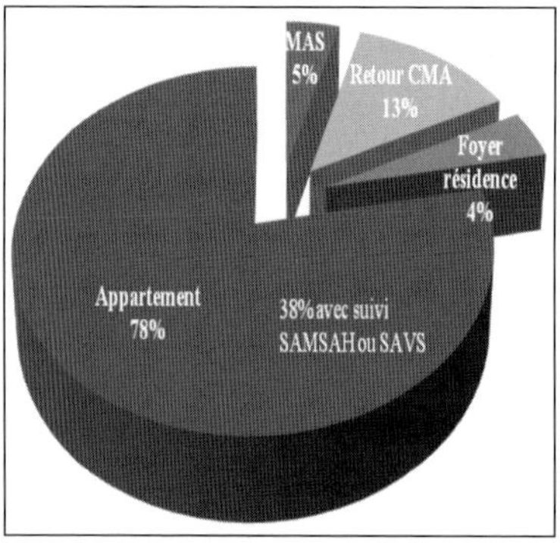


*Fig. 5 : Devenir des résidents*

## Le devenir des résidents (fig. 5)

Pour 78 % des résidents, le projet est concluant. Il se finalise très souvent par une recherche d'appartement qui nécessite tout de même, pour 38 % d'entre eux, un suivi par un SAVS ou par un SAMSAH. Ces équipes prennent le relais de l'équipe référente. Dans 13 % des cas, le projet de vie de la personne n'est pas en adéquation avec ses capacités physiques et/ou comportementales et nécessite une nouvelle hospitalisation pour travailler sur un nouveau projet.

* *
*

Les appartements transitionnels constituent un des outils précieux de la réadaptation, un des rares moyens d'évaluer, en milieu écologique, les capacités de la personne à vivre de façon autonome. Ils sont une opportunité pour le résident de confronter son projet à la réalité avec une remise en question possible d'une vie en appartement. Si l'expérience n'est pas concluante, elle ne doit pas être considérée comme un échec mais doit s'inscrire dans un processus d'ajustement, vers un projet plus réaliste.

Etre référent des appartements transitionnels implique une faculté d'adaptation, de créativité, d'un dynamisme pour faire face aux aléas matériels et humains et d'une capacité à se remettre en question afin d'améliorer son savoir-faire pour une meilleure efficience. Nous bénéficions d'une grande autonomie dans notre fonctionnement et cette marge de liberté fait la richesse de notre intervention. En contrepartie de cette autonomie, nous sommes face à des responsabilités, avec la sensation de porter seules, ce dispositif et d'être les garantes de son bon déroulement. Nous sommes à l'interface entre le dedans et le dehors, entre l'institution et l'appartement : intimité du résident.

Le choix de travailler en binôme (ergothérapeute et assistante sociale) a été mûrement réfléchi et validé par les deux professionnelles. La complémentarité de nos deux professions permet de porter un regard différent sur les situations aux problématiques de plus en plus complexes. En effet, le profil des résidents accueillit change. Nous sommes de plus en plus confrontées à des personnes en situation de précarité sociale, présentant des problèmes psychologiques et comportementaux. Le handicap moteur n'est pas un frein en soi à une vie autonome mais ce sont les troubles associés qui nous confrontent aux limites du dispositif. La singularité de nos responsabilités, notre parcours et nos expériences apportent une richesse à notre mode d'intervention, à l'analyse des situations et aux réponses apportées.

Même si la qualité du travail accompli reste un objectif prioritaire, le facteur "coût" doit également être pris en considération. Ces appartements, pour lesquels, le Centre Médical de l'Argentière ne bénéficie d'aucun financement (coût matériel et humain) ne peuvent être vacants trop longtemps, au risque d'une perte financière conséquente. Perte qui pourrait mettre en péril le dispositif. L'originalité de cet outil de réadaptation, son intérêt confirmé par le recul de 14 années d'existence nous amènent à espérer fortement sa pérennité, voire même son développement.

## RÉSUMÉ

Les appartements transitionnels sont un des outils précieux de la réadaptation et permettent à la personne en situation de handicap de vérifier, en situation concrète, si son projet de vie autonome est en adéquation avec ses capacités. Cette expérience de vie de plusieurs mois, permet une remise en question et un ajustement vers un projet réaliste. Un accompagnement personnalisé est assuré par l'équipe référente : ergothérapeute et assistante sociale.

# ETUDE EXPÉRIMENTALE D'AMÉNAGEMENT D'UNE COMMUNE EN GIRONDE (LUSSAC) POUR FACILITER L'ACCESSIBILITÉ À TOUT CITOYEN : une approche interprofessionnelle de l'environnement

J.-M. CAIRE*, T. JOURNOLLEAU, M. VIENNE, C. LESAGE, J.-G. NEUVEGLISE, V. DUPUY, R. GENDARME, A. FAJARNES, E. JANVIER, N. LAVOIPIERRE, J. LYTHAM, C. MAGOT, M. OSTROWIECKI, V. PROUVOST, F. SAGET, M. TAILLADE, A. UNHASSOBISCAY, C. WOEHRLE

Remerciement à toute la population de Lussac St-Emilion et tout particulièrement au comité de pilotage "accessibilité pour tous" de la ville.

*"Je commence toujours un projet avec une forte conscience de mon ignorance. Mon sens du sujet est flou, je suis sûr de ne pas me poser les bonnes questions, et tout aussi sûr, quelle que soit la tournure que prendra la question ou le problème, que je ne connais pas les bonnes méthodes pour l'étudier."*

(Becker H. cité par Mercure D., 2005).

Notre démarche concerne la mise en accessibilité de la commune de Lussac, en Gironde. Ce projet s'inscrit dans le cadre du module de conduite de projet à l'Institut de formation d'ergothérapie de Bordeaux menée sur l'année 2009-2010. Le travail repose sur l'application de la Loi du 11 février 2005 sur l'égalité des droits et des chances et la participation citoyenne des personnes handicapées. Cette Loi instaure pour la première fois le principe d'accessibilité "à tout, pour tous". L'action a été conjointement menée avec la mairie de Lussac, les élus et la population, la Direction Départementale de l'Equipement, le *Groupement pour l'Insertion des personnes Handicapées Physiques* (GIHP 33), AVI Conseil. Un comité de pilotage du projet a été mis en place avec des élus, des représentants de la population, et les représentants de chaque instance ainsi que tous les étudiants participants au projet. Après avoir défini la demande de la Mairie et des représentants de la population, nous avons construit ensemble un plan d'action et les échéanciers du projet. La méthode utilisée pour le diagnostic sur le terrain a été double. Douze étudiants en deuxième année d'ergothérapie ont effectué des entretiens de la population pour analyser le discours explicite et les besoins latents de la population. Sur cette base, ils ont fait un "diagnostic en marchant" pour lister les dysfonctionnements rencontrés. Cette approche prend en compte la notion de chaîne de déplacement comprenant le cadre bâti, la voirie, les espaces publics et les systèmes de transport. Il s'appuie sur le concept du design universel [4]. En 2011, le *Plan de mise en Accessibilité de la Voirie et des Espaces publics* (PAVE) a ainsi pu voir le jour et a permis à cette petite commune de Gironde de mettre un sens citoyen à la rénovation du territoire pour tous.

---

* Ergothérapeute cadre de santé, formateur à l'institut de formation en ergothérapie, IMS Pellegrin, CHU de Bordeaux, Rue Francisco Ferrer - 33076 Bordeaux cedex

## LA MISE EN ŒUVRE DU PROJET D'ACCESSIBILITÉ POUR TOUS

Dans notre environnement qui évolue très rapidement, il devient indispensable que les modèles d'initiation ne soient plus que de simples reproductions d'un état passé. Le nouveau référentiel de formation confirme la volonté des Instituts de formation en ergothérapie de s'inscrire dans une pédagogie active qui s'appuie sur une pratique dans le cadre d'un va-et-vient entre théorie et pratique. La réorganisation des études en ergothérapie permet un développement sur les trois ans de ce processus d'élaboration de projets et en particulier en deuxième année avec l'unité d'intégration 3 et 4. Cette nouvelle approche nous permet d'intégrer le courant pédagogique européen [18] mais surtout de répondre à une complexité croissante des questions liées aux situations de handicap. L'apprentissage doit s'inscrire dans une problématique du changement en lien avec les réalités complexes du monde du travail avec lequel l'étudiant va être confronté. La conduite de projet dans le contexte de l'enseignement auprès des étudiants en ergothérapie est un système pédagogique qui va lier l'organisé et l'organisant de manière active [6]. Cette organisation "apprenante" se retrouve à deux niveaux : un niveau individuel et un niveau de groupe. Individuellement, l'étudiant est amené à s'engager de façon autonome, condition essentielle pour acquérir et développer sa compétence et son sens de la responsabilité. Le deuxième niveau est collectif, sous forme d'une responsabilité partagée. Cette existence collective, qui se forme au fur et à mesure du projet, suppose un enchaînement combiné d'actions où *"apparaît, non pas une compétence collective, mais une composition de compétences au sein d'une communauté d'action."* [22]. Dans le cadre pédagogique, nous ne pouvons engager la démarche projet sans concevoir le pilotage qui facilite l'émergence des compétences de chacun pour ensemble projeter, se représenter la finalité à atteindre et concevoir la nature et l'ordre des actions nécessaires pour parvenir aux objectifs fixés (Morandi F., 2001).

Le projet mené avec la commune de Lussac est un pari, le pari d'un changement d'état, d'une rupture entre avant et après. Ce projet s'est fondé dans la continuité et la volonté d'un groupe de personnes souhaitant prendre au sérieux le problème de l'accessibilité pour tous sans omettre l'histoire et les réalités multiples du terrain. Un projet ne peut fonctionner que s'il y a convergence entre les intérêts et la compréhension des acteurs dans leur vision individuelle et collective des finalités en tenant compte des intérêts individuels et globaux. Un comité de pilotage du projet a vu le jour avec des élus, des commerçants, des habitants, des représentants d'association. Pour les aider dans leur démarche, ils ont fait appel à la DDE 33 et à l'Institut d'Ergothérapie de Bordeaux. Le groupe s'est enrichi de l'expertise du *Groupement d'Insertion Handicapées Physiques Aquitaine* (GIHP), d'une ethnosystémicienne pour l'analyse des entretiens et d'un réalisateur en Master II de cinéma pour la communication du projet. Pour nous aider à réfléchir sur le résultat de ce projet, nous nous appuierons sur la présentation d'Alain Moscowitz (2005) [19] qui propose deux niveaux de réflexion autour du projet. Le premier niveau s'inscrit dans le développement classique d'un projet, le deuxième niveau est dans l'appréhension du projet dans l'espace, dans le temps et dans la manière d'opérer (action, interaction, rétroaction).

## LE DÉVELOPPEMENT DU PROJET

La commune de Lussac s'inscrit dans une démarche d'élaboration d'un PAVE selon la loi de 2005 en vigueur. La mise en place du comité de pilotage a été indispensable pour réunir les partenaires de la co-construction du projet jusqu'à la finalisation. Ce comité est l'occasion de favoriser une réflexion transversale et de permettre l'expression des besoins, des résistances et des leviers de changement et d'évolution pour la collectivité. Les réunions préparatoires au projet ont permis d'affirmer les valeurs et les principes de chacun dans cette démarche. Le principe d'accessibilité "à tous et pour tous" de façon à ce que chaque citoyen, quelles que soient ses difficultés, puisse participer à la vie de la société et exercer les actes de la vie quotidienne a été un fil rouge de notre action de terrain. Les cinq innovations de la loi n° 2005-102 ont été nos repères tout au long de notre réflexion : accessibilité pour tous, accès aux bâtiments et aux prestations sans discrimination, l'accessibilité de l'existant dans un délai de 10 ans, le principe de chaîne de déplacement et le renforcement du contrôle. Mais comment transformer ce qui pourrait apparaître comme une contrainte au regard de la loi en perspective d'évolution pour chacun et pour tous ?

Pour tendre vers cette transformation, le développement du projet s'appuie sur un cycle de vie élaboré ensemble à partir d'une approche classique de la conduite de projet : l'étude préliminaire des besoins, la finalité du projet (le quoi du projet ?) et les fondements du projet (le pour quoi ? le sens du projet ?), l'identification des partenaires, les objectifs généraux et spécifiques, les moyens et les ressources, la planification et la stratégie (communication interne et externe), l'évaluation (durant le projet et à la fin du projet) [3, 5, 7, 20].

Pour ne pas se limiter à une accessibilité réduite à des normes architecturales et législatives, il nous fallait construire un espace de rencontre cohérent avec l'exigence de la réalisation du projet.

## LA RENCONTRE DE L'ESPACE ET DU TEMPS, UNE INTERACTION ENTRE LE SINGULIER ET LE PLURIEL

S'astreindre à des interviews de la population et à leurs analyses peut paraître en dehors d'une approche collective du problème. Pourtant nous avons choisi une méthode volontairement socioconstructiviste et systémique pour nous construire une représentation de l'espace et du temps la plus fidèle du singulier et du particulier des individus considérés dans leurs contextes. Nous prenons en compte le fait que la réalité n'est pas unique, ni objective, ni donnée mais qu'elle est une construction du singulier et du sens collectif, en perpétuel mouvement [10]. L'ethnopsychiatrie et la dynamique des systèmes, l'analyse de contenu des témoignages permet d'accéder aux représentations en lien avec le fonctionnement institutionnel, social et culturel d'un groupe observé [12]. La construction de l'entretien dit compréhensif [11] s'est faite à partir de questions ouvertes ou "ouvrantes" réparties en trois temps : "Savoir et comprendre" correspond au passé de l'interviewé, à son histoire dans la commune. Cette rubrique fait référence au passé pour mieux appréhender le présent. "Évaluer et mesurer" sollicite les idées du moment présent en incitant l'interviewé à se livrer, à donner son opinion. "Se projeter et planifier" fait référence au futur avec un questionnement sur l'aptitude à l'anticipation [14]. Les douze étudiants sont allés à la rencontre de neuf personnes choisies par le comité de pilotage représentatives de la population. L'éloignement du site d'exploration et le peu de temps sur place nous ont obligés à restreindre notre nombre d'entretiens. Les promoteurs du projet sont bien conscients que le choix des entretiens n'est pas représentatif de tous les habitants de Lussac. Cependant ces interviews apportent une connaissance de la population et donnent des repères sur les attentes, les besoins, les priorités vis-à-vis de la question de l'accessibilité. Des paroles fortes de sens (entre parenthèses dans le texte) nous ont donné un puzzle de représentations qu'il a fallu rassembler par l'analyse pour mieux appréhender le quotidien de cette population interrogée. L'analyse des entretiens a permis de dégager quatre thématiques prioritaires :

- ***Accessibilité :*** Le manque d'accès, l'absence d'espaces accueillants et protecteurs conditionnent notre vie dès l'âge scolaire. La scolarisation pour tous dans l'école et le collège est maintenue uniquement grâce aux initiatives individuelles des enseignants et proviseur comme la mise à disposition de salle au rez-de-chaussée ou l'installation d'un outil informatique sans avoir une approche globale de la question. Le principal problème d'accessibilité soulevé par les entretiens est le trottoir. Dans la ville soit ils sont trop étroits, soit trop détériorés, soit inexistants. Par conséquent, l'accès à certains services tels que la banque, la poste, les commerces sont limités. *"Je me suis résigné à ne pas profiter de certains services de la ville, inaccessibles pour moi"*. L'accès à la ville est comparé à une *"aventure infernale quotidienne qui devient banale pour tout le monde"*.
- ***La vigilance et la sécurité :*** La circulation dans la ville devient dangereuse pour chacune des personnes. Là encore les habitudes diminuent la perception du danger. Certains marchent sur la route parce que les trottoirs sont impraticables, d'autres attendent un bus au bord de la route car il n'y a pas de lieu spécifique prévu ni d'éclairage de la zone. *"Quand un lieu n'est pas accessible, je préfère l'éviter..."*.
- ***Espace de vie pour tous :*** Les activités culturelles et associatives sont importantes dans le village. Une solidarité associative a permis d'intégrer dans les différentes activités des jeunes enfants en situation de handicap pour faire du dessin, de la musique (un triporteur adapté pour suivre le groupe de musicien tout en faisant de la trompette). Cependant, il reste encore un long chemin pour que cette initiative individuelle devienne collective.
- ***Citoyenneté et communauté :*** Le niveau d'isolement social est en lien avec la capacité d'accueil pour tous de la ville. Même s'il existe une véritable solidarité dans certains secteurs et une capacité d'adaptation de chacun pour rendre plus facile la vie des autres. *"Si la ville n'était pas un terrain d'aventure, je me sentirais plus accueilli"*. Les gestes de négligence au quotidien comme la voiture mal garée, la poubelle sur le trottoir, le massif de fleurs sur le passage sont autant de petits "rien" qui amènent un paysage peu accueillant pour certains : *"A force de ne plus voir ceux à qui nous ne donnons pas la place, nous ne savons plus faire de la place pour eux"*. Lorsque *"l'on est handicapé, on ne peut plus se permettre d'être spontané, tout est calcul pour nous mais aussi pour ceux qui nous accompagnent, [...] alors lorsque le lieu est un obstacle on fait demi-tour"*. La question est peut-être de savoir ce que nous faisons individuellement pour faciliter l'intégration de tous ?

La deuxième partie du travail s'est appuyée sur l'observation. Aux États-Unis, l'école de Chicago réintroduit le travail de terrain, l'observation participante et la place des acteurs en introduisant un *"coefficient d'humanité"* dans la recherche scientifique [9]. Malinowski dans son introduction du livre *"Les argonautes du pacifique occidental"* [16] souligne l'importance dans une démarche ethnographique de consacrer du temps à l'observation et à la description des circonstances dans lesquelles elle se fait pour permettre aux lecteurs de faire la part des choses entre ce qui émane de l'auteur et de son regard (interprétation) et ce qui vient réellement des populations observées. *"L'ethnographe est à la fois l'historien et son propre chroniqueur"* [16]. La commune a été découpée en cinq secteurs sur lesquels étaient répartis les professionnels et les étudiants. Lors de l'expertise, nous avons noté et pris en photo les dysfonctionnements, c'est-à-dire chaque élément qui ne rentrait pas dans les normes. Nous avons également tenu compte des obstacles permanents, semi-permanents et ponctuels (mauvais stationnement, pots de fleurs, poubelles...). Cette étude a donné lieu à des fiches rue par rue pour définir le dysfonctionnement, la réglementation et les propositions de transformation. Ce diagnostic en marchant a permis aux étudiants et aux professionnels de confronter les dires de la population à la réalité du terrain pour envisager des axes d'amélioration. Pour finaliser le travail, le document a été mis aux normes légales relatives au PAVE et déposé en décembre 2010 à la Mairie. La commune a voté le cahier des charges s'engageant résolument dans une perspective d'amélioration prenant en compte l'histoire et la particularité du lieu. La facilité d'accès, la mise en place d'espaces amples de circulation, la sécurité permettent un accueil de toute la population et une vie communautaire valorisante pour tous. En réfléchissant en amont de travaux sur la voirie, les responsables locaux ont une action citoyenne pour éviter des travaux publics qui pourraient s'avérer à terme des obstacles pour la population. La démarche est bien de favoriser la qualité de vie de tous les citoyens et d'éviter la stigmatisation et la mise à l'écart de certains. Un nouveau plan de circulation plus sécuritaire a été envisagé évitant le centre du bourg. Les traversées piétonnes et les parkings aux normes seront ajoutés dans les lieux de hautes fréquentations, enfin une zone de rencontre dont l'objectif est la création d'un espace public où la vie locale est développée et prépondérante en cohabitation entre les piétons et les véhicules.

Des projets sont actuellement à l'étude comme la construction d'une clinique de la santé avec l'accès à un regroupement de professionnels comme médecins, dentiste, masseur kinésithérapeute, ostéopathe, orthophoniste. Un jardin intergénérationnel, pensé par l'association : *"Lézards en Lussacais"*, montre la volonté de partage et de rencontre entre les anciens de la commune et les jeunes générations. Une étudiante du groupe d'origine a construit son mémoire autour de la mise en forme de ce nouveau projet d'activité communautaire.

* *
*

Au-delà de l'approche pédagogique, nous voyons d'autres intérêts dans l'expérience que nous menons depuis près de sept ans autour de la conduite de projet. Le premier, c'est le lien direct avec une forme méthodologique particulière de questionnement du quotidien et de compréhension des groupes sociaux : la recherche-action dont la finalité est le changement. *"Comprendre pour faire et faire pour comprendre"* représente le va-et-vient qui est le socle de la recherche-action [13]. Cette recherche se déplace à l'extérieur dans l'espace et le temps public. Il existe une interface entre la réalité et la réflexion, le terrain et le conceptuel. *"La recherche-action est éminemment pédagogique et politique. Elle sert l'éducation de l'homme citoyen soucieux d'organiser l'existence collective de la cité"* [1]. Cette inscription du chercheur dans la société décrite par R. Barbier correspond à une approche transversale, multiréférentielle et multidisciplinaire favorisant les allers-retours entre le particulier et le tout. La recherche-action est productrice d'une connaissance ordinaire qui dévoile sans cesse l'intelligence du social [15]. Cette approche fait écho avec l'approche systémique en ergothérapie qui prend en compte l'interaction personnes/environnement/activités [2, 6].

L'autre intérêt est l'ouverture vers une démarche en ergothérapie sociale. Ce travail nous a donné l'occasion de nous inscrire dans le champ de la prévention primaire en élaborant un contexte favorable à la mise en relation entre tous (altérité en reprenant les mots de P. Ricœur [21]) sans omettre l'aspect culturel du milieu de vie. Nous nous retrouvons dans un rôle qu'expérimente depuis une dizaine d'années l'ergothérapie brésilienne sous le nom d'ergothérapie dans le champ social. *"Le rôle d'articulateur social est devenu une possibilité dans le champ de l'action de l'ergothérapeute"* [9b, p. 186]. Aujourd'hui d'autres actions comme le diagnostic en ergothérapie dans l'expertise du milieu de vie chez la personne âgée ou les interventions auprès de CLIC ou de CCAS nous font entrevoir des perspectives en ergothérapie pour répondre aux problématiques médico-sociales de plus en plus complexes de la population. Pour amorcer ce changement, la conduite de projet et la recherche-action apportent une méthodologie rigoureuse en incluant la part d'humain qui nous permet de rester attentifs à l'Autre.

## BIBLIOGRAPHIE

[1] BARBIER R (1996). La recherche-action, Anthropos, *coll. ethnosociologie, Paris.* — [2] BELIO C, DESTAILLATS JM, MAZAUX JM (2007). Ergothérapie, handicap, lésion cérébrale : une synthèse transdisciplinaire du symptôme au symbole et à la construction du sens. In Etre cadre et manager dans le système de santé, *Sauramps médical, Montpellier.* — [3] BELLANGER L, COUCHAERE MJ (1999). Animer et gérer un projet, *ESF Editeur, Paris.* — [4] BORIOLI J. (2007) Handicap : de la différence à la singularité, Genève : *Editions Médecine et Hygiène, Suisse.* — [5] BOUTINET JP (1992) Anthropologie du projet, *PUF, Paris.* — [6] CAIRE JM, SAGAN JL (2009). La formation participative à travers la conduite de projet à l'Institut d'ergothérapie de Bordeaux, in Expérience en ergothérapie (22e série), *Sauramps Médical, Montpellier.* — [7] CAIRE JM, FRÉMAUX L (2010). La conduite de projet, un processus professionnalisant des futurs cadres de santé, in Soins Cadres, n° 76, novembre 2010, *Elvesier Masson, Paris, 54-7.* — [8] CAIRE JM, DAYRE E, DESTAILLATS JM, BELIO C (2011). Approche systémique de l'entretien en ergothérapie dans le cadre du maintien à domicile des personnes Alzheimer, in *Ergothérapie, n° 41, mars 2011, Solal, Paris, 53-7.* — [9] COULON A (1994). L'école de Chicago, *PUF, Collection "Que Sais-je ?", Paris.* — [9b] DIAS BARROS D, GALVANI D, MALFITANO AP (2011). Ergothérapie sociale : un chemin et non pas un modèle, in Journée Européennes et Francophones d'Ergothérapie, *ADERE, 23 et 24 mai 2011, Paris.* — [10] GHESELLE C (2005). L'approche systémique dans la gestion de projet, ou comment le simple advient dans le complexe, *Institut de Génie Décisionnel - http://iegd.institut.online.fr/ART10-CGheselle-gestion-projet-fr.htm (vu le 06/06/11).* — [11] KAUFMANN JC (2007). L'entretien compréhensif, *Armand Colin, Paris.* — [12] KORZYBSKI A (2007). Une carte n'est pas le territoire, Prolégomènes aux systèmes non Aristotéliciens et à la sémantique générale, *Edition de l'Eclat, Paris.* — [13] LEMOIGNE JL (2003). L'intelligence de la complexité, a et à deux mains : celle qui tient le pinceau et celle qui tient le ciseau, *L'éditorial du Réseau Intelligence de la Complexité.* — [14] LESAGE DE LA HAYE C (2010). Ecouter et entendre, au-delà du masque, intervention dans le cadre de la formation à la relation, *Institut d'Ergothérapie de Bordeaux.* — [15] MAFFESOLI M (1985). La connaissance ordinaire, précis de sociologie compréhensive, *Méridiens Klincksieck, Paris.* — [16] MALINOWSKI B (1989). Les Argonautes du Pacifique Oriental, Gallimard, Paris. — [17] MERCURE D (2005). L'analyse du social. Les modes d'explication, *Presses de l'université Laval, Montréal.* — [18] MOREL-BRACQ MC (2010). Les changements apportés au référentiel de formation : nouveautés et universitarisation, *in Ergothérapie, n° 40, décembre 2010, pp 15-19, Solal, Paris.* — [19] MOSCOWITZ A. (2005) Pilotage de projet et complexité, contribution 6e congrès *Européen de Sciences des Systèmes : 19 au 22 septembre 2005. http://www.afscet.asso.fr/resSystemica/Paris05/moscowitz.pdf (vu le 06/06/11).* — [20] NOCE T, PARADOWSKI P (2004). Elaborer un projet, guide stratégique, de l'intention à l'action, *Chronique sociale, savoir communiquer, Lyon.* — [21] RICOEUR P (1996). Soi-même comme un autre, *Points Essais, Seuil, Paris.* — [22] ZARIFIAN P (2002). La politique de la compétence et l'appel aux connaissances à partir de la stratégie d'entreprise post-fordiste, contribution au *colloque de Nantes du 13 décembre 2002. http://www.scoplepave.org/ledico/auteurs/zarifian (vu le 06/06/11).*

# LA PRATIQUE ERGOTHÉRAPIQUE DANS UN RÉSEAU DE SANTÉ : L'EXPÉRIENCE DU RÉSEAU HANDICAP MARTINIQUE

M. SOUBEYRAN[1], C. SOUCHET[1], L. ULRIC[2], V. NERO[3], P. RENE-CORAIL[4]

Les réseaux de santé en France se sont développés sur des thèmes et des pathologies très variées : diabète, hypertension, gérontologie, soins palliatifs... Inscrits dans le Code de la santé publique depuis 2002, les réseaux de santé, plateformes médico-sociales ambulatoires, ont pour objectif de favoriser l'accès aux soins, la coordination, la continuité ou l'interdisciplinarité des prises en charges sanitaires et d'assurer un accompagnement adapté aux besoins de la personne (comprend l'éducation à la santé, la prévention, le diagnostic et les soins) [1].

Le Réseau Handicap Martinique (raph972) est issu de la réflexion d'un groupe pluri professionnel du Centre hospitalier Universitaire de Fort-de-France de 2005 à 2006 qui a travaillé sur la problématique des retours au domicile. Le Réseau a été créé en 2007 avec, en parallèle, la mise en place d'une prestation d'ergothérapie à domicile pour les personnes présentant des limitations d'activités et des restrictions de participation. Il est un réseau de santé ville-hôpital ayant pour objectif de favoriser le maintien à domicile des personnes adultes en situation de handicap. Il est un élément du dispositif sanitaire pour accompagner le projet de vie des patients vivants sur le territoire. L'équipe interdisciplinaire est composée d'un médecin coordonnateur, d'un cadre coordonnateur, de 2 ergothérapeutes, d'une assistante de service social et d'une secrétaire. Les interventions s'effectuent sur tout le territoire Martiniquais. Cette région correspond à un territoire sanitaire divisé en 4 territoires de proximité sur lesquels intervient notre réseau. Les différents types de problématiques de santé publique sont : la transition épidémiologique rapide depuis quelques décennies des maladies aiguës vers les maladies chroniques génératrices de handicaps et le vieillissement rapide de la population qui pose la question de la dépendance. Ces phénomènes ont un impact social et économique important au niveau de la cohésion sociale, de la place et du rôle des solidarités familiales et de leurs interactions avec les professionnels.

Les usagers sont signalés au Réseau par tout médecin ou professionnel de santé qui devient automatiquement adhérent au réseau de ce fait. Nous comptons dans nos adhérents : 62 médecins généralistes libéraux, 29 médecins hospitaliers, 3 neurologues libéraux, 21 assistantes sociales, 13 kinésithérapeutes (libéraux et salariés), 11 infirmiers diplômés d'état libéraux, 10 ergothérapeutes (en institution) et 4 orthophonistes exerçant en libéral.

---

[1] Ergothérapeutes
[2] Cadre supérieur de santé, coordonnateur administratif
[3] Assistante sociale
[4] Médecin MPR coordonnateur du réseau, Réseau Handicap Martinique (raph972) - 45, bd Amilcar Cabral - 97200 Fort-de-France, Martinique

Durant l'année 2010, 197 personnes ont été signalées au réseau par ces professionnels ; le ratio homme/femme est de 1/2 et l'âge moyen des personnes suivies est de 62,7 ans. Les ergothérapeutes assurent l'interface entre les patients et les différents intervenants (médicaux, sociaux, revendeurs de matériel médical, professionnels du bâtiment, organismes de logement sociaux, services administratifs) afin d'accompagner le projet de vie du patient et de le mener à terme. Cela passe aussi, selon les besoins et sur prescription médicale, par une prise en charge rééducative visant au maintien et à la restauration de l'autonomie de l'usager.

Au sein du réseau, l'ergothérapeute a donc un rôle interventionnel dans l'environnement et dans l'aboutissement du projet de vie du patient en créant une étroite collaboration avec les différents intervenants. La mission de l'ergothérapeute comporte 2 axes principaux : améliorer la fluidité du parcours ville-hôpital et accompagner le projet de vie du patient jusqu'à sa réalisation.

Nous avons voulu objectiver les relations et les échanges de l'ergothérapeute avec les intervenants au travers d'une analyse des dossiers traités durant l'année 2010, dans l'objectif de vérifier les liens avec les professionnels médicaux et paramédicaux et d'analyser le rôle fédérateur de l'ergothérapeute avec les aidants naturels et les aidants professionnels afin de faire aboutir le projet du patient.

## MATÉRIEL ET MÉTHODE

En 2010, les ergothérapeutes sont intervenus auprès de 122 sur 192 usagers signalés au Réseau. Une étude rétrospective a été réalisée sur ces 122 situations. D'abord, par un recueil des données dans les dossiers, car toutes les interventions (appels téléphoniques, entretiens, courriels, courriers...) sont annotées dans le dossier du patient. Nous avons ensuite eu un entretien téléphonique avec les usagers dont nous n'avions pas eu de nouvelles sur l'avancée de leurs projets (26 au total).

Les données recueillies étaient quantitatives (ex. nombre d'intervenants contactés par patient).

Afin de répondre à notre hypothèse concernant le rôle interventionnel de l'ergothérapeute : les indicateurs de processus sont le nombre et la diversité des intervenants contactés par l'ergothérapeute. Par "contact" nous entendons : soit un entretien téléphonique, soit un échange par courrier, soit un échange par courriel, soit un entretien direct. L'indicateur de résultat est le taux d'aménagements réalisés. Pour chaque usager, nous avons répertorié les principaux intervenants ou organismes que l'ergothérapeute a contacté dans le but de mener à bien le projet du patient :

| Médecins | Paramédicaux | Aidants familiaux | Autres intervenants |
|---|---|---|---|
| 1. Hospitaliers | 1. Ergothérapeutes | 1. Fratrie | 1. Revendeurs |
| 2. Libéraux | 2. Kinésithérapeutes | 2. Conjoints | 2. Services Médico-Sociaux |
| | 3. Infirmiers Diplômés d'Etat | 3. Parents | 3. Professionnels du bâtiment |
| | 4. Orthophonistes | 4. Enfants | |

Les médecins hospitaliers comprennent les professionnels exerçant au Centre Hospitalier Universitaire de Fort-de-France, en Soins de Suite et de Réadaptation et dans les hôpitaux locaux de Martinique. Les médecins libéraux comprennent les médecins traitants et les neurologues.

Le personnel paramédical inclut les ergothérapeutes des institutions (Centre Hospitalier Universitaire, Soins de Suite et de Réadaptation, hôpitaux de proximité, services médico-sociaux et Maison Départementale des Personnes Handicapées), les kinésithérapeutes du Centre Hospitalier Universitaire et ceux exerçant en libéral, des infirmiers et des orthophonistes exerçants en libéral.

En plus de la division par fratrie, conjoint, parents, enfants, nous avons réalisé une sous-classification des aidants familiaux selon leur sexe.

Dans “autres intervenants”, nous avons dissocié les revendeurs, les services médico-sociaux (Assistantes sociales, Associations, Réseaux de santé, Service d’Accompagnement Médico-Social pour Adultes Handicapés…) et les professionnels du bâtiment (entrepreneurs, sociétés Habitation à Loyer Modéré, opérateur social, Conseil d’Architecture d’Urbanisme et de l’Environnement, Mairies).

Nous avons ensuite listé les préconisations émises et les réalisations effectives.

| **Préconisations** | **Réalisations** |
|---|---|
| 1. Aides techniques | 1. Projet en cours ou en partie |
| 2. Aménagement logement | 2. Projet suivi et réalisé |
| 3. Relogement | 3. Changement de projet |
| | 4. Réorientation vers autre organisme |
| | 5. Décédé |

Un recueil des données a été fait sous forme de tableaux avec les différents types d’intervenants contactés pour chaque patient suivi. Il s’agit du nombre d’intervenants contactés et non du nombre de communications totales avec ces différents intervenants.

## RÉSULTATS

Après l’analyse rétrospective des dossiers des 122 patients sur l’année 2010, des échanges ont eu lieu en moyenne avec 4 personnes différentes par patient (432 personnes contactées pour 122 patients). Les personnes avec lesquelles nous avons été le plus en lien étant : les revendeurs de matériel médical qui représentent 22 % des échanges totaux, les médecins hospitaliers (18 %), les services médico-sociaux (13 %), les ergothérapeutes des institutions (10 %), les aidants familiaux (enfant 10 %) et les professionnels du bâtiment (6 %) (fig. 1).

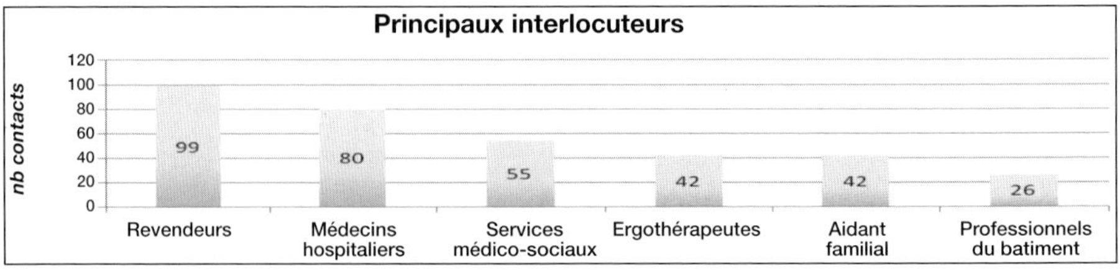


*Fig. 1 : Principaux intervenants contactés au moins une fois sur les 122 dossiers*

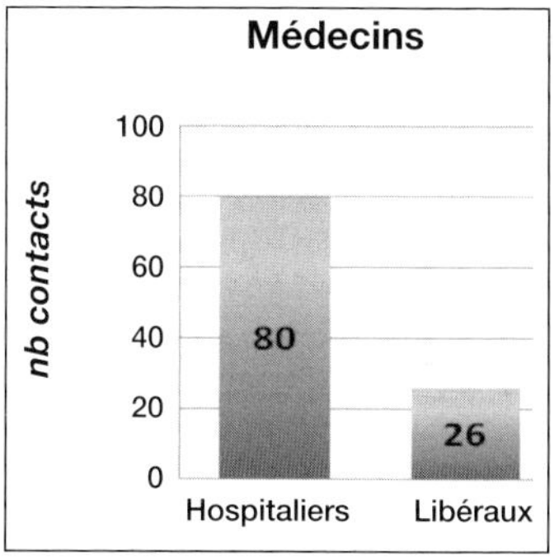


Le lien avec les médecins se fait pour 75 % avec ceux des services hospitaliers (Centre Hospitalier Universitaire, Soins de Suite et de Réadaptation et hôpitaux de proximité) (fig. 2). Les médecins libéraux incluent les médecins traitants et les neurologues.

*Fig. 2 : Nombre de médecins contactés au moins une fois sur les 122 dossiers, selon leur lieu d'exercice*

Les collègues ergothérapeutes des institutions arrivent en tête parmi les paramédicaux avec lesquels nous avons échangé le plus souvent (fig. 3). Les kinésithérapeutes, les infirmiers et les orthophonistes exerçant en libéral comptent également parmi les professions paramédicales avec lesquelles nous collaborons.

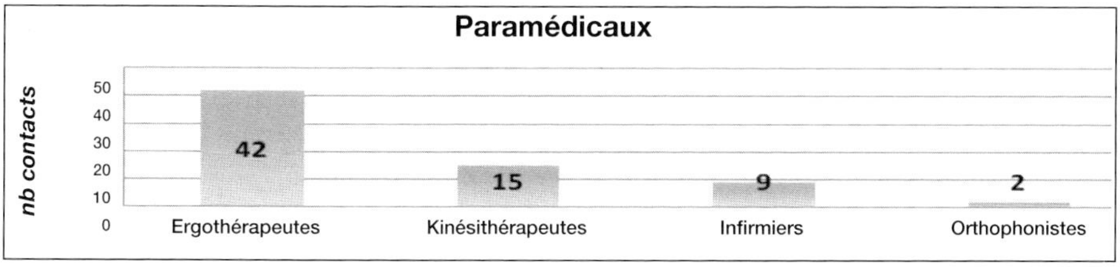


*Fig. 3 : Nombre de paramédicaux contactés au moins une fois sur les 122 dossiers*

Les enfants représentent 54 % des aidants familiaux avec qui nous échangeons le plus régulièrement (fig. 4). Il s'agit de la catégorie la plus souvent présente et sollicitée dans l'accompagnement du projet de vie des usagers.

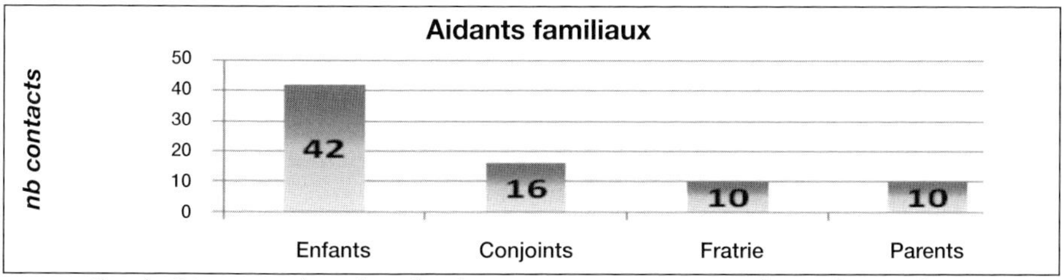


*Fig. 4 : Répartition des aidants familiaux contactés au moins une fois sur les 122 dossiers*

Dans l'ensemble 82 % des aidants familiaux sont des femmes (fig. 5). Les filles (38 %) et les épouses (11 %) représentent le plus souvent la personne ressource de la famille.

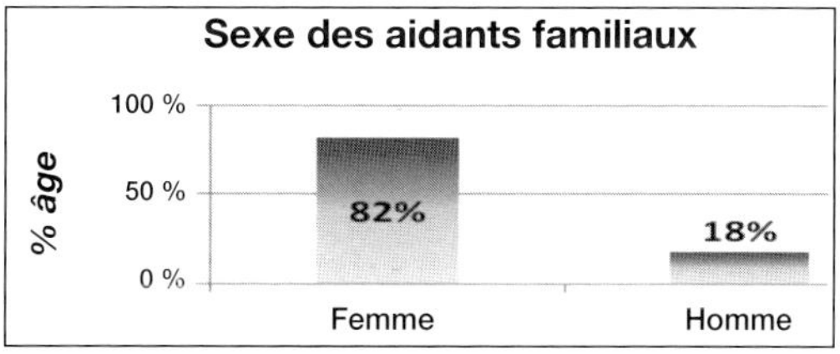


*Fig. 5 : Répartition des aidants familiaux selon le sexe*

Nous avons effectué 158 préconisations pour les 122 patients suivis. Elles sont regroupées en 3 catégories principales : aides techniques, aménagement du logement et relogement (fig. 6). Nous remarquons que 55 % de nos préconisations sont du domaine de l'aide technique et que 40 % portent sur l'aménagement du domicile. Les aides techniques préconisées majoritairement sont : les aides pour le traitement (coussins et matelas anti-escarre), aides pour les soins personnels et la protection (rehausseurs de WC, sièges de bain, chaises de douche), aides pour la mobilité personnelle (lève-personnes, cannes, déambulateurs, fauteuils roulants manuel et électriques, aménagements de voiture), aides pour les activités domestiques (couverts adaptés, assiettes à butée), aides pour les aménagements et adaptations des maisons (barre d'appui, monte-escalier, plates-formes élévatrices), aides pour la communication (synthèses vocales), aides pour manipuler produits et biens (aides pour ouvrir les bouteilles et boîtes, sets antidérapants, systèmes de contrôle de l'environnement).

Les conseils en aménagement de domicile portent essentiellement sur la salle de bain, l'accès au domicile, la chambre, les espaces de circulation intérieurs et extérieurs.

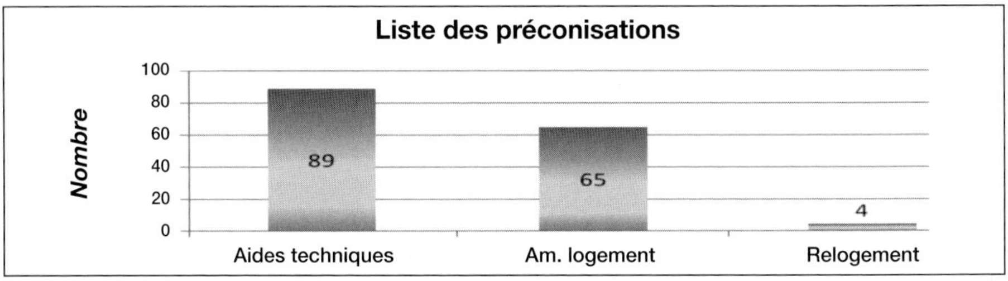


*Fig. 6 : Répartition des types de préconisations émises par l'ergothérapeute*

Toutes nos préconisations font partie d'un projet d'intervention personnalisé. Nous notons que la moitié (49 %) des projets de 2010 sont encore en cours ou en partie réalisés (fig. 7). Un peu moins d'un quart (22 %) des projets sont en totalité réalisés. Nous relevons que plus de 15 % des projets initiaux ont été changés (aggravation ou amélioration de la pathologie, plus d'adhésion au projet initial…) et 3 % des patients sont décédés.

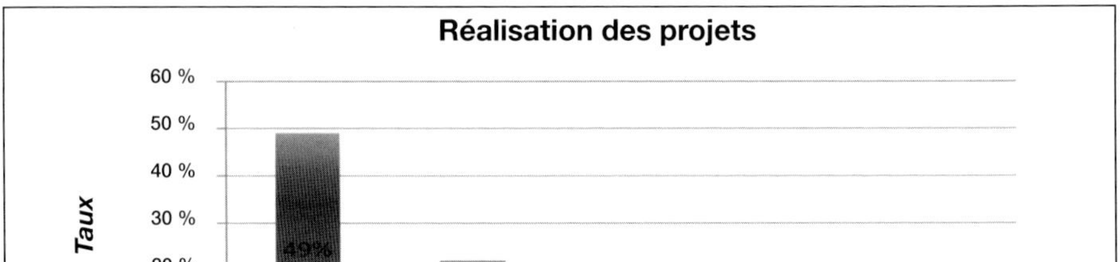


*Fig. 7 : Répartition des réalisations effectives des projets*

## DISCUSSION

L'ergothérapeute du Réseau Handicap, en tant que professionnel d'une équipe interdisciplinaire, joue un rôle essentiel à la construction du projet de vie en fédérant les différents intervenants autour de l'usager. Les liens avec les professionnels médicaux et paramédicaux sont effectifs et efficaces aussi bien avec les structures hospitalières qu'avec les professionnels libéraux. Cela démontre bien l'implication de l'ergothérapeute dans l'amélioration de la fluidité du parcours de soins ville-hôpital. Les médecins hospitaliers et les ergothérapeutes des institutions, notamment du Centre Hospitalier Universitaire et des Soins de Suite et de Réadaptation de Martinique sont des collaborateurs fiables, désormais bien identifiés avec lesquels la communication est efficiente. Certains professionnels nous signalent plusieurs patients par mois surtout ceux exerçant au sein des structures de Soins de Suite et de Réadaptation. Cela s'explique par le fait que le retour à domicile doit souvent, à ce stade-là, être accompagné pour être mené à terme et que les équipes en institution n'ont pas l'opportunité de prolonger leur accompagnement au-delà de la durée d'hospitalisation du patient. Les échanges avec les médecins traitants bien que moins nombreux sont nécessaires du fait de l'émergence de leurs rôles dans la coordination et l'organisation du "parcours de soins du patient" [4]. La collaboration effective avec eux devrait donc s'intensifier dans les mois à venir notamment avec la mise en place d'un dossier de soins commun à tous les intervenants paramédicaux au domicile, qui est un des objectifs du Réseau handicap.

Les échanges avec les aidants familiaux sont également un élément primordial dans l'avancée du projet du patient [6, 7]. Les membres de la famille, et surtout les filles et les épouses sont les principales personnes ressource dans le maintien du lien familial et dans l'esprit de solidarité. Il est intéressant de noter la place prépondérante de l'aidante familiale "féminine". Dans notre société comme dans l'ensemble des sociétés humaines la place des femmes est importante dans l'aide aux personnes fragiles.

Nous rencontrons souvent des situations où l'aidant familial s'épuise ; c'est pourquoi l'aide aux aidants naturels fait aussi partie des objectifs du réseau. Par exemple afin d'améliorer leur qualité de vie, le réseau organise des séjours de répit permettant à l'aidant de "souffler".

Les revendeurs de matériel médical sont les professionnels avec lesquels nous avons le plus de contacts. Cela s'explique par le fait que les préconisations en aides techniques sont majoritaires (1 préconisation sur 2) et que pour un même patient nous devons parfois contacter plusieurs revendeurs afin de réaliser des essais des aides techniques. Par ailleurs, le montage des dossiers de financement auprès de la Maison Départementale des Personnes Handicapées impose la mise en concurrence des revendeurs ce qui nous oblige à multiplier les contacts pour les demandes de devis. Les revendeurs sont donc des partenaires indispensables aux ergothérapeutes lors du choix et des essais d'une aide technique grâce à la mise à disposition du matériel adéquat pour validation avant achat. Cette collaboration montre bien le rôle d'accompagnement du projet de vie du patient jusqu'à sa réalisation.

Il est à noter le rôle d'accompagnement réalisé par l'ergothérapeute qui organise le "tissage" des liens entre les différents intervenants institutionnels et libéraux et assure le suivi de projet. La fonction d'accompagnement individualisé vise la continuité de la prise en charge du patient et, dans l'idéal, l'aboutissement de son projet [5, 8]. Pour assurer cela l'ergothérapeute cherche donc à améliorer la coordination et la coopération des intervenants. La circulation des informations est essentielle, aussi, la communication et l'entretien de bonnes relations interpersonnelles est au cœur de sa mission au sein du Réseau [4]. L'ergothérapeute doit, en outre, avoir une très bonne connaissance du tissu sanitaire et social du territoire couvert par le réseau.

Cette coordination se déroule dans le cadre de l'équipe du Réseau qui est interdisciplinaire centrée sur la personne. Avec la mise en conformité du projet thérapeutique en relation avec le projet de vie du patient, les professionnels du réseau interviennent à 3 niveaux différents : au niveau individuel du patient avec son entourage et les professionnels en charge des soins et de son accompagnement, au niveau structurel avec les établissements et services sanitaires et médico-sociaux qui ont en charge l'évaluation des besoins et le suivi sanitaire des patients (ex : Centre Hospitalier Universitaire, Soins de Suite et de Réadaptation...) et au niveau institutionnel, local ou national, avec les décideurs et/ou financeurs du système de santé (ex : Maison Départementale des Personnes Handicapées) [4].

Ce travail en réseau avec les acteurs de santé implique une nouvelle culture : l'interdisciplinarité. *"L'interdisciplinarité est l'art de travailler ensemble, en synergie et en interaction. Elle est un moyen plutôt réservé aux problèmes complexes que génère de plus en plus souvent le progrès médical avec une forte intrication des problématiques sociales, médicales, psychologiques et éthiques et sous entend un véritable interfaçage entre le secteur hospitalier et le domicile, entre champ sanitaire et médico-social, entre action de prévention et de réinsertion-réadaptation. La condition sine qua non pour que cette réorganisation interfacée soit effective est le développement d'une nouvelle compétence : la coordination. Les réseaux de santé sont la matérialisation de cette fonction de coordination"* [2].

Par ailleurs, la plupart des accompagnements s'inscrivent dans la durée. Nous avons vu dans les résultats qu'après une année, la moitié des projets sont encore en cours. Ceci signifie que le travail de mise en lien se fait sur du long terme. Le suivi des dossiers est une partie importante du travail au Réseau, rares sont les situations trouvant une solution après une première évaluation des besoins à domicile.

## L'ERGOTHÉRAPEUTE : UN "GESTIONNAIRE DE CAS" ?

Une vision récente et héritée du monde anglo-saxon favorise l'émergence actuelle de nouvelles fonctions de type "case management" ou gestion de cas. Ce terme de gestion peut être défini en santé comme l'ensemble des fonctions assurées par un "case manager" chargé de coordonner les besoins, la stratégie, les interventions auprès des différents intervenants [3]. "Le gestionnaire de cas réalise une évaluation approfondie des besoins du patient, planifie les services nécessaires, arrange l'accès du patient aux services, organise l'aide, effectue un suivi et réévalue le cas échéant les besoins et le plan d'aide. Il n'est pas un simple intermédiaire entre le patient et les services, mais il est activement et directement impliqué dans la réalisation de ces dernières" [4].

L'ergothérapeute au domicile identifie les besoins, sollicite les ajustements, propose des solutions, en d'autres mots effectue une expertise. Au vu des missions que l'ergothérapeute du réseau exerce, ses fonctions sont à rapprocher de celle du "case manager". En outre, l'ergothérapeute, de par son approche écologique et systémique des situations, se positionne d'emblée à l'interface entre la personne et son environnement [5].

* *

*

L'ergothérapeute du réseau Handicap Martinique s'épanouit dans le cadre d'un fonctionnement au sein d'une équipe interdisciplinaire de coordination à domicile qui pratique un soutien actif afin de mobiliser des ressources concrètes facilitant la mise en œuvre des soins au domicile et l'aboutissement des projets des usagers. L'ergothérapeute représente ainsi l'interface entre l'usager et les acteurs de terrain garants du bon déroulement du projet. Pour cela il multiplie les collaborations avec de nombreux interlocuteurs du champ sanitaire et social mais aussi des aidants familiaux. L'aidant familial reste le partenaire majeur de l'organisation du projet de vie, les femmes étant les plus présentes aux côtés des personnes handicapées.

L'aide aux aidants professionnels est également assurée par la liaison réalisée par les professionnels du réseau entre les paramédicaux et les médecins prescripteurs. Le réseau est un relais, un appui pour les professionnels de santé qui y adhèrent.

Les réseaux de santé en tant qu'équipes de coordination gagneraient à inclure plus fréquemment les services d'ergothérapeutes qui intègrent dans leur culture professionnelle l'évaluation des besoins dans une vision holistique de la personne et qui sont à même d'assurer un rôle d'interfaçage entre un individu et son environnement favorisant ainsi la réalisation du projet de vie.

## RÉSUMÉ

Le réseau Handicap Martinique à pour objectif le maintien à domicile des personnes adultes en situation de handicap. Pour mener à bien cette mission, la coordination auprès des différents professionnels doit être efficace. Les ergothérapeutes du Réseau Handicap Martinique, montrent au travers d'une étude objectivant les différents échanges avec les intervenants extérieurs, l'importance de leur rôle fédérateur dans la mise en place du projet du patient.

## BIBLIOGRAPHIE

[1] Loi N° 2002-303 du 4 mars 2002 relative aux droits des malades et à la qualité du système de santé *J.O. 5 mars 2002.* [2] AUBRY R (2008). Le travail en réseau : de nouvelles pratiques, de nouvelles fonctions, une nouvelle culture : quelles formations Médecine palliative - *Soins de support - Accompagnement – Éthique, 7, 234-7.* — [3] BALDWIN T, FISHER T (2005). Case management: Entry-level practice for occupational therapist? *In : TCM July/august 47-51.* — [4] BLOCH MA, HENAUT L, SARDAS JC, GAND S (2011). La coordination dans le champ sanitaire et médico-social, enjeux organisationnels et dynamiques professionnels, Etude réalisée pour la fondation Paul Bennetot par le *Centre de Gestion Scientifique de Mines-Paris Tech, février 2011.* — [5] COEUR-LARREURA M, MALIFARGEB M, LEFEBVREC G (2010). Des difficultés de sortie du centre de Rééducation et de réadaptation fonctionnelles… au projet de vie. Quel accompagnement en ergothérapie pour trouver le sens de la sortie ? *In : Journal de Réadaptation Médicale 30: 25-31.* — [6] DAVIN B, PARAPONARIS A, VERGER P (2005). Facteurs démographiques et socio-économiques associés aux besoins d'aide des personnes âgées vivant à domicile : une étude à partir de l'enquête Handicap-Incapacités-Dépendance, *In Rev Epidemiol Santé Publique, 53; 509-24.* — [7] JOING JL (2004). Handicap et projet de vie, *In : EMC-Podologie Kinésithérapie, 165-72.* — [8] MINO JC (2004). Quel rôle au domicile pour les équipes de coordination des réseaux de soins palliatifs ? *Med Pal 3: 263-7.*

# CRÉATION D'UN SERVICE "CONSEIL HANDICAP" POUR PERSONNES HANDICAPÉES DE KINSHASA (COMMUNE DE LA GOMBE) EN RÉPUBLIQUE DÉMOCRATIQUE DU CONGO (RDC)

D. DE CRITS*, P. CASTELEIN*

## SITUATION-PROBLÉMATIQUE

La République Démocratique du Congo (RDC) émerge progressivement d'un violent conflit qui a duré cinq longues années. La situation socio-économique y reste très précaire avec pour conséquence une montée de la criminalité. Celle-ci génère à son tour une forte insécurité auprès de la population déjà très fragilisée. La guerre a en effet laissé derrière elle des hommes gravement mutilés, des femmes meurtries par des agressions sexuelles violentes ainsi que des enfants orphelins complètement démunis ayant été, pour la plupart d'entre eux, enrôlés de force dans les conflits armés. Les séquelles psychologiques qui s'ensuivent sont dramatiques.

Kinshasa, capitale d'à peu près 10 millions d'habitants, n'échappe pas à ce cahot et cette pauvreté. La ville bat à un rythme trépidant et est sans cesse plongée dans une atmosphère où désordre et précarité sont synonymes de corruption et violence. La vie pour les adultes et les familles nombreuses y est particulièrement rude et difficile et les enfants sont livrés à eux-mêmes. La "débrouille" et les combines restent dès lors bien souvent les seules issues pour tenter de survivre. Les soins de santé coûtent très chers et le patient doit en assumer tous les frais (médicaments, appareillage orthopédique, fauteuil roulant...). Six millions de Congolais vivent des situations de handicap et ce chiffre représente environ 10 % de la population congolaise estimée à 64 millions d'habitants dont 47,2 % ont moins de 15 ans *(source : M^me^ Ikondo Djoko, conseillère chargée des personnes handicapées auprès du Ministre congolais des affaires sociales).*

Dans ce contexte, la situation des personnes handicapées physiques demeure très vulnérable. A cela s'ajoutent d'autres variables :

- Le profil du professionnel de la santé émerge totalement du modèle médical sans ouverture réelle vers d'autres modèles d'orientation plus éducationnel et bio-psychosocial ;
- L'approche culturelle du handicap est fortement éloignée de celle préconisée par l'OMS au travers de la CIF ;
- Le manque de ressources matérielles et scientifiques freine considérablement la possibilité pour le soignant de faire évoluer ses compétences professionnelles. Les livres et articles de références sont rares et dépassés. Le matériel médical et de rééducation est désuet et complètement obsolète ;

---

* Ergothérapeute, HELB Prigogine, Avenue Besme, 97 - 1190 Bruxelles - Belgique

- Les principaux acteurs de la réadaptation sont des kinésithérapeutes dont l'action s'oriente essentiellement vers la rééducation des membres inférieurs ;
- L'absence d'ergothérapeutes : ces derniers pourraient cependant offrir une nouvelle façon d'appréhender le handicap en mettant l'accent sur l'interaction avec l'environnement et la limitation de la participation de la personne. Dans cette perspective, la personne serait encouragée à retrouver ou développer des habitudes de vie ainsi que des activités lui permettant d'intégrer activement la vie sociale et de contribuer aux ressources de la famille.

Sur base de ce constat, il nous semblait intéressant de construire un projet de collaboration dont l'objectif général serait d'une part la création d'un service "Conseil Handicap" et d'autre part le renforcement des compétences des kinésithérapeutes congolais pour mieux aborder les besoins des personnes handicapées.

## LES PARTENAIRES

La *Haute Ecole Libre de Bruxelles* (HELB) Il y a Prigogine : la section ergothérapie est principalement concernée par le projet. Sur place, l'audit de la situation nous confirmera que les compétences des ergothérapeutes s'avèrent utiles :
- Pour apporter une réflexion et un éclairage au niveau de l'organisation de la vie journalière ;
- Dans la création et l'élaboration d'aides techniques ;
- Au niveau du conseil d'aménagements du domicile qui faciliterait les déplacements et les tâches quotidiennes ;
- Pour sensibiliser les soignants à davantage intégrer la rééducation du membre supérieur dans leurs interventions.

Ces compétences ne sont pas développées dans le cursus de formation des professionnels de la santé kinois étant donné que la formation d'ergothérapie est inexistante en RDC.

Le *Centre International pour la Promotion de l'Afrique* (CIPA) est actif depuis 2007 dans le renforcement des capacités des Africains au service de leur population. Le CIPA est un partenaire central dans le démarrage du projet car il agit en tant que principal intermédiaire auprès des autorités ministérielles de santé ainsi que médiateur entre les institutions de Kinshasa et notre HELB I. Prigogine. Il assure également la logistique locale.

L'*Union des Kinésithérapeutes Congolais* (UKC) agit depuis plus de 30 ans au niveau de la promotion de la profession. Cette ASBL investit également au niveau de la formation continue et c'est à ce titre qu'elle devient notre principale ressource quant à la sélection et la formation des professionnels qui intégreront le service "Conseil Handicap".

Le *Centre de Rééducation pour Handicapés Physiques* (CRHP) est une référence en RDC en matière de réadaptation physique pour personnes handicapées. C'est au cœur même de ce centre que le futur siège du service "Conseil Handicap" va se développer. Le CRHP accueille des enfants et des adultes qui présentent des incapacités physiques de natures et origines très diverses : troubles de développement de l'enfant (IMC), problèmes neurologiques, orthopédiques, troubles sensoriels...

Le CRHP propose les services sur le plan médical : consultation médicale ; hospitalisation, chirurgie orthopédique ; rééducation fonctionnelle (kinésithérapie, mécanothérapie, physiothérapie) ; atelier de réalisation d'orthèses et de prothèses du membre inférieur, de chaussures orthopédiques ; atelier de réalisation de lunettes médicales ; atelier de réalisation d'aides à la locomotion (tricycles). Sur le plan social, elle offre pour les enfants un suivi des familles et aides à l'orientation scolaire ; pour les adultes, des actions d'alphabétisation et d'apprentissage d'activités professionnelles (couture, restauration).

Cette description illustre que ce centre a déjà une vocation à améliorer la participation sociale des personnes handicapées et par conséquent, il est tout à fait ouvert à collaborer au projet.

## LES DIFFÉRENTS AXES DU PROJET

### Axe "Conseil Handicap"

- Identification des difficultés de vie à Kinshasa et des besoins de la population qui entravent, notamment, les habitudes de vie ;
- Identification des ressources ;
- Identification des axes prioritaires à développer afin d'améliorer la qualité de vie des personnes handicapées en matière d'éducation, conseils et développement des aides techniques adaptées aux ressources disponibles.

*Sur base de l'existant :*

- Conseiller les personnes et leur famille afin de les aider à trouver des solutions pratiques qui faciliteraient leurs tâches quotidiennes et l'accessibilité à leur environnement ;
- Proposer des moyens alternatifs dans la réalisation de certaines activités :
- Faciliter l'intégration scolaire des enfants en proposant des aménagements (positionnement de l'enfant en classe, adaptation du matériel…) ;
- Participation à l'intégration professionnelle en évaluant les aptitudes d'une personne handicapée et en les confrontant à l'analyse des exigences de l'activité professionnelle.
- Prise de contact avec les autorités locales : cette approche est indispensable dans le contexte de Kinshasa. Elle permet d'ouvrir le dialogue, d'officialiser le projet tout en augmentant les chances de le développer.

### Axe pédagogique

- Sensibiliser tous les acteurs locaux de l'intérêt de la création de ce type de service ;
- Organisation de cycles de formation auprès des kinésithérapeutes congolais. L'objectif de cet axe consiste d'une part à sensibiliser ces soignants à la participation sociale de la personne handicapée afin qu'ils adaptent leurs interventions en fonction de son mode de vie et de la nature de son environnement, et d'autre part, à développer de nouvelles compétences (améliorer la participation sociale des personnes handicapées, changer le regard face au handicap).

### Axe communautaire

- Mise en place d'un atelier de confection d'aides techniques et de petits appareillages orthopédiques du membre supérieur (orthèses de repos, de correction, fonctionnelles…) ;
- Création d'un véritable réseau local par la mise en place d'actions. Le but étant de promouvoir la sensibilisation aux besoins de la personne handicapée et d'étendre, au-delà de Kinshasa, le projet qui vise le développement des compétences des intervenants ;
- Adaptation des technologies aux ressources matérielles et financières locales.

### Population cible

*A court terme :*

- Environ 500 personnes handicapées et leur famille fréquentant le CRHP pourraient bénéficier directement du service "Conseil Handicap" ;
- Une petite trentaine de kinésithérapeutes suivrait la formation pour intégrer ensuite le service "Conseil Handicap". Par la suite, ils deviendraient à leur tour "formateurs" auprès de leurs pairs en transférant leur savoir et savoir-faire ;
- Le centre CRHP qui deviendrait un centre de référence et de formation ;

*A plus long terme :*

- Les professionnels qui bénéficieront de la transmission des compétences acquises par leurs collègues ayant suivi la formation initiale ;
- Les institutions au-delà de la commune de la Gombée qui seront progressivement sensibilisées à la méthodologie mise en place afin de créer à leur tour un service "Conseil Handicap" ;
- Les autorités locales qui devraient prendre conscience progressivement de la nécessité d'agir sur l'environnement ;
- La population congolaise dans son ensemble, dont l'approche culturelle du handicap devrait pouvoir évoluer vers une réelle intégration des personnes handicapées au sein de la vie communautaire.

## LES RETOURS D'EXPÉRIENCE DE NOTRE PREMIÈRE INTERVENTION

Seront abordés dans l'exposé du 7 octobre 2011, la méthodologie mise sur pied et vue au travers des contacts et réalités de terrain ainsi que la planification des formations à Kinshasa ainsi que des stages à Bruxelles.

* *
*

Une telle expérience, aussi passionnante soit-elle, n'en est qu'à ses débuts mais elle montre à suffisance l'importance que peuvent jouer les ergothérapeutes dans le cadre de la santé communautaire des pays africains. Cette expérience en appellera d'autres…

## RÉSUMÉ

Face à des problèmes criant de santé publique dans un pays proche du cahot, la *Haute Ecole Libre de Bruxelles* (HELB) I. Prigogine au travers sa section ergothérapie devient partenaire d'un vaste projet "service Conseil-Handicap" pour des personnes handicapées de Kinshasa. A ce stade, il s'agit d'identifier les difficultés de vie, les ressources et les axes prioritaires à développer afin d'améliorer la qualité de vie :

Une expérience hors du commun…

## BIBLIOGRAPHIE

ORGANISATION MONDIALE DE LA SANTÉ (2001), Classification Internationale du Fonctionnement, du handicap et de la santé ; *Genève, Suisse.* — ORGANISATION MONDIALE DE LA SANTÉ (2007). Classification Internationale du Fonctionnement, du handicap et de la santé – *EA, version pour Enfants et Adolescents ; Genève, Suisse.* — ORGANISATION MONDIALE DE LA SANTÉ (2006). Enquête sur les facteurs de risque des maladies non transmissibles à Kinshasa, capitale de la RD Congo selon l'approche STEP, *Rapport d'analyse, novembre 2006.* — MINISTÈRE DU PLAN AVEC LA COLLABORATION DU MINISTÈRE DE LA SANTÉ (2008). Enquête démographique et de santé en RDC 2007, Kinshasa, RDC, *Macro International Inc., Calverton, Maryland, USA, Août 2008.*

# EDUCATION THÉRAPEUTIQUE ET POLYARTHRITE RHUMATOÏDE : LA PLACE DE L'ERGOTHÉRAPEUTE

A. DONJON*, M. PIPERNO**

En France, on estime que 15 millions de personnes, soit près de 20 % de la population, sont atteints d'au moins une maladie chronique. Selon l'Organisation Mondiale de la Santé, une maladie chronique est définie comme *"un problème de santé qui nécessite une prise en charge sur une période de plusieurs années ou plusieurs décennies"*. Les maladies chroniques se caractérisent par une origine organique, cognitive ou psychologique ; une ancienneté de plusieurs mois voir plusieurs années et un retentissement sur la vie quotidienne du sujet (activités de la vie quotidienne, vie sociale, etc.). La polyarthrite fait partie des maladies chroniques les plus fréquentes. En France, elle touche 200 000 personnes, soit 0,3 % de la population. La loi du 9 août 2004 prévoit la mise en place d'un *"plan pour l'amélioration de la qualité de vie des personnes atteintes de maladie chronique 2007-2011"* qui laisse une large place au développement de l'éducation thérapeutique en France.

Au Centre Hospitalier Lyon, Sud, en 2007, nous avons mis en place un programme d'éducation thérapeutique pour les personnes souffrant de la Polyarthrite Rhumatoïde. Depuis 2009, deux infirmières et un ergothérapeute ont un temps dédié à cette activité tandis qu'une équipe pluridisciplinaire est réunie autour des patients lors d'une "journée d'éducation thérapeutique PR" mensuelle.

Après avoir défini l'éducation thérapeutique, nous détaillerons le programme tel qu'il est conçu au Centre Hospitalier Lyon Sud et nous nous intéresserons à la place de l'ergothérapeute dans un tel programme.

## QU'EST-CE QUE L'ÉDUCATION THÉRAPEUTIQUE DU PATIENT ?

D'après l'OMS, *"l'éducation thérapeutique du patient vise à aider les patients à acquérir ou maintenir les compétences dont ils ont besoin pour gérer au mieux leur vie avec une maladie chronique"*. *"Elle comprend des activités organisées, y compris un soutien psychosocial, conçues pour rendre les patients conscients et informés de leur maladie, des soins, de l'organisation et des procédures hospitalières, et des comportements liés à la santé et à la maladie. Ceci a pour but de les aider (ainsi que leurs familles) à comprendre leur maladie et leur traitement, collaborer ensemble et assumer leurs responsabilités dans leur propre prise en charge, dans le but de les aider à maintenir et améliorer leur qualité de vie."*

---

* Ergothérapeute
** Médecin Rhumatologue
Centre Hospitalier Lyon Sud - 165, chemin Grand Revoyet - 69310 Pierre Bénite

Cette "discipline" a été développée initialement en endocrinologie et pneumologie puis s'est progressivement étendue à de multiples pathologies chroniques. Aujourd'hui, le terme "éducation thérapeutique" est "à la mode" dans le monde de la santé. Beaucoup déclarent en faire.

Cependant, l'HAS différencie bien "l'éducation thérapeutique patient" et "l'information". Elle note que *"une information orale ou écrite, un conseil de prévention peuvent être délivrés par un professionnel de santé à diverses occasions, mais ils n'équivalent pas à une éducation thérapeutique du patient".*

Le but de l'éducation thérapeutique n'est pas seulement d'informer le patient mais il est surtout de rendre le patient acteur de sa prise en charge, de le faire entrer dans une démarche active. En effet, il a été démontré que le fait de dispenser des connaissances en faisant des exposés, en mettant le patient en position d'auditeur ou de spectateur se révélait souvent inefficace.

Concernant la polyarthrite rhumatoïde, la Haute Autorité de Santé note que *"L'éducation thérapeutique est recommandée pour tout patient atteint de PR".* Elle *"a fait la preuve de son efficacité concernant l'amélioration de la qualité de vie évaluée par le patient atteint de PR".*

Même s'il faut noter que d'après la HAS, les bénéfices de l'éducation thérapeutique sur la douleur et les capacités fonctionnelles sont "de faible pertinence clinique", cette même instance note que dans le cas de la PR, *"l'éducation thérapeutique est complémentaire de la prise en charge médicale, réalisée si possible par une équipe pluridisciplinaire en accord avec le médecin spécialisé en rhumatologie et le médecin traitant. Elle contribue au développement de compétences qui permettent au patient de :*

- *connaître et comprendre la maladie et les traitements pharmacologiques et non pharmacologiques ;*
- *acquérir les gestes respectant les règles de protection articulaire ;*
- *mettre en œuvre des modifications de son mode de vie (équilibre diététique, programme d'activité physique, etc.) ;*
- *prévenir des complications évitables ;*
- *faire face aux problèmes occasionnés par la maladie, etc ;*
- *impliquer son entourage dans la gestion de la maladie, des traitements et des répercussions qui en découlent".*

La polyarthrite rhumatoïde est donc une pathologie chronique pour laquelle l'éducation thérapeutique trouve toute sa place.

## L'EXPÉRIENCE AU CENTRE HOSPITALIER LYON SUD

Durant de nombreuses années, le Centre Hospitalier Lyon Sud a proposé des "Journées d'information sur la polyarthrite rhumatoïde" qui consistaient en une succession d'ateliers d'information sur la pathologie, le traitement, la kinésithérapie, les aides techniques, etc. En 2007, l'équipe de rhumatologie du Centre Hospitalier Lyon Sud a souhaité entreprendre une démarche d'éducation thérapeutique à destination des patients atteints de polyarthrite rhumatoïde. Progressivement, une équipe pluridisciplinaire s'est mise en place pour construire un programme, des outils éducatifs et d'évaluation.

Le programme se décompose en quatre étapes : l'entretien éducatif, le contrat éducatif, les ateliers et l'évaluation.

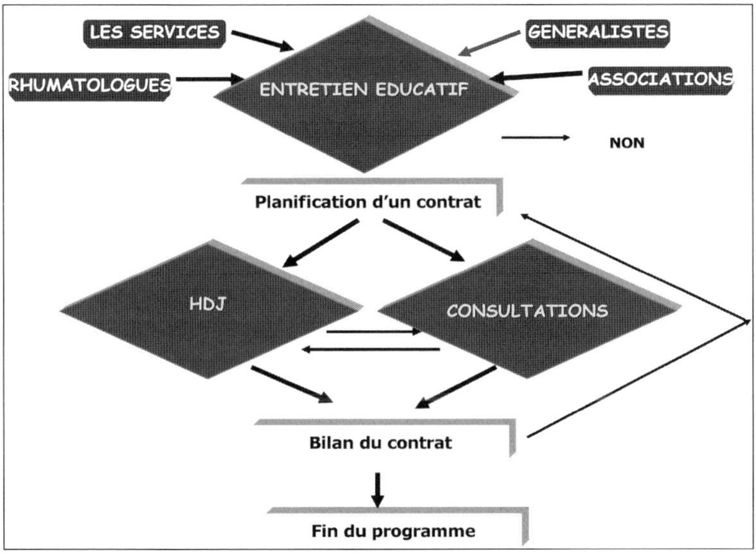


*Fig. 1 : Présentation schématique du programme d'éducation thérapeutique*

***L'entretien éducatif :*** il s'agit du "portrait de la personne à un instant T". Durant un entretien individuel et semi-directif, l'éducateur thérapeutique va, durant une heure environ, échanger avec le patient. Il va chercher à accéder aux connaissances, aux représentations et au ressenti du patient. L'éducateur thérapeutique se base sur une trame d'entretien établie en équipe qui va s'intéresser à ce que sait et ce que croit savoir le patient sur sa maladie et son traitement, sur la façon dont il vit au quotidien avec sa pathologie (activités de la vie quotidienne, loisirs, vie sociale, vie professionnelle, etc.), sur la façon dont il gère son traitement, ses activités et son alimentation. L'entretien éducatif est également l'occasion d'appréhender la façon dont le patient va réagir face aux situations qu'il rencontre, ses traits de caractère (optimisme, stress, angoisse, "battant", etc.), d'évaluer les ressources humaines dont il dispose et sa capacité pour demander de l'aide.

Notre entretien éducatif est semi-structuré c'est-à-dire qu'il repose sur un "questionnaire". Celui-ci repose sur le modèle d'Ivernois et Gagnayre et répond aux questions "Qu'est-ce qu'il a ?" (dimension biomédicale) ; "Qu'est-ce qu'il fait ? Que vit-il ? Dans quel environnement est-il ? (dimension socio-professionnelle, situation personnelle, mode de vie) ; "comment vit-il et accepte-t-il la maladie ?" ; "Que sait-il et que croit-il ?" (dimension cognitive) ; "qui est-il ?" (dimension psycho-affective, retentissement psychologique, personnalité et relations avec l'entourage) et "quels sont ses projets ?".

Durant tout l'entretien, l'éducateur thérapeutique va se mettre en position d'écoute active, en position empathique pour instaurer l'alliance thérapeutique, un climat de confiance et favoriser l'expression. Volontairement, nous avons choisi d'avoir un lieu dédié à l'éducation thérapeutique au sein duquel nous réalisons ces entretiens. Cela permet d'être au calme afin de faire de ce temps un moment privilégié d'échange.

Le diagnostic éducatif est réalisé par un "éducateur thérapeutique" formé. Actuellement, une rhumatologue, un pharmacien, trois infirmières, une kinésithérapeute et un ergothérapeute sont formés à la démarche d'éducation thérapeutique.

***Le contrat éducatif :*** A l'issue de l'entretien éducatif, des objectifs éducatifs réalistes et adaptés au patient doivent être dégagés. Les compétences à acquérir peuvent être des compétences d'autosoins, de sécurité ou d'adaptation. Il peut s'agir d'objectifs thérapeutiques, psychosociaux ou comportementaux. Ces objectifs vont être définis par le patient en lien avec l'équipe pluridisciplinaire et éventuellement les proches et seront formalisés dans un "contrat éducatif". Ce contrat énonce clairement les objectifs éducatifs négociés ; il fixe également les ateliers grâce auxquels le patient pourra atteindre ces objectifs.

Selon les objectifs et besoins du patient, le patient pourra être orienté vers un rhumatologue, un pharmacien, un ergothérapeute, un masseur kinésithérapeute, une infirmière, une psychologue, une assistante sociale ou une diététicienne. Dans le programme d'éducation thérapeutique, la multidisciplinarité est une richesse dont pourra bénéficier le patient.

Le contrat éducatif doit être signé par le patient mais celui-ci peut tout à fait refuser de poursuivre la démarche d'éducation thérapeutique.

***Les ateliers :*** Ils sont fixés dans le contrat éducatif. Il s'agira soit de consultations individuelles, soit d'une "journée d'éducation thérapeutique". La "journée d'éducation thérapeutique" commence par un temps d'accueil. Il s'agit d'un moment convivial où chaque participant est invité à se présenter et durant lequel l'infirmière coordinatrice explique le déroulement de la journée qui sera composée d'ateliers collectifs le matin et d'ateliers individuels l'après-midi.

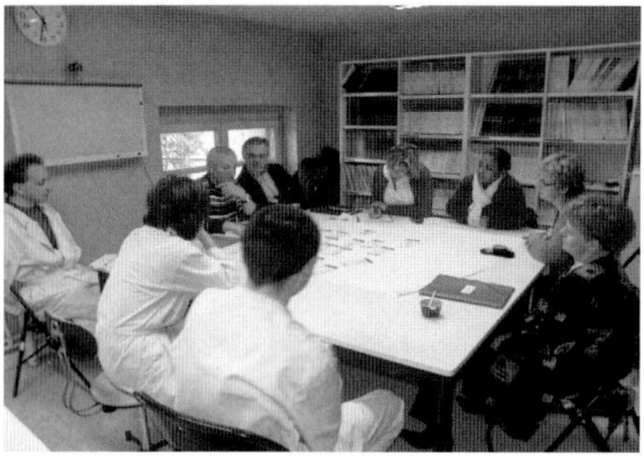

*Fig. 2 : l'atelier "Mieux connaître sa polyarthrite rhumatoïde"*

Le premier atelier, *"Mieux connaître sa polyarthrite rhumatoïde"*, animé par le médecin rhumatologue et le pharmacien, permet à chaque patient, par le biais de différents supports (boîtes de médicaments, cartes, cas cliniques, etc.) de s'exprimer autour de ses symptômes, son traitement et la surveillance de sa polyarthrite. C'est dans cet atelier que les patients vont s'exprimer sur l'éventuelle angoisse qu'ils peuvent ressentir par rapport aux multiples traitements, aux effets secondaires, au retentissement des symptômes sur leur moral et leur quotidien.

Le deuxième, intitulé *"Maintenir une bonne activité articulaire"* et animé par le binôme "kiné-ergo", invite chaque participant, par le biais de cartes et cas cliniques pratiques, à aborder la question des activités de la vie quotidienne et du vécu dans ces activités. L'objectif de cet atelier est aussi de repérer les activités à maintenir, les activités à mettre en place ou à adapter.

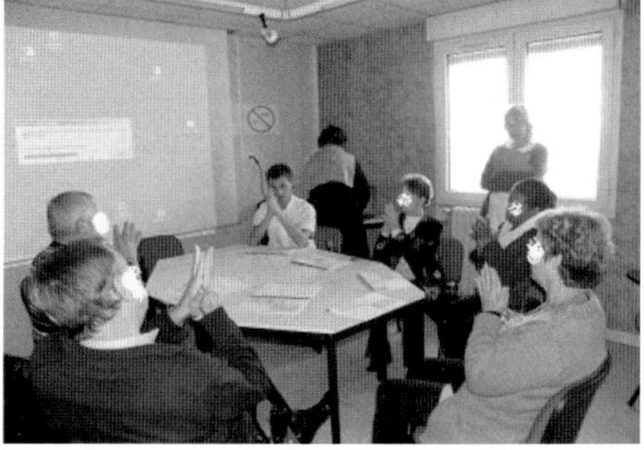

*Fig. 3 : Atelier d'auto-rééducation*

Ensuite, le masseur kinésithérapeute et l'ergothérapeute montrent les exercices d'auto-rééducation et de dérouillage articulaire. Les patients peuvent être mis en situation afin de vérifier que les gestes sont effectués convenablement (au niveau gestuel et antalgique). Un carnet illustré intitulé "entretien articulaire" leur est remis dans l'optique d'effectuer ces exercices seuls chez eux.

L'atelier se poursuit par une présentation de l'ergothérapie, des conseils d'économie articulaire, des aides techniques et de l'appareillage à partir des connaissances et besoin des participants. Enfin, la confection d'une salade de fruits permet de mettre les patients en situation. Ils peuvent ainsi tester les aides techniques et mettre en pratique les principes d'économie articulaire.

L'après-midi, six ateliers individuels sont proposés au patient en fonction des objectifs éducatifs fixés. L'infirmière peut proposer un atelier "injection sous-cutanée" afin que le patient puisse réaliser son injection sous cutanée dans de bonnes conditions (hygiène, geste technique) ou simplement verbaliser ses craintes par rapport à l'auto injection. Les participants peuvent également rencontrer la psychologue pour échanger sur leur vécu de la polyarthrite et les éventuels retentissements sur les relations avec l'entourage. L'assistante sociale peut également être sollicitée pour diverses questions concernant la sphère socio-professionnelle tandis que la diététicienne le sera pour des questions hygiéno-diététiques en rapport ou non avec une cortico-thérapie. Une séance de relaxation est également proposée dans un objectif de détente et de gestion de la douleur. Enfin, l'ergothérapeute peut faire une consultation individuelle pour des problèmes plus spécifiques concernant la vie quotidienne, les loisirs ou la vie professionnelle.

***L'évaluation :*** Chaque patient sera revu ultérieurement pour un suivi d'éducation thérapeutique. Au Centre Hospitalier Lyon Sud, nous avons opté pour un suivi en 3 étapes : un mois ("T1"), trois mois ("T2") et six mois ("T3") après les ateliers.

L'ergothérapeute ou l'infirmière reçoivent le patient pour faire le point sur les objectifs éducatifs fixés ; l'évolution du savoir, savoir-faire et savoir être du patient. Pour cela des questionnaires concernant la pathologie, les traitements, les principes d'économie articulaire et les règles hygiéno-diététiques sont remplis à "T0" (avant les ateliers), "T1", "T2" et "T3". Ainsi, on compare l'évolution des savoirs. Pour évaluer le "savoir-faire", nous mettons parfois la personne en situation d'activité ou demandons oralement la procédure pour réaliser l'activité (exemple : auto-injection). Le "savoir-être" est évalué lors de l'entretien.

## LA PLACE DE L'ERGOTHÉRAPEUTE

*"Le suivi thérapeutique de patients atteints d'affections chroniques implique que les soignants assument différents rôles : tour à tour soignants de la maladie, formateurs et accompagnateurs de leurs patients".* Dans le cas de la polyarthrite rhumatoïde, l'ergothérapeute va lui aussi assumer ces différents rôles.

Comme l'affirme M. Cury [2], *"les affections rhumatismales chroniques ont des répercussions sur la condition physique, mais aussi ont bien souvent des impacts sur la qualité de vie (sociale, professionnelle) de la personne".* L'ergothérapeute, par son approche globale du patient va s'intéresser justement au retentissement de la polyarthrite rhumatoïde sur la condition physique, les activités et plus largement sur la qualité de vie du patient.

Nous pourrions faire un parallèle entre le diagnostic éducatif et le *Processus de Production du Handicap* (PPH), modèle conceptuel de référence du dossier d'ergothérapie de l'Agence Nationale d'Accréditation et d'Evaluation en Santé (ancêtre de la Haute Autorité de Santé). En effet, l'éducateur thérapeutique va aborder la personne dans sa globalité.

Comme dans le PPH, il va s'intéresser aux facteurs personnels, aux facteurs environnementaux (obstacles et facilitateurs au niveau humain et environnemental) et aux habitudes de vie (activités de la vie quotidienne, loisirs, activité professionnelle, relations interpersonnelles). Toutes les facettes du sujet sont explorées lors de l'entretien éducatif. Il est ainsi assez pertinent pour l'ergothérapeute de participer à cette première étape de la démarche d'éducation thérapeutique.

Cependant, l'ergothérapeute ne doit pas oublier qu'il reste avant tout "éducateur thérapeutique". Le diagnostic éducatif doit être le même s'il est réalisé par le rhumatologue, le pharmacien, le kinésithérapeute, la psychologue ou l'ergothérapeute. La spécialité de l'éducateur thérapeutique ne doit en rien jouer quant au résultat de l'entretien.

Par ailleurs, lors de ce premier temps, lorsque le sujet exprime les difficultés qu'il peut rencontrer dans les activités de la vie quotidienne, l'ergothérapeute doit simplement se contenter de recueillir ces données sans les analyser et sans chercher à apporter les solutions. La "résolution des problèmes" se fera seulement dans le troisième temps que sont les ateliers. Néanmoins, en ayant participé au recueil des données, l'ergothérapeute aura déjà les informations, les clés pour préparer ses ateliers.

Lors de la deuxième étape que constitue la réalisation du contrat éducatif, l'ergothérapeute aura autant de légitimité que les autres professionnels. Il doit reprendre les éléments de l'entretien éducatif et en faire la synthèse afin de la partager avec les autres membres de l'équipe pluridisciplinaire.

Ce n'est que lors de la troisième phase du processus d'éducation thérapeutique qu'on va demander à l'ergothérapeute d'apporter les compétences spécifiques à son identité professionnelle.

Ainsi, lors de l'atelier "Maintenir une bonne activité articulaire", l'ergothérapeute pourra, en collaboration avec le masseur kinésithérapeute, répondre aux sollicitations des patients concernant les difficultés qu'ils peuvent rencontrer au quotidien ; que ce soit dans les activités de marche, de préparation du repas ou d'installation au poste de travail. Lors de cet atelier de groupe, les deux professionnels doivent également gérer la dynamique de groupe et faciliter l'expression de chaque participant. Les patients apprécient de pouvoir partager leur vécu, les adaptations qu'ils peuvent avoir mis en place dans certaines activités, de réaliser qu'ils ne sont pas seuls à vivre ou avoir vécu des difficultés pour une même activité. Dans cet atelier, l'ergothérapeute et le kinésithérapeute apportent des conseils, des solutions pour favoriser l'autonomie dans les activités et augmenter la qualité de vie... mais ils recueillent également des astuces, des aides techniques existantes qu'ils ne connaissaient parfois pas.

L'ergothérapeute apportera également les compétences spécifiques à sa profession lors de l'atelier d'auto rééducation où il montre les exercices d'auto-rééducation et de dérouillage articulaire des membres supérieurs, lors de l'atelier interactif sur l'ergothérapie (les principes d'économie articulaire, les aides techniques et l'appareillage) et l'atelier "cuisine thérapeutique". Lors du suivi d'éducation thérapeutique, on s'aperçoit que l'atelier cuisine thérapeutique reste un des ateliers qui marque le plus les patients. C'est un atelier où ils découvrent souvent l'existence de certaines aides techniques et où ils ont la possibilité de les utiliser. Par ailleurs, il y a souvent un climat très convivial permettant de nombreux échanges entre les participants sur les techniques et astuces sur tout ce qui touche la cuisine et l'installation.

En outre, le dernier atelier animé par l'ergothérapeute n'est pas spécifique à l'ergothérapie. Il s'agit de la relaxation. L'objectif de ces séances peut être de se détendre, de mieux gérer les douleurs ou le stress et d'inscrire des sensations positives dans le corps et l'esprit. Parfois, la psychologue, formée à la sophrologie, propose également des séances collectives.

Enfin, l'ergothérapeute peut également être concerné par la quatrième étape du processus d'éducation thérapeutique qu'est le suivi. Lors de cette phase, il doit à nouveau revêtir sa casquette d'éducateur thérapeutique. En effet, il est amené à évaluer les acquis du patient à la fois sur les ateliers qu'il animait mais également sur ceux réalisés par d'autres membres de l'équipe. En tant qu'éducateur thérapeutique, l'ergothérapeute doit connaître certaines informations sur les mécanismes de la maladie, sur les traitements (qu'on apprend avec le temps...) mais il doit également savoir dire quand il ne sait pas. Dans ce cas-là, il pourra soit donner le relais au professionnel plus compétent, soit s'informer auprès de ce professionnel. L'ergothérapeute "s'éduque" lui aussi dans ces programmes d'*Education Thérapeutique du Patient* (ETP).

* *
*

Nous avons donc vu que *l'Education Thérapeutique du Patient* (ETP) est une "discipline" qui répond à une définition et des critères précis. Concernant l'expérience du Centre Hospitalier Lyon Sud, nous nous apercevons que l'ergothérapeute peut trouver une place dans chacune des étapes du processus : de l'entretien éducatif jusqu'au suivi. Ainsi, comme I. Arnholz et P. Sureau [1] le précisent, la méthodologie de l'éducation thérapeutique *"s'applique assez facilement à notre profession, l'ETP devient alors un outil augmentant la pertinence de nos interventions auprès des patients et de leur famille, elle améliore la spécificité de nos transmissions avec les autres intervenants".*

La richesse de ce programme repose sur la pluridisciplinarité et la motivation de toute une équipe. Chaque profession peut y trouver sa place.

## RÉSUMÉ

Le terme "éducation thérapeutique" est aujourd'hui "à la mode" ; en atteste le numéro 36 du magazine "Ergothérapies". Mais qu'est-ce que "l'éducation thérapeutique du patient" ? En partant de l'expérience du Centre Hospitalier Lyon Sud, nous verrons comment un ergothérapeute peut-il trouver sa place dans un programme d'éducation thérapeutique adressé aux personnes polyarthritiques ?

## BIBLIOGRAPHIE

[1] ARNHOLZ I, SUREAUP (2008). L'éducation thérapeutique du patient en ergothérapie. Nouveau guide de pratique en ergothérapie : entre concepts et réalités ; *éditions SOLAL*. — [2] CURY M (2010). "Modèle KAWA et éducation thérapeutique : élaboration et mise en pratique d'une méthodologie d'entretien avec des personnes atteintes de polyarthrite rhumatoïde", in *"Expériences en ergothérapie XXIIIe série, Sauramps médical".* — [3] HAS (2007). Polyarthrite rhumatoïde : aspects thérapeutiques hors médicaments et chirurgie- aspects médico-sociaux

et organisationnels. — [4] JACQUEMET S, LACROIX A, PERROLINI M, GOLAY A, ASSAL JP (septembre 1998). Evaluation qualitative de cours destinés à des patients atteints d'affections chroniques : nouvel outil d'observation pour la formation continue de l'équipe soignante. *in "Bulletin d'éducation du patient", vol. 17, p. 74-81.* — [5] LACROIX A (1991). Former des médecins à enseigner aux malades : comparaison de deux expériences de formation pédagogique. La Formation expérientielle des Adultes, *Documentation française, Paris, pp. 131-9.* — [6] OMS Europe, publié en 1996, Therapeutic patient Education-continuing *Education Programmes for Health Car Providers in the fiels of Chronic Disease, traduit en français en 1998.*

http://www.cofemer.fr/UserFiles/File/plan.pdf) page 3

http://www.rhumatologie.asso.fr/02-Congres/2010/SET/journee-SET.asp

http://www.inserm.fr/thematiques/circulation-metabolisme-nutrition/dossiers-d-information/la-polyarthrite-rhumatoide

# RÉSULTATS DE PRISE EN CHARGE MULTIDISCIPLINAIRE POUR DES PATIENTS LOMBALGIQUES

## Actualisation des interventions au sein d'une école du dos

P. SIGNORINO*, P. DEMELIS*, F. EURAN**, M. VERBAEYS**

Selon la littérature, pour la lombalgie, une prise en charge pluridisciplinaire associant le reconditionnement physique à des conseils ergonomiques et d'hygiène de vie sont indispensables. Néanmoins, nous ne disposons d'aucune indication concernant le contenu et la manière. La littérature identifiée ne concerne que les prises en charge de tout le processus et encourage la prise en charge collective. Toutefois, nous savons que les prises en charge en groupe associées à des prises en charge individuelles sont recommandées.

Nous nous interrogeons sur l'effet de la prise en charge : se retrouve-t-il dans l'amélioration des tests physiques, psychologiques et de qualité de vie ? Les bénéfices se maintiennent-ils à moyen terme ? Y a-t-il un intérêt particulier à la prise en charge individuelle et/ou à la prise en charge collective d'un reconditionnement par l'activité sur l'évolution de patients lombalgiques chroniques ?

## ECOLE DU DOS ET INTÉRÊT PRIS EN CHARGE MULTIDISCIPLINAIRE

La nature multidimensionnelle de la *lombalgie chronique* (LC) ne permet pas l'utilisation d'un traitement unique pour l'ensemble du problème. Les approches les plus prometteuses sont les interventions cognitives comportementales encourageant l'activité et l'exercice. Dans cette perspective, un travail multidisciplinaire semble être recommandé dans le traitement des LC. Les traitements multidisciplinaires, agissant à la fois sur les composantes physiques, psychologiques, affectives et socioprofessionnelles, sont actuellement recommandés dans le cas de lombalgies rebelles aux traitements classiques et ce en raison de leur efficacité supérieure par rapport aux traitements conventionnels. Une étude parue en 2010 a mis en évidence l'amélioration sur un ensemble de variables. Elle cherchait à évaluer l'efficacité d'un programme multidisciplinaire semi-intensif répondant aux exigences de l'Institut national belge de la santé et de l'assurance invalidité. L'école du dos repose sur une conception multidimensionnelle de l'algie vertébrale caractérisée par l'interaction de facteurs physiques, psychologiques et socioprofessionnels. Malgré la diversité des programmes proposés, le principe repose toujours sur la même notion d'enseignement didactique avec des informations pratiques d'économie rachidienne associées à une composante cognitive (anatomie, physiologie, biomécanique...). L'objectif principal étant l'éducation du patient.

---

* Ergothérapeutes
** Masseurs kinésithérapeutes
Hôpital Erasme, ULB, 808 route de Lennik, B-1070 Bruxelles

## L'ÉCOLE DU DOS DE L'HÔPITAL ERASME

L'école du dos de l'Hôpital Erasme est construite sur ces principes d'une éducation cognitivo-comportementale mais également sur le reconditionnement physique à l'effort. Un certain nombre d'outils ont été mis en place afin d'assurer au mieux le suivi de cette prise en charge multidisciplinaire. D'une part les aspects cognitivo-comportementaux sont évalués par des questionnaires et d'autre part les aspects physiques sont évalués par des mesures de la force des muscles posturaux ainsi que par un bilan de mobilité au moyen des appareils TERGUMED®. Les évaluations nous permettent de suivre l'évolution des aspects cognitivo-comportementaux au cours des 36 séances (séances 1, 19 et 32).

La douleur constitue la principale plainte des patients lombalgiques chroniques. Elle doit être évaluée de façon multidimensionnelle. L'*échelle visuelle analogique* (EVA) permet de quantifier l'intensité de la douleur subjective du patient. C'est notre premier indicateur.

L'incapacité fonctionnelle est évaluée au travers de deux questionnaires : Le questionnaire EIFEL est la traduction française du *"Roland Disability Questionnaire"* (RDQ). Le deuxième questionnaire d'évaluation de l'incapacité fonctionnelle est le *"Dallas Pain Questionnaire"* (DPQ) validé en français et qui explore l'impact de la douleur rachidienne sur 4 aspects de la vie du patient. Le score total de l'indice fonctionnel du DPQ correspond à la somme des quatre moyennes des catégories *"activités de la vie quotidienne"* (AVQ), *"travail/loisir"* (AP), *"Anxiété/Dépression"* (A/D) et *"sociabilité"* (S). Les aspects psychologiques sont évalués par les questionnaires *"Hospital Anxiety and Depression scale"* (HADS) et *"Tampa Scale of Kinesiophobia"* (TSK).

L'évaluation de la force musculaire est menée à l'aide d'un test de force maximale isométrique sur appareil TERGUMED®. Ce concept est un système fermé pour l'analyse systématique et l'entraînement d'une façon spécifique des muscles du dos. Cet appareil combine l'entraînement en force, en endurance et l'entraînement cognitif. Le TERGUMED® est un ensemble d'appareils conçus pour l'évaluation des déficits musculaires et pour ré-entraîner les groupes musculaires déficitaires. Ce sont des procédures d'évaluation et de réentraînement standardisées qui donnent lieu à la programmation de plans d'entraînement personnels. Le travail de la coordination motrice tout comme celui de la proprioception se font à l'aide de biofeedback informatique du TERGUMED®.

Un parcours filmé évaluant le comportement gestuel permet de mettre en situation de vie réelle le patient et d'analyser les qualités gestuelles. Plus le score est élevé, plus le patient possède un comportement gestuel adéquat. Ce test se base sur diverses situations rencontrées dans la vie quotidienne et est divisée en plusieurs tâches : – S'asseoir sur un lit, se coucher, se relever ; – La manipulation d'un balai ; – La manipulation d'une charge encombrante (poubelle). Ce test est répété 2 ou 3 fois au cours des séances. Lors du dernier test, 2 tâches supplémentaires sont introduites, nouer et dénouer le lacet de sa chaussure et le rangement rationnel d'objets divers sur une étagère. Permettant ainsi de vérifier si les patients sont capables de transférer leurs acquis dans de nouvelles situations.

Il s'agit alors d'évaluer ce que les patients ont retenu, de comparer les résultats des tests, d'apporter des corrections individuelles et des recommandations.

## LE PROGRAMME DE PRISE EN CHARGE

Ce programme comporte 36 séances. Avant de commencer le programme, les patients sont préalablement évalués. Au départ, la prise en charge des patients consiste à effectuer 5 sessions collectives sous forme d'approche cognitivo-comportementale. Ces séances sont réparties en 3 semaines à raison de 2 séances par semaine. Elles s'adressent à des groupes de 8 à 10 patients maximum. Ensuite, au cours des 30 séances pratiques, les patients ré-entraînent leurs muscles posturaux du rachis afin de combler les déficits de force. Ils vont également suivre un entraînement de reconditionnement physique et suivre des séances d'ergothérapie de manière à intégrer les apprentissages à leur vie quotidienne.

Les séances s'organisent comme suit (2 heures, 2 fois semaine) :

- *Entraînement cardio-vasculaire* sur bicyclette ergonomique, sous forme d'interval training avec une résistance individuelle, afin d'améliorer le potentiel aérobie ;
- *Gymnastique collective* visant principalement la tonification de la musculature du tronc.
- *Exercices de stabilisation* lombaire ainsi que des exercices de proprioception.
- *Assouplissements* du groupe musculaire de la chaîne postérieure.
- *Renforcement instrumentalisé progressif*, individualisé et spécifique des muscles du tronc au moyen de l'appareil Tergumed®, sollicitant les extenseurs, fléchisseurs, latéro-fléchisseurs et rotateurs du tronc.
- *Prise en charge ergothérapeutique* individuelle avec mises en situations pratiques, conseils ergonomiques et un travail de l'automatisme du geste dans les habitudes de vie.
- *Parcours de manutention :* L'ergothérapeute s'est basé sur l'approche américaine "work hardening" : programme qui met en situation des patients (travaillant ou en arrêt temporaire de travail) par des activités similaires aux activités professionnelles. Les activités proposées lors de cette prise en charge correspondent à différentes tâches accomplies lors de certaines activités professionnelles et/ou des activités de vie quotidienne (lever des charges, pousser/tirer, porter, activités au-dessus du niveau des épaules, activités en flexion antérieure du tronc, rotation répétée du tronc...). Cela permet de corriger la gestuelle des patients afin qu'ils soient capables d'effectuer des mouvements adéquats en fonction de la situation. Les charges imposées ont été déterminées par l'ergothérapeute.

La population fréquentant notre école du dos est constituée en majorité d'employés et de personnes sédentaires. Les exercices ont été établis en fonction des demandes les plus fréquentes de nos patients. L'objectif de ces séances est de les conduire progressivement vers une condition physique leur permettant d'effectuer les activités de la vie quotidienne sans trop de difficultés mais également de les éduquer à l'activité physique par des apprentissages passifs et actifs en vue d'une gestion autonome de leurs habitudes de vie.

## MÉTHODE

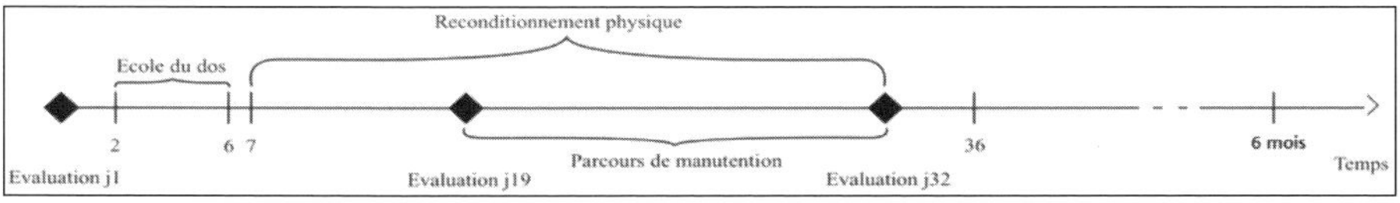

Deux études expérimentales ont été menées afin de nous conforter dans la pratique de notre programme.

## Première expérimentation

Le but était de comparer les résultats de toutes les évaluations à jour 1, à jour 19 et à jour 32 d'une population de 51 patients ayant fréquenté notre école du dos.

Nous avons vérifié pour 34 patients, si la mise en situation par un parcours de manutention réalisé en collectif était à privilégier, par rapport à la mise en situation par un parcours de manutention en individuel. Ceci nous a permis d'objectiver quel type de prise en charge était plus significatif dans le cadre de notre école du dos.

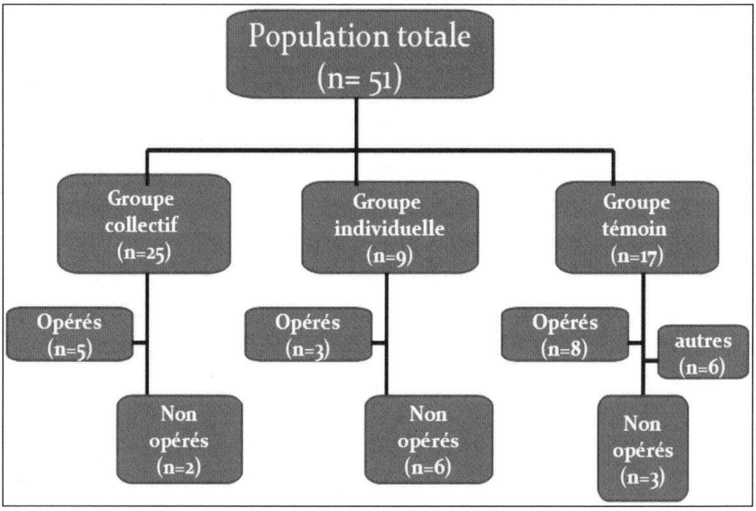


## Résultats

Nous allons présenter les résultats des différents paramètres de chaque évaluation. Dans les tableaux, nous présenterons la moyenne (mean), l'écart-type (SD), l'effectif (N), l'évolution en % et la plus value correspondante à l'évolution de chaque groupe au cours du temps. (*Groupe collectif* (GC), *groupe individuel* (GI) et *groupe témoin* (GT)). De même que la plus value correspondante à la comparaison des moyennes entre les groupes de l'évaluation à j32.

*Echelle visuelle analogique (EVA) :* Pour le GT, l'évolution de la douleur est significative entre j1 et j19 et se traduit par une diminution de la douleur. Entre j19 et j32, la douleur des GC et GI diminue.

*Auto-questionnaire de Dallas :* Une différence significative est observée entre j1 et j32 pour les GT et GC. Cette signifiance se traduit par une diminution des répercussions de la douleur sur les activités quotidiennes.

*Activités professionnelles/loisirs :* Une différence significative est observée pour le GT de j1 à j19 se traduisant par une diminution de la répercussion de la douleur sur le paramètre travail/loisir.

*Echelle d'évaluation du retentissement émotionnel (HADS) (Anxiété+ dépression) :*

| HADS | | GT1 (1) | GT19 (2) | GT32 (3) | GC1 (4) | GC19 (5) | GC32 (6) | GI1 (7) | GI19 (8) | GI32 (9) |
|---|---|---|---|---|---|---|---|---|---|---|
| Anxiété+ dépression | *Mean* | 100 | 79,6 | 80,2 | 100 | 114,7 | 79,6 | 100 | 86,2 | 92,1 |
| | *SD* | 0 | 21,4 | 44 | 0 | 49,7 | 29,3 | 0 | 26,8 | 28,4 |
| | *N* | 16 | 11 | 11 | 9 | 6 | 6 | 8 | 9 | 8 |
| j1 → j 19 | *Evolution %* | -20,4 | | | 14,7 | | | - 13,8 | | |
| j19 → j j32 | | | 0,6 | | | -35,1 | | | - 5,9 | |
| j1 → j j32 | | -19,8 | | | -20,4 | | | - 7,9 | | |
| j1 *vs* j19 | *P value* | *0,005* | | | 0,49 | | | 0,16 | | |
| j19 *vs* j32 | | | 0,06 | | | *0,028* | | | 0,29 | |
| j1 *vs* j32 | | 0,16 | | | 0,14 | | | 0,45 | | |
| GT *vs* GC | *P value* | p 3 *vs* 6 = 0,88 | | | | | | | | |
| GT *vs* GI | | p 3 *vs* 9 = 0,12 | | | | | | | | |
| GC *vs* GI | | p 6 *vs* 9 = 0,49 | | | | | | | | |

***Fig. 1*** *: Résultats totaux (anxiété+dépression) du HADS des groupes témoin (GT), collectif (GC) et individuel (GI)*

En associant l'anxiété et la dépression, nous constatons une différence significative de j1 à j19 pour le GT ainsi que pour le GC de j19 à j32. Ces signifiances se traduisent par une diminution du paramètre total (anxiété et dépression).

Entre j19 et j32, les résultats du GT augmentent et ceux du GI diminuent mais cela n'est pas significatif. La diminution significative du GC témoigne d'une supériorité du traitement par le parcours de manutention collectif.

*Evaluation de l'incapacité (EIFEL) :* Nous notons une différence significative entre j1 et j19 pour le GT se traduisant par une diminution des répercussions de la douleur dans la vie quotidienne. Entre j19 et j32, les répercussions de la douleur pour chaque groupe augmentent.

*Evaluation de l'indice de kinésiophobie (TAMPA) :* Nous constatons une différence significative pour le GT entre j1 et j19. Celle-ci se traduit par une diminution de la kinésiophobie (peur du mouvement). Entre j19 et j32 avons constaté une diminution pour le GC.

*Parcours filmé de l'évaluation du comportement gestuel :*

Une différence significative est observée pour le GT entre j1 et j32, pour le GC entre j1 et j19, puis entre j19 et j32 et enfin j1 et j32. Pour le GI entre j1 et j19 puis j1 et j32. Ces signifiances se traduisent par une augmentation du score concernant les qualités gestuelles des patients.

Entre j19 et j32, les résultats du GT et GI augmentent mais pas de manière significative. L'évolution significative du GC témoigne de la supériorité du traitement par le parcours de manutention collectif. Celui-ci aurait donc un impact sur l'intégration de la gestuelle enseignée.

| **Parcours filmé** | | **GT1 (1)** | **GT19 (2)** | **GT32 (3)** | **GC1 (4)** | **GC19 (5)** | **GC32 (6)** | **GI1 (7)** | **GI19 (8)** | **GI32 (9)** |
|---|---|---|---|---|---|---|---|---|---|---|
| Qualités gestuelles | *Mean* | 100 | 222,9 | 256,5 | 100 | 189 | 246,8 | 100 | 195,1 | 204 |
| | *SD* | 0 | 142 | 116 | 0 | 66,3 | 119,9 | 0 | 57,4 | 54,8 |
| | *N* | 16 | 14 | 12 | 10 | 10 | 6 | 9 | 9 | 9 |
| j1 → j19 | *Evolution %* | 122,9 | | | 89 | | | 95,1 | | |
| j19 → j32 | | | 33,6 | | | 57,8 | | | 8,9 | |
| j1 → j32 | | 156,5 | | | 146,8 | | | 104 | | |
| j1 *vs* j19 | *P value* | 0,065 | | | *0,0022* | | | *0,0011* | | |
| j19 *vs* j32 | | | 0,26 | | | 0,04 | | | 0,55 | |
| j1 *vs* j32 | | *0,0007* | | | *0,03* | | | *0,0005* | | |
| GT *vs* GC | *P value* | p 3 *vs* 6 = 0,85 | | | | | | | | |
| GT *vs* GI | | p 3 *vs* 9 = 0,31 | | | | | | | | |
| GC *vs* GI | | p 6 *vs* 9 = 0,68 | | | | | | | | |

***Fig. 2*** *: Résultats du parcours filmé du groupe témoin (GT), collectif (GC) et individuel (GI)*

*Synthèse des résultats de la première expérimentation :*

Nous constatons un bénéfice accordé au parcours de manutention en collectif dans le cadre d'une l'amélioration globale de la force musculaire.

Concernant le retentissement émotionnel (HADS), nous constatons que les résultats sont en faveur d'un traitement par le parcours de manutention en collectif.

Une supériorité par le parcours de manutention en collectif sur la diminution de la dépression ainsi que sur le paramètre total (anxiété + dépression) a été démontrée entre j19 et j32.

Pour le parcours filmé de l'évaluation du comportement gestuel, le parcours de manutention en collectif serait plus bénéfique car il permet une augmentation des qualités gestuelles entre j19 et j32.

Les résultats obtenus pour l'EIFEL, l'EVA ainsi que la TAMPA ne permettent pas d'apporter de conclusions significatives.

Pour le questionnaire de Dallas, aucun bénéfice significatif n'est observé concernant les différents paramètres.

Au vu de la littérature nous n'avons pas eu d'indication concernant le type de prises en charge dans l'ensemble du processus du programme de l'école du dos. Néanmoins, nous avons pu voir que celle-ci recommande des prises en charge collectives associées à des prises en charge individuelles.

Dans notre expérimentation, nous avons ressorti le privilège accordé à l'approche collective par l'utilisation d'un parcours de manutention.

## Deuxième expérimentation

L'objectif était d'évaluer chez nos patients lombalgiques l'efficacité à court et moyen terme du programme Ecole du dos de l'hôpital Erasme.

Nous avons encodé puis analysé les valeurs des tests réalisés à j1(T1), j19 (T2), j32 (T3) et 6 mois plus tard (T4) (Tergumed®, EVA, Dallas, HADS, Roland-Morris, TAMPA, Vanderthommen).

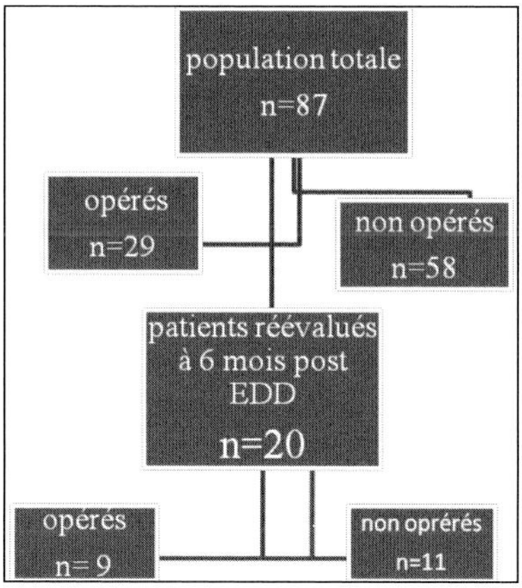


## Résultats

Nous observons une évolution en ce qui concerne tous les paramètres entre T3 et T4.

La force augmente de façon très hautement significative à court terme et les bénéfices se maintiennent à moyen terme.

En ce qui concerne les questionnaires algofonctionnels, nous observons :

- Une diminution significative de la douleur à moyen terme,
- Une évolution du score de Dallas non significative à moyen terme et le maintien des bénéfices avec une diminution significative de l'anxiété,
- Pas de diminution significative de l'incapacité fonctionnelle à court et moyen terme,
- Pas de modification significative à court et à moyen terme de la kinésiophobie,
- Une diminution non significative à court terme de l'anxiété et de la dépression tandis qu'à moyen terme il y a maintien des bénéfices,
- La qualité gestuelle s'améliore significativement à court terme tandis qu'à moyen terme il y a une conservation des bénéfices acquis de manière non significative.

Voici en exemple le tableau des scores algofonctionnels et kinésiophobiques de notre population totale de lombalgique chronique à T3 (j32), T4 (post 6 mois).

AVQ : Activité de la Vie Quotidienne ; T/L : Travail/loisirs ; A/D : Anxiété/Dépression ; Soc : Sociabilité ; S : Significatif ($P < 0,05$), NS : Non-Significatif ($P > 0,05$), m : moyenne, ET : Ecart-Type.

| Questionnaire | T3 m (ET) | T4 m(ET) | p-value |
|---|---|---|---|
| EVA | 3,8 (2,0) | 2,2(2,0) | S |
| Dallas AVQ (%) | 36,4 (17,2) | 31,7(15,6) | NS |
| Dallas T/L (%) | 33,1 (22,2) | 23,7 (19,8) | NS |
| Dallas A/D (%) | 26,8 (23,3) | 18,0 (14,8) | NS |
| Dallas Soc (%) | 21,1 (14,9) | 13,0 (13,4) | NS |
| HADS A | 6,3 (3,4) | 6,1 (3,5) | S |
| HADS D | 3,6 (3,4) | 3,2 (2,6) | NS |
| HADS totale | 9,9 (6,2) | 9,3 (5,0) | NS |
| R-M | 6,3 (4,1) | 5,1 (3,8) | NS |
| TAMPA | 37,1 (7,3) | 35,2 (6,3) | NS |
| Vdt 22 | 16,6 (3,0) | 17,1 (2,2) | NS |

*Synthèse de la deuxième expérimentation :*

Les résultats de l'expérimentation portant sur un échantillon de 87 sujets lombalgiques chroniques évalués avant et après un programme pluridisciplinaire ainsi qu'après 6 mois post-traitement, montrent qu'il existe une efficacité à court terme et modéré à moyen terme de ce type de programme.

A moyen terme, le maintien de nos résultats est en accord avec plusieurs études montrant un maintien des scores algofonctionnels à long terme après un programme pluridisciplinaire.

* *

*

La prise de conscience des habitudes de vie en termes de mouvements, la compréhension des mécanismes de lésions vertébrales, les bons ou mauvais gestes, l'apprentissage des techniques visant à préserver l'intégrité du rachis ne sont plus les seuls moyens de prévention contre les maux de dos.

Le consensus qui ressort de notre revue de littérature et de notre pratique est le caractère multidimensionnel de la lombalgie chronique et la nécessité de prendre en charge cette pathologie de façon pluridisciplinaire. Les traitements multidisciplinaires, agissant à la fois sur les composantes physiques, psychologiques, affectives et socioprofessionnelles, sont actuellement recommandés dans le cas de lombalgies rebelles aux traitements classiques, et ce, en raison de leur efficacité supérieure par rapport aux traitements conventionnels.

Le programme pluridisciplinaire de l'hôpital Erasme tient compte de ces éléments et se base sur les recommandations INAMI et sur des évidences scientifiques.

Les résultats montrent que notre prise en charge pluridisciplinaire des patients lombalgiques s'avère bénéfique à court terme sur le plan algofonctionel, psychologique, gestuel et kinésiophobique et le privilège accordé à une approche collective.

La prise en charge cognitivo-comportementale combinée à un reconditionnement physique semble être la plus efficace tandis qu'une prise en charge uniquement éducationnelle ou physique ne semble plus être suffisante. La durée totale de la prise en charge semble jouer un rôle sur l'efficacité et le maintien des bénéfices.

C'est pourquoi, il nous a semblé intéressant de rappeler nos patients afin de les réévaluer à moyen terme (6 mois) afin de vérifier le maintien des bénéfices après un programme semi-intensif dont la durée du traitement est de 3 mois minimum.

## RÉSUMÉ

Après avoir consulté la littérature concernant la prise en charge de patients lombalgiques au sein d'une *école du dos* (EDD), nous nous sommes posé des questions : Quels sont les moyens de prise en charge à notre disposition afin d'actualiser le programme proposé ? Que peut-on attendre de l'évolution du patient à l'école du dos ? Nous tenterons de répondre à ces questions par le biais de deux études expérimentales menées à l'école du dos des cliniques universitaires de Bruxelles à l'hôpital Erasme. Notre pratique sera brièvement développée et les résultats seront interprétés.

## BIBLIOGRAPHIE

AIRAKSINEN O *et al.* (2006). European guidelines for the management of chronic nonspecific low back pain, in *European Spine Journal, n° 15 (Suppl. 2) pp. S192-S300 Chapter 4.* — BONTOUX L, ROQUELAURE Y, BILLABERT C. *et al.* (2004). Prospective study of the outcome at one year of patients with chronic low back pain in a program of intensive functional restoration and ergonomic intervention. Factors predicting their return to work, *Ann Readapt Med Phys 47, pp. 563-72.* — DEMOULIN C *et al.* (2010). Intérêt d'une prise en charge multidisciplinaire ambulatoire semi-intensive dans la lombalgie chronique, in Revue du Rhumatisme, n° 77, *Elsevier, Paris, p. 68-73.* — KAAPA EH, FRANTSI K, SARNA S *et al.* (2006). Multidisciplinary group rehabilitation versus individual physiotherapy for chronic nonspecific low back pain: a randomized trial, *Spine 31, pp. 371-6.* — KORI SH *et al.* (1990). Kinisophobia: a new view of chronic pain behavior, *Pain Management, n° 3 Jan./Feb., Elsevier, p. 35-43.* — HELMHOUT PH, HARTS CC, STAAL JB, CANDEL MJ, DE BIERA (2004). Comparison of a high-intensity and a low-intensity lumbar extensor training program as minimal intervention treatment in low back pain: a randomized trial, – *Springer, European Spine Journal, Volume 13, Number 6, 537-47.* — MAIRIAUX PH, MAZINA D (2007). Recommandations de bonnes pratiques pour la prise en charge de la lombalgie en médecine du travail, *Université de Liège Service de Santé au Travail et Education à la Santé Ecole de Santé publique.* — MARTY M, BLOTMAN F, AVOUAC B, ROZENBERG S, VALAT JP (1999). Validation de la version française de l'échelle de Dallas chez les patients lombalgiques chroniques. *Rev Rhum Ed Fr, 65: 139-47.* — MAURICE M, BLANCHARD-DAUPHIN A, LAURENT P, THEVENON A, TIFFREAU V (2008). Efficacité à court et moyen terme d'un programme d'école du dos. Etude de cohorte rétrospective réalisée sur 328 lombalgiques chroniques de 1997 à 2004, *Annales de réadaptation et de médecine physique, 292-300.* — MOSELEY GL (2006). Graded motor imagery for pathologic pain: a randomized controlled trial, *Neurology 67 (12) pp. 2129-34.* — MOSELEY GL (2004). Widespread brain activity during an abdominal task markedly reduced after pain physiology education: fMRI evaluation of a single patient with chronic low back pain. *Australian Journal of Physiotherapy 51: 49-52.* — MONTCHARMONT J (1995). Dans le programme thérapeutique des lombalgiques : l'approche work hardening, *CHUV, Suisse.* — ROQUES CF, FELEZ A, MARQUE P, MAUPAS E, CHTAIN M, LAZORTHES Y (2002). Etude de faisabilité d'un programme d'évaluation à l'école du dos, *Annales de Réadaptation Méd Phys, 45 :257-64.* — SALMOCHI JF, MAIGNÉ S. Protocole d'évaluation du lombalgique en pratique quotidienne, *Résonance Européennes du Rachis, Volume 13, n° 14, pp 634-8.* — SOCIÉTÉ SCIENTIFIQUE DE MÉDECINE GÉNÉRALE (SSMG) (2001), Recommandations de bonnes pratiques, pp 1-33. — VANDERTHOMMEN M, BOULANGER AS, DEFAWEU M, TOMASELLA M (2001). Validation d'un test d'évaluation du comportement gestuel du patient lombalgique chronique. *Ann. Réadaptation Med Physique, 44 :281-90.* — VANDERTHOMMEN M, DEFAWEU, TOMASELLA M, CRIELAARD JM (1999). Le comportement gestuel du patient lombalgique fréquentant une école du dos : analyse d'un test d'évaluation, *Annales Réadaptation Med Phys, 42 : 485-92.*

## LIVRES

BETHOUX F, CALMELS P (2003). Guide des outils de mesure et d'évaluation en médecine physique et de réadaptation, *Frison-Roche, Paris, 403 p.*

HÉRISSON C, REVEL M (2000) "Lombalgie et évaluation", *Masson, Paris, 106 p.*

Maigne JY (2009) "Le mal de dos : Pour une prise en charge efficace", *Masson, Paris, 218 p.*

## MÉMOIRES/THÈSES

BADER L (2006). "Le traitement de la lombalgie : intérêt de l'Ecole du dos et du TERGUMED\", département kinésithérapie, *ULB, Bruxelles, 75p.*

DEMILLY M (2008). "Evaluation de l'efficacité d'une prise en charge pluridisciplinaire, type 'Ecole du dos' pour des patients lombalgiques chroniques à l'hôpital d'Erasme", département kinésithérapie, *ULB, Bruxelles, 78p.*

DEMOULIN C (2008). "Contribution à l'évaluation et à la rééducation de la fonction musculaire du sujet lombalgique chronique", *Mémoire publié, doctorat en kinésithérapie et de réadaptation, Liège, 181p.*

GAGNON S (2008). "Evaluation et approche multicentrique de la prise en charge pluridisciplinaire du patient lombalgique chronique, à travers l'expérience du Réseau Nord-Pas de Calais du Dos (RENODOS)", *Thèse de doctorat Sciences et Techniques des Activités Physiques et Sportives : Activités Physiques Adaptées, Lille, France, 218p.*

PALM M (2005). "Evolution des paramètres fonctionnels chez des lombalgiques chroniques suite à l'école du dos", département kinésithérapie, *ULB, Bruxelles, 84p.*

DE MELIS P (2011). "Comparaison d'un reconditionnement par l'activité en prise en charge collective et prise en charge individuelle sur l'évolution de patients lombalgiques chroniques", *Haute Ecole PaulHenri Spaak, section Ergothérapie, Bruxelles, 100p.*

# PROMOUVOIR L'ACTIVITÉ DE MARCHE CHEZ LE PATIENT OBÈSE : LE CONCEPT DE SLOW BURN

V. QUÉAU*

L'exercice physique permet d'améliorer la qualité de vie des patients obèses mais rarement une perte de poids significative. Des programmes d'entraînement permettant de brûler les graisses à fréquence cardiaque basse sont proposés aux patients obèses. Ces programmes, plus facile à suivre par ces mêmes patients, peuvent permettre une nette amélioration de leur qualité de vie associée à une perte de poids significative. Quels sont les effets bénéfiques de l'activité physique sur la perte de poids, quelles sont les croyances et les connaissances de la population ?

Selon les données de l'INPES *(Institut National de Prévention et d'Education pour la Santé)*, deux tiers des personnes interrogées (IMC> 25,0 kg/m$^2$) disent avoir essayé de perdre du poids en faisant de l'activité physique. Cependant, seulement 20 % rapportent une activité physique correspondant aux normes recommandées. Un grand nombre d'études montre que la marche est l'activité physique la plus fréquemment citée par les deux sexes (plus d'un tiers des hommes et plus de la moitié des femmes).

## ACTIVITÉ PHYSIQUE, OBÉSITÉ ET PERTE DE POIDS

Assez peu de personnes reconnaissent l'activité physique modérée comme un moyen de contrôle de leur poids corporel, ils pensent de façon plus directe aux régimes alimentaires. Un grand nombre d'auteurs s'accordent pour insister sur le fait que l'activité peut contribuer à la perte de poids mais également et surtout au maintien du poids corporel associé au régime. Même si la perte pondérale due à l'exercice physique seul demeure modeste, la pratique d'une activité physique constitue selon d'autre auteurs l'un des facteurs déterminants pour le succès à long terme de programme de perte pondérale et surtout permet une réduction des comorbidités. A contrario, la sédentarité est l'un des facteurs prédictifs de prise pondérale.

Si l'homme est né pour courir, il court à sa perte… en restant assis ! De fait, faute d'exercice, le corps en subit les conséquences. Constat imparable de l'ironique rançon du succès de nos sociétés occidentales pour le chercheur C. Chatard, *"nous en sommes arrivés à un stade ou il n'est pratiquement pas nécessaire de fournir un quelconque effort que ce soit pour se déplacer ou pour se nourrir"*.

* Ergothérapeute, SMPR le village, centre hospitalier H. Duffaut - 305, rue Raoul Follereau - 84902 Avignon

## QUELLE INTENSITÉ POUR QUELLE ACTIVITÉ PHYSIQUE ?

L'intensité de l'activité physique semble également jouer un rôle dans le traitement de l'obésité. Même s'il est classiquement reconnu qu'une activité d'intensité faible à modérée est, ce qui est de plus recommandable pour un patient obèse, une alternance avec une activité d'intensité plus élevée, semble néanmoins conférer certains avantages. La majeure partie de l'énergie dépensée dans l'exercice de basse intensité l'est sous forme de lipides. L'activité intense permettrait-elle d'apporter des bénéfices tels qu'une diminution de l'apport énergétique compensatoire après l'exercice ainsi qu'une augmentation du métabolisme de base pouvant perdurer plusieurs heures après l'activité. Le problème reste la distribution des différents types d'activité ainsi que leur perception en situation écologique par les patients obèses. Enfin, il est important de noter que l'activité physique intense ne permet pas une adhésion à long terme de ces patients.

## LE CONCEPT DE SLOW BURN OU FAT BURNING

Cette approche est directement dérivée de la pratique sportive et notamment de celle des ultra marathoniens comme l'emblématique Stu Mittleman. Le principe consiste à développer l'endurance de base en abaissant le seuil d'oxydation des graisses. L'objectif chez un athlète de haut niveau est de brûler le plus lentement possible ses stocks de glycogène et de consommer un maximum de graisses. La performance sportive sera plus longue et le "coup de pompe" des derniers kilomètres au marathon par exemple sera repoussé. Brûler un maximum de graisse, à effort réduit, correspond exactement à l'objectif des patients obèses !

Les grandes lignes de ce concept peuvent être adaptées aux patients obèses.

L'idée centrale repose sur la perception de trois principales zones durant l'activité qui correspondent à des fréquences cardiaques de références. La détermination des plages de travail se fait à l'aide d'un cardio-fréquence-mètre ; en pratique, cela peut se faire sur tapis de marche (ergocycle), ou un appareil de fitness permettant le recueil de la fréquence cardiaque. Néanmoins, idéalement c'est en situation écologique que cette évaluation doit être effectuée *a fortiori* lorsqu'elle s'adresse à des patients obèses réfractaires à la notion d'activité physique, trop souvent assimilée à une activité sportive. La détermination de ces zones de travail doit permettre la reconnaissance d'état d'efficience pendant l'activité. Trois zones sont définies : une zone confortable qui correspond à la zone dans laquelle l'activité devra se dérouler préférentiellement dite MAP pour *Mostly Aerobic Pace*. La filière aérobie est totalement sollicitée et les graisses sont consommées en priorité. A l'opposé, la zone dite anaérobie SAP *(Speedy Anaerobic Pace)*, très inconfortable avec un stress physique maximum, une sensation de contrainte. Dans cette filière anaérobique le substrat énergétique est glucidique. Il est totalement inopportun d'accomplir une activité dans cette zone.

Entre ces deux zones, figure un espace étroit, le MEP *(Most Efficent Pace)* dont le marcheur doit avoir une conscience élevée et qui s'apparente à un exercice de funambulisme, cette zone de transition mixte sur le plan du substrat énergétique (sucres/graisses) correspond à une alarme à connaître et à ne pas dépasser. Autrement dit, il s'agit de ressentir les seuils de transition ventilatoire, notion attachée à la $VO_2$ max (consommation maximale d'oxygène).

De nombreuses méthodes existent pour déterminer les fréquences de travail cibles.

Classiquement, c'est le score d'Astrand (FC maxi = 220 – âge) qui est le plus utilisé sur la base du calcul de la fréquence cardiaque maximale et malheureusement c'est sur ces bases que la plupart des fabricants de matériels de fitness définissent leurs programmes, ces chiffres sont de fait beaucoup trop élevés pour les patients obèses.

Comment déterminer les zones cibles ? Trois zones sont à déterminer :

*La limite supérieure de la MEP* correspond à la soustraction de l'âge à 180. Soustraire à nouveau 10 points à ce chiffre donne la limite inférieure de la MEP, cette amplitude de 10 battements est la zone dans laquelle l'activité va devoir se dérouler. Des ajustements sont ensuite réalisés dans le cadre de problème d'obésité, la MEP inférieure est abaissée de 10 points supplémentaires.

*Calcul de la limite inférieure de la MAP :* obtenue par la soustraction de 20 points à la MEP inférieure

*Calcul SAP*, on ajoute 20 points à la MEP supérieure

Ce qui donne pour un adulte de 45 ans : MAP = 105 BPM ; MEP = 125 à 135 BPM ; SAP = 155 BPM.

Dans la comparaison avec l'athlète on peut considérer que plus un athlète est entraîné, plus il est capable d'utiliser une grande puissance à FC basse. Un patient obèse par contre aura une FC élevée très rapidement au moindre effort. Il est ainsi un petit brûleur de graisse à l'exercice physique. De plus, sa fréquence cardiaque très rapidement élevée au moindre effort a comme conséquence une dyspnée et un sentiment stressant et décourageant face à l'effort, très éloigné de la sensation de bien être qui doit être présente lors de l'activité physique comme la notion de plaisir au travers de l'alimentation.

Au-delà des tests et des données chiffrées, qui n'ont pas d'autres buts que de guider le patient et permettrent un support de communication, des qualificatifs liés à chaque zone de travail seront recherchés.

*Ancrages sensoriels :* la MAP est la zone dans laquelle l'activité se déroule paisiblement avec calme et fluidité. Au niveau visuel il peut s'agir de la perception des couleurs et de l'observation de ce qui bouge autour du marcheur, l'ancrage auditif peut se faire par la perception des sons environnants. Au niveau kinesthésique, aucune sensation de tension musculaire ou de chaleur. L'échelle de Borg peut être utilisée pour permettre une évaluation subjective de l'activité voire une échelle visuelle analogique de 0 à 10.

A l'approche de la zone MEP certains signes viendront perturber cet état de bien être et en premier lieu l'augmentation de la FC. C'est à ce stade précoce que le cardio-fréquencemètre reste très utile en permettant d'anticiper des sensations physiques désagréables qu'il anticipe. Le patient n'aura donc pas à en faire l'expérience, l'intensité sera immédiatement abaissée pour permettre une mise en adéquation et un retour dans la zone MAP.

La métaphore du bateau est souvent utile ici, le rythme de la marche et l'énergie développée pour l'accomplir doit s'apparenter à la conduite d'un bateau plutôt qu'à celui d'une voiture. Ainsi, à l'approche d'une côte plutôt que d'augmenter la cadence pour conserver la vitesse et franchir l'obstacle, en accélérant, on laissera la pente diminuer la vitesse de progression, on diminuera également la longueur du pas pour franchir le sommet presque à vitesse nulle s'il le faut et ainsi conserver une forme de cohérence dans l'effort.

## UN ENTRAÎNEMENT PLUS FACILE ET PLUS EFFICACE

Cette approche démontre clairement que l'entraînement est beaucoup plus facilement accepté par les patients. Ils sont moins dyspnéiques, moins fatigués et ils reviennent régulièrement à l'entraînement. Les conditions d'entraînement personnalisées, entre patients souffrant d'une mauvaise image corporelle favorise une compliance importante.

Les résultats sur les performances physiques sont réels. Pour les patients, leur qualité de vie s'est améliorée de manière remarquable, probablement due à une augmentation de la consommation maximale d'oxygène.

* *
*

En conclusion, avec une réduction de l'apport calorique et des modifications comportementales, cette approche de l'activité physique constitue certainement un angle d'attaque intéressant dans la prise en charge des patients obèses au travers d'une activité de la vie quotidienne, la marche.

## BIBLIOGRAPHIE

[1] PÉRIÉ H, COMMANDRÉ F, BARRAULT D (2006). Vers une médecine de l'homme en mouvement. *Ed Frison-Roche, Paris, 587 p.* — [2] CONSEIL ÉCONOMIQUE ET SOCIAL. Dimension sociale, éducative et culturelle du sport. *Rapport adopté le 11/04/2*007. *www.ces.fr* — [3] OPPERT JM, SIMON C, RIVIERE D, GUEZENNEV Ch Y (2005). Activité Physique et Santé, Arguments scientifiques, pistes pratiques. *Synthèses du Programme National Nutrition Santé.* — [4] CHATARD JC (2004). Quelle activité physique pour quelle santé ? *éd. Sport et Santé, Publications de l'Université de Saint Etienne.* — [5] BLAIR SN (1989). Physical fitness and all - cause mortality. A prospective study of healthy men and women. *JAMA. 1989, 262: 2395-9.* — [6] REJESKI WJ, MITTALKO SL (2001). Physical activity and quality of life in older adults. A prospective study of healthy men and women. *J Gerontol Biol Sc Med 56: 23-5.* — [7] FOUILLOT JP (2004). Dopage et compléments alimentaires. *Bull Acad Natle Méd 188 : 933-43.* — [8] AUDRAN M, E VARLET-MARIE (2004). Evolution actuelle du dopage favorisant le transport de l'oxygène. *Bull Acad Natle Méd 2004, 188: 945-53.* — [9] WILLIAMS MA, ADES PA, HAMM LF *et al.* (2006). Clinical evidence for a health benefit from cardiac rehabilitation, an update. *Am Heart J 835-41.* — [10] KOCH M, DOUARD H, BROUSTET JP (1992). The benefit of graded physical exercise training in heart failure. *Chest 101: 231-5 and 835-41.* — [11] RIVIERE D (2004). Sport et fonctions métaboliques. La pratique du sport : bénéfices et risques. *Bull Acad Natle Méd, 188: 913-22.* — [12] Expertise Collective de l'INSERM (2008). Activité physique. Contexte et effets sur la santé. *INSERM ed.*

# QUE FAIT L'ERGOTHÉRAPIE DANS LA PREVENTION DES T.M.S. ET DES ACCIDENTS AU TRAVAIL ?

C. HOLLENSTEIN*

En 1957, la Sécurité Sociale initie les formations "gestes et postures", organisées suivant les conseils de Chaput, champion français d'haltérophilie. Le message est simple : développer "un esprit sain dans un corps sain". L'entraînement est donc bien basé sur un renforcement musculaire et sur une éducation à l'effort [5, 9]. Parallèlement se développe l'ergonomie pour compléter la prévention des T.M.S. *(Troubles Musculo-Squelettiques)* dans les ports de charge. La vision mécanique du corps persiste. On rationalise les gestes et les postures et on adapte le poste de travail des personnes en fonction des tâches prescrites.

Avec les années 70, le "gestes et postures" est repris par les professionnels de la santé au travers de "l'école du dos". Cela nous permet de mettre une touche cinésiologique. C'est entre autres, la conceptualisation du "verrouillage lombaire" et du réentraînement à l'effort. Aujourd'hui encore, "l'exercice et la reprise rapide du travail" sont considérés comme traitement n° 1 des lombalgies [6].

En 2011, nous constatons que la prévention des T.M.S. s'appuie sur ces mêmes principes, développés depuis plus de 50 ans. Il faut croire qu'ils sont particulièrement bons ! Pourtant, économiquement, les chiffres sont alarmants :

## CONSTAT ÉCONOMIQUE

*"Depuis plusieurs années, on assiste en Europe à une augmentation du nombre de travailleurs souffrant de troubles musculo-squelettiques (T.M.S.). Ces pathologies (qui) affectent les muscles, les tendons et les nerfs des membres et de la colonne vertébrale (...). Les T.M.S. prennent ainsi au fur et à mesure des années une importance alarmante, aussi bien en termes de souffrances individuelles que de charge économique. Selon certaines estimations, les T.M.S. entraîneraient pour l'ensemble de la société un coût financier se situant entre 0,5 et 2 % du PIB. Jusqu'à ce jour, la mise en œuvre d'actions de prévention n'est pas parvenue à enrayer ce qu'il convient d'appeler une épidémie"* [4].

*"Le taux d'accidents dans le secteur des soins de santé dépasse de 34 % la moyenne de l'UE". "Les troubles lombaires touchent 60 à 90 % des personnes à un certain moment de leur vie. À tout moment, entre 15 et 42 % des personnes sont touchées"* [4].

Au sein de l'Union européenne, plus d'un travailleur sur quatre est confronté au stress lié au travail [1]. En France, *"les TMS figurent en première place des maladies les plus reconnues avec plus de 70 % des cas pour l'année 2005"* [4].

---

* Ergothérapeute, Cabinet d'ergothérapie et de Réhabilitation psychosociale – 5, cour Fernand Jaenger - 67200 Strasbourg

Face à ces constats alarmants, nous pouvons nous interroger sur la validité de nos propositions et la pertinence des formations que nous dispensons : les TMS augmentent régulièrement, malgré l'essor des formations préventives. Que pourrions-nous changer dans nos formations ? Pourquoi celles-ci ne font-elles pas plus de bienfaits ?

## CONSTAT BIO-MÉCANIQUE ET CINÉSIOLOGIQUE

Dans les compétitions de haut niveau, l'incontinence des haltérophiles femmes n'est un secret pour personne : la contraction intempestive du grand droit de l'abdomen entraîne un allongement des fibres musculaires du plancher pelvien, qui se distendent progressivement. Les sportives rencontrent donc un problème de fuites urinaires, tenu secret car socialement difficile à assumer. La musculature existant bien, toute rééducation périnéenne demeure inefficace. Le seul remède à cette incontinence partielle est l'intervention chirurgicale. Les sportives de haut niveau, et plus particulièrement les femmes adaptes du body-building (ou de culturisme), sont régulièrement affectées par ce trouble. Pour éviter ce désagrément, nous devrions donc travailler les abdominaux autrement que par un raccourcissement des muscles superficiels.

Lorsque nous proposons un verrouillage lombaire (ou rétroversion du bassin), nous provoquons un effacement de la lordose lombaire. Par cette action, nous effectuons une contraction de presque tous les muscles profonds de la hanche (psoas, pyramidal, carré crural, obturateur interne, jumeaux supérieur et inférieur). Par ces contractions musculaires, nous limitons donc la mobilité articulaire de la hanche. Par ailleurs, rappelons que les muscles obturateurs et jumeaux sont des sustentateurs de la hanche. Autrement dit, la rétroversion du bassin tend à coapter la tête fémorale et à réduire l'espace interarticulaire. Il s'ensuit une compression, souvent cause de souffrance cartilagineuse… Autrement dit, par une action de "verrouillage" d'une partie de la colonne vertébrale, nous proposons un verrouillage d'une des articulations fondamentales du membre inférieur. Comment peut-on alors espérer une mise en mouvement opérationnelle de la part du travailleur ? Si les muscles que nous activons réduisent l'espace interarticulaire et sont susceptibles de faire apparaître des douleurs articulaires, devons-nous poursuivre cet apprentissage ? Insidieusement, aurions-nous contribué à installer un schéma pathogène du mouvement ?

En tant que spécialistes de la motricité et de la coordination, nous savons que l'organisation gestuelle est un tout et ne devient souple que si tout le corps peut se mettre en mouvement. Chaque articulation a donc besoin de se coordonner avec les autres. Comment pouvons-nous obtenir une souplesse et une aisance corporelle en verrouillant certaines zones, en les empêchant de bouger ? Quelle liberté est laissée au corps pour s'organiser harmonieusement dans différentes situations ? Quelle mémoire peut-il garder de ses capacités d'adaptations aux situations nouvelles, s'il est parfois contraint contre nature dans son organisation ?

## NOS MODÈLES DE RÉFÉRENCE

L'haltérophile semble rester le support de référence. Les affiches de sensibilisation aux "gestes et postures" présentent le même modèle graphique : plier les jambes avec le dos vertical. Pourtant, les vidéos des compétitions d'haltérophilie sont riches en apprentissage : certes le dos est droit, mais contrairement à ce qui reste souvent enseigné dans le "gestes et postures", il n'est pas vertical. Une position "banquette" chez un haltérophile, ne se fait pas à la verticale, sans quoi, il ne pourrait jamais se relever : le centre de gravité est alors déjeté en arrière du polygone de sustentation et crée un déséquilibre. Toutes les vidéos montrent un dos à l'horizontale.

D'où nous vient donc l'idée de modifier la dynamique biomécanique du corps humain et les repères gravidiques ? Si nous regardons les vidéos des championnats d'haltérophilie, nous constatons par ailleurs que la tête est systématiquement relevée, créant une hyper-extension cervicale dont personne ne s'inquiète. Pourtant, les douleurs cervicales dans le monde du travail sont en plein essor. Cette discontinuité vertébrale devrait nous interroger sur la valeur du modèle que nous suivons.

Si, d'aventure, nous nous référons aux haltérophiles (puisque ce sont nos modèles de référence), nous pouvons constater le nombre de bandages qu'ils portent lors des compétitions : genoux, poignets, et souvent ceinture abdominale... Comment pouvons-nous nous appuyer sur un modèle qui semble déjà bien abîmé ? Pouvons-nous véhiculer cette image comme référence à suivre ? Les cris d'effort que lancent tant les adeptes de la musculation que les haltérophiles engagent-ils vraiment à croire en une technique douce et bienveillante pour soi ?

Alors quel sens prend notre formation "gestes et postures" ? Peut-on continuer à enseigner les mêmes bases après un demi-siècle de pratique ? Quelle évolution pouvons-nous préconiser ?

## LA RÉALITÉ DU MILIEU PROFESSIONNEL

Actuellement, dans notre civilisation occidentale (française), l'homme se présente le plus souvent en station debout avec une rétroversion du bassin (bien acquise), ayant entraîné un écrasement de l'articulation de la hanche puis des genoux par une hyper-extension de ceux-ci. Nous constatons également une limitation articulaire des chevilles (dernières nées dans les déficiences chroniques). De ce fait, de nombreuses personnes ne supportent plus la station debout qui devient pénible et douloureuse. Qu'est-il proposé aujourd'hui comme formation pour libérer les espaces articulaires et éviter ces tassements passifs ?

Dans le milieu hospitalier, comme dans celui de l'aide à domicile, le personnel n'est pas particulièrement sportif et ne va pas consacrer son temps personnel à un raffermissement des abdominaux ou des quadriceps... Lorsqu'ils effectuent une rétroversion du bassin et qu'on leur demande de marcher, nombreux sont les stagiaires qui nous disent avoir l'impression de "marcher comme un cow-boy" et se sentir limiter dans leurs mouvements articulaires. Est-ce vraiment normal ? Les stages "gestes et postures" engendrent souvent un surcroît de courbatures au niveau des membres inférieurs. Est-ce normal ? Comment pouvons-nous espérer une crédibilité si les stagiaires gardent en mémoire que "faire le bon geste" suppose d'endurer des courbatures quotidiennes ? Qui aurait envie de poursuivre cette "hygiène de vie" dans ces conditions ? Souvent, les stagiaires préfèrent conclure qu'ils ne sont pas sportifs et donc que la formation ne s'adressait pas à eux... Ils repartent alors avec une dépréciation d'eux-mêmes, ce qui n'était certes pas le but visé.

Un sondage interne effectué auprès du corps infirmier de l'Hopital Universitaire de Gand (Universitair Ziekenhuis Gent - Belgique) a révélé que 72 % des infirmiers interrogés ressentaient des lombalgies pendant leur carrière, 34 % ont des douleurs aux épaules et 32 % déclarent avoir des gênes dans les genoux. La conclusion des travaux révèle que "tant les facteurs physiques liés au travail que les facteurs psychologiques individuels (peur du mouvement) ont semblé prédictifs pour les lombalgies". (Etude Belcoback).

Cette peur du mouvement est particulièrement manifeste quand les personnes souffrent de douleurs de genou. Cependant, nous comprenons mieux maintenant l'origine de ces douleurs si les mouvements ont été intégrés avec un écrasement articulaire. Il est un fait que toutes les formations "gestes et postures" sont organisées autour d'un principe de verticalité : quand on se baisse, c'est vers le bas, quand on se relève, c'est vers le haut en suivant la verticalité du rachis. Or, une personne construisant son mouvement vers le bas, l'organise avec la pesanteur et laisse son corps s'affaisser vers le sol. Il s'ensuit automatiquement un écrasement des interlignes articulaires. Dans le monde animal, nous constatons que l'organisation est tout autre : elle s'installe autour d'une coordination articulaire apesanteur, ce qui permet à l'animal de conserver une dynamique de mouvement et une souplesse dans toute position, indispensable pour se protéger de toute agression extérieure.

La peur du mouvement peut également trouver son sens si la personne doit endurer des courbatures lors de toute mise en action. Mais elle peut aussi être la conséquence de causes multifactorielles que nous pouvons interroger.

## NOTRE ACTION D'ERGOTHÉRAPEUTE

Il est temps pour nous de construire nos formations sur des bases bio-mécaniques et cinésiologiques que nous connaissons, pour organiser des mouvements qui répondent à une économie d'efforts et à une cohérence anatomique. Nous nous vantons d'être les spécialistes de l'adaptation personnalisée. Mais heureusement, les travailleurs ne nous ont souvent pas attendus pour adopter de nouvelles formules : nouveaux gestes ou adaptations particulières de leur poste ou de leur activité.

Nous sommes sans doute parmi les professionnels les mieux placés pour agir à différents niveaux : sur le plan moteur, par les formations gestes et postures, d'un point de vue ergonomique, par l'aménagement des lieux de travail et l'adaptation des postes, et psychologique parfois par notre sens de l'écoute et de l'observation, avec des retours critiques à l'employeur. Nous nous sommes positionnés comme des experts de l'évaluation qui nous permettaient de pointer tous les dysfonctionnements en situation de travail. Il faut croire que notre travail a été particulièrement bon et efficace puisqu'il a souvent été repris par des médecins et psychologues. Aujourd'hui, la prévention des T.M.S. est admirablement orchestrée autour de grilles d'évaluation et de codifications diverses.

Mais qu'est devenue la manutention ? Cette dénomination véhicule la notion de souffrance, de "mort lente" pour tout individu qui la pratique. Combien de personnes se disent "de toutes façons foutues" car elles font de la manutention ? Comme si, en signant un engagement dans cette pratique, elles signaient le don de leur corps (ou don d'organes) à l'entreprise… Je croyais que l'ergothérapie s'appuyait sur l'activité pour redonner Vie à la personne. Qu'est donc devenue notre conviction première ? Si nous sommes les "thérapeutes par l'activité", n'est-ce pas que nous croyons en cette dernière comme valeur noble ?

Pour ma part, je reste convaincue que le sens de l'activité, que la Vie, ne passe pas nécessairement par un entraînement à l'effort ou par la consolidation d'un état sportif. J'aime à découvrir et reconnaître l'autre par les choix qu'il fait, à l'aider à les construire et à les respecter. J'ai donc peine à m'inscrire dans une dynamique de formation qui passerait par la souffrance (les courbatures) pour se maintenir en santé. Je m'interroge sur la valeur du choix réellement laissé à l'adulte en formation quand nous lui enseignons des postures et des gestes standards. Je me demande quelle trace nous gardons de toutes ces expériences professionnelles faites sur le terrain par des travailleurs qui connaissent leur métier et leur activité. Quelle valeur nous leur accordons ? Quelles places nous leur donnons dans notre pratique et nos conseils ?

H. Vaille [10] nous donne une définition de l'ergothérapie qu'il nous appartient de valoriser : *"où le travail est avant tout abordé comme une activité, concrète et porteuse de sens"*. Il est donc pleinement de notre ressort d'aider les salariés à redonner du sens à cette activité de manutention et à se reconnaître dans leurs choix de vie.

* *
*

Depuis des années, de nombreux moyens ont été développés tant en matière de formation professionnelle continue qu'au niveau des conditions matérielles de travail, rendues nettement plus confortables. Pourtant, l'essor des T.M.S. place ces dernières en première ligne des maladies professionnelles. De ce fait, de nombreux professionnels se mobilisent pour faire valoir les capacités de créativité des salariés. *"Le travailleur n'est pas qu'un simple exécutant et le travail n'agit pas sur lui comme une force extérieure et nocive. Les agents créent leurs propres règles de travail (des "idéologies de métier") pour s'adapter et supporter les conditions d'exercice qui leur sont imposées"* [10].

Nous ne pouvons plus nous restreindre à l'évaluation des risques. Notre approche pragmatique devrait maintenant nous servir pour préconiser des actions novatrices pertinentes. La clinique du travail, telle que la décrit Y. Clot, doit pouvoir faire écho à notre philosophie de soin : *"prendre soin du travail, de ses qualités, de son organisation, comme ressort pour le développement de l'activité propre de chacun"* [3]. Notre connaissance du milieu de travail, notre approche holistique de l'être humain, nos compétences relationnelles et pédagogiques, nos capacités d'écoute, d'observation et d'analyse doivent pouvoir nous permettre de faire évoluer nos interventions, tant au niveau de la formation professionnelle continue qu'au sein de l'entreprise pour conduire vers un mieux-être du travailleur. Alors que les nouvelles mesures gouvernementales prônent le "bien-être au travail", essayons déjà de contribuer au mieux-être individuel et collectif au travail, de manière fiable et durable. Et partageons nos démarches qui conduiront dans ce sens.

## RÉSUMÉ

Cet exposé ouvre à la discussion et aux partages d'expériences. Volontairement, il ne présente pas de solutions, mais il fait le constat de dysfonctionnements dans notre traditionnel "gestes et postures" et invite à la réflexion sur notre pratique d'ergothérapeute. Notre spécialité professionnelle nous ouvre grand la porte dans la prévention des risques des accidents et maladie professionnels, mais comment allons-nous valoriser notre savoir pour réajuster l'existant ?

## BIBLIOGRAPHIE

[1] AGENCE EUROPÉENNE POUR LA SÉCURITÉ ET LA SANTÉ AU TRAVAIL, voir le site internet : *http://osha.europa.eu/fr* — [2] CALAIS-GERMAIN B. (1984). "Anatomie pour le mouvement – introduction à l'analyse des techniques corporelles", *ed. DésIris, 2009 (5e édition)*. — [3] CLOT Y (2010). "Entretien avec

Dominique Lhuilier et Yves Clot", in La Lettre d'Erès, N° 23, janvier-mars 2010, *Ed. Erès, Toulouse, pp. 7-8.* Egalement disponible sur internet : *www.editions-eres.com/pdf/lettre%2023.pdf* — [4] EUROGIP (2007). "Les troubles musculo-squelettiques en Europe – Définitions et données statistiques ", *Document réalisé en mars 2006, Eurogip-25/F, octobre 2007, Paris, p.1-12.* Egalement disponible sur internet : *www.eurogip.fr./Eurogip_TMS_definitions_2007_25F.pdf* — [5] HOLLENSTEIN C (2009). "La place du corps dans l'activité – l'exemple des musiciens", Mémoire de Master Ingénierie de la Formation et des Compétences, *Université des Sciences Humaines, Strasbourg.* — [6] KCE (Centre Fédéral d'Expertise des soins de santé), (2010), *"Rapport annuel 2010", Belgique.* — [7] LACHMANN H, LAROSE C, PENICAUD M (2010). "Bien-être et efficacité au travail – 10 propositions pour améliorer la santé psychologique au travail", rapport fait à la demande du premier ministre. Voir aussi le site : *www.travailler-mieux.gouv.fr* — [8] LUTUMBA P (2011). "Les entreprises ne valorisent pas assez le travail bien fait", *extrait d'article du 12/04/11, consultable sur le site internet : blog.causae-fait.com/* — [9] TEIGER C (2002). "Origines et évolution de la formation à la prévention des risques 'gestes et postures' en France", in Relations industrielles, 57, 3, pp. 431-62, *Université de Montréal : Erudit, Montréal, Québec.* — [10] VAILLE H (2003). "La psychopathologie du travail", in *Sciences Humaines, N° 144, décembre 2003.*

**site internet :** www.emploi.belgique.be > Outils et bonnes pratiques, "prévention des lombalgies sur le lieu de travail : étude BELCOBACK – évidence de la nécessité d'une approche intégrale".

# ÉVALUATION INTERDISCIPLINAIRE DE L'APTITUDE D'UNE PERSONNE ÂGÉE À GÉRER SA PERSONNE ET SES BIENS : OUTIL INFORMATISÉ POUR GUIDER L'ERGOTHÉRAPEUTE ET L'ÉQUIPE

D. GIROUX*, S. TÉTREAULT**

Le vieillissement de la population est un fait reconnu qui s'observe dans de nombreux pays [1]. Cette réalité démographique amène une augmentation de la clientèle atteinte de démence d'Alzheimer ou d'affections connexes dans les établissements de santé et de services sociaux [14]. Cette situation a un impact sur la pratique des intervenants qui œuvrent auprès de cette clientèle, car ils sont de plus en plus appelés à se prononcer sur l'aptitude des personnes âgées atteintes de déficits cognitifs. Plusieurs facteurs complexifient cette évaluation, soit : *1)* le contexte de surcharge de travail dans les établissements de santé ; *2)* l'évolution des modes de vie qui amène un isolement des personnes âgées de leur famille ; *3)* l'augmentation du nombre de personne âgées qui possèdent un patrimoine important [3, 4, 15].

Des auteurs mentionnent que plusieurs professionnels de la santé et des services sociaux peuvent être impliqués dans cette évaluation, soit : ergothérapeute, infirmier, médecin, psychologue ou neuropsychologue, travailleur social [6, 16]. Au Québec, le Code Civil distingue trois aspects concernant l'aptitude, soit : *1)* consentir à un soin ou à participer à un projet de recherche ; *2)* gérer sa personne ; *3)* gérer ses biens. Plusieurs outils existent pour évaluer le consentement aux soins [9]. Par contre, l'aptitude à gérer sa personne et ses biens a fait l'objet de peu d'études jusqu'à maintenant [12].

Les ergothérapeutes sont souvent appelés à donner leur opinion sur l'aptitude des personnes âgées à gérer leur personne et leurs biens. Des études ont fait ressortir un manque d'outils ou de modèles pour soutenir les ergothérapeutes qui doivent procéder à cette évaluation [7, 16]. Au Québec, une déclaration d'inaptitude légale a un impact majeur sur les droits civils de la personne âgée [5]. Par exemple, une personne déclarée inapte légalement ne peut plus voter, contracter ou se marier. Cet état de fait questionne quant au risque de préjudice envers cette population qui est souvent vulnérable [13]. Une étude récente visait l'élaboration d'un outil d'aide à la décision pour guider l'évaluation de l'aptitude d'une personne âgée à gérer sa personne et ses biens [8]. Cet article décrit l'outil élaboré, nommé *Outil d'Évaluation de l'Aptitude* (OÉA), les avantages et retombées de son utilisation ainsi que les défis à venir et perspectives de recherche.

---

* Erg., Ph.D. (cand.), Département de réadaptation, Faculté de médecine, Université Laval - Québec, Canada, G1V 0A6 - Téléphone : 418-656-2131 #7617 - dominique.giroux@rea.ulaval.ca

** Erg., Ph.D., Département de réadaptation, Faculté de médecine, Université Laval - Québec, Canada, G1V 0A6 - Téléphone : 418-656-2131 # 2925 - sylvie.tetreault@rea.ulaval.ca

L'OÉA est destiné à soutenir l'évaluation de l'aptitude d'une personne âgée à gérer sa personne et ses biens dans les établissements de santé et de services sociaux. Trois sources ont été utilisées pour documenter les variables de l'OÉA. D'abord, une recension des écrits scientifiques a permis d'identifier les outils ou modèles destinés à guider l'évaluation de l'aptitude d'une personne âgée à gérer sa personne et ses biens ainsi que les variables sous-jacentes. Ensuite, les formations continues offertes aux ergothérapeutes québécois au regard de cette évaluation ont été analysées. Enfin, trois *focus-groups* rejoignant 18 intervenants provenant de chacune des professions concernées ont été effectués.

Cette collecte de données a permis d'identifier trois modèles qui sont disponibles dans les écrits scientifiques [9, 10, 11]. Celui de Grisso *et al.* [9], est proposé aux ergothérapeutes dans le cadre des formations continues recensées. Par contre, les focus-groups ont fait ressortir que ces trois modèles sont insuffisants, si utilisés seuls, pour permettre de se prononcer sur l'aptitude d'une personne âgée à gérer sa personne et ses biens. Malgré tout, les participants s'entendaient sur leur pertinence. Ils ont donc été intégrés afin d'élaborer un modèle de prise de décision plus complet, portant sur l'ensemble du processus d'évaluation clinique et légal, le *Processus d'Évaluation de l'aptitude* (PÉA) (fig. 1). Ce modèle est sous-jacent à l'OÉA.

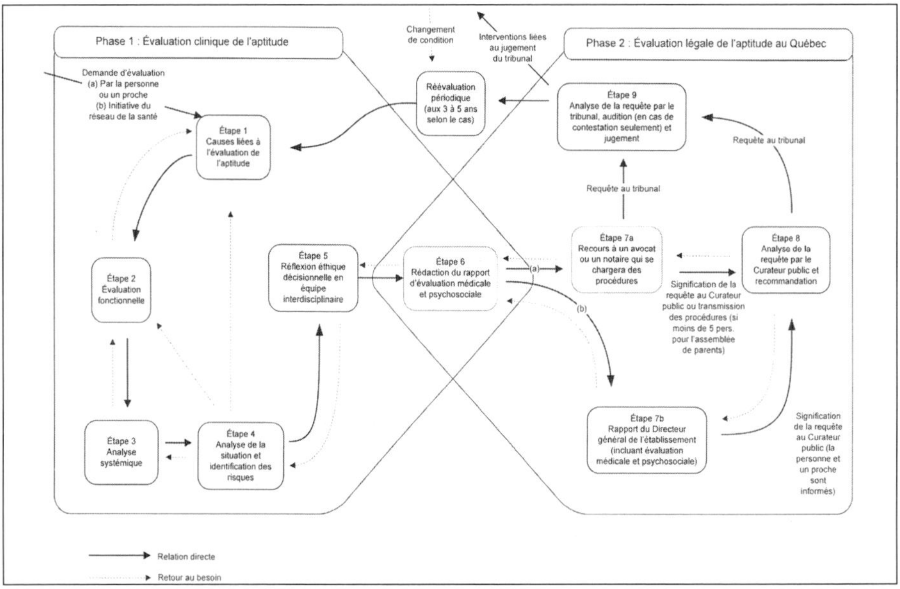


*Fig. 1 : Processus d'Évaluation de l'Aptitude (PÉA) [8]*

Le PÉA se divise en deux phases, soit : l'évaluation clinique de l'aptitude (*phase 1*) et l'évaluation légale de l'aptitude (*phase 2*). Bien que la phase légale concerne spécifiquement la législation québécoise, la phase de l'évaluation clinique (étapes 1 à 5) peut être utilisée, peu importe la législation. Ce modèle décrit l'ensemble des étapes à effectuer pour avoir une évaluation complète nécessaire à l'analyse de la situation globale de la personne âgée atteinte de déficits cognitifs. La première étape consiste à identifier les éléments pouvant causer l'inaptitude, soit le diagnostic, la condition de santé physique et mentale, le caractère réversible des atteintes et la médication. Ensuite, la deuxième étape réfère à l'évaluation des habiletés fonctionnelles de la personne. Il est alors nécessaire d'identifier les différentes tâches qu'effectue la personne dans son quotidien, pour pouvoir juger si elle les accomplit de manière sécuritaire et autonome. La troisième étape est l'analyse systémique de la situation. Il s'agit de déterminer si les capacités de la personne âgée concordent avec sa situation de vie. Il faut alors documenter les exigences physiques, humaines et environnementales ainsi que les ressources disponibles. Toutes ces informations sont nécessaires pour analyser la situation dans son ensemble. Une fois ces trois étapes effectuées, les risques identifiés tout au long de l'évaluation doivent être qualifiés (de faible à élever) un à un. Cette étape est nécessaire afin de juger du risque global de la situation de vie de la personne. Finalement, la dernière étape consiste à procéder à une réflexion éthique et décisionnelle en équipe interdisciplinaire sur l'aptitude de la personne âgée à gérer sa personne et ses biens. Ceci complète la phase 1 du PÉA.

Ce modèle de prise de décision vise à guider le processus d'évaluation de l'aptitude. Par contre, pour pouvoir être utilisé de façon adéquate par les professionnels de la santé et des services sociaux, il est nécessaire d'avoir un outil opérationnalisé. Pour ce faire, les variables devant être évaluées afin de documenter chacune des étapes du modèle PÉA ont été identifiées. L'analyse des trois sources d'information décrites précédemment a permis de ressortir toutes les variables pertinentes à évaluer. Ceci a permis d'élaborer un outil le plus exhaustif possible, l'OÉA (fig. 2).

| Étapes | Variables |
|---|---|
| *Étape 1 :* Causes liées à l'évaluation de l'aptitude | Condition médicale<br>Histoire de santé<br>Connaissance de son état de santé<br>Médication<br>Fonctionnement cognitif<br>Fonctionnement antérieur<br>Antécédents psychosociaux significatifs<br>Habitudes |
| *Étape 2 :* Évaluation fonctionnelle | Fonctionnement antérieur de la personne<br>Connaissance de sa situation et de son fonctionnement<br>Habiletés fonctionnelles liées à l'aptitude évaluée (évaluation des tâches liées au fonctionnement habituel de la personne)<br>Capacité d'autoprotection<br>Perception de la personne de sa capacité et de son besoin d'assistance |
| *Étape 3 :* Analyse systémique | Facteurs aggravants (ex : exigences environnementales et humaines, situations d'abus, isolement, etc.)<br>Condition actuelle (ex : état du logement, aliments en quantité suffisante, périmés ou non, état des affaires, patrimoine)<br>Intérêts et valeurs de la personne et des proches<br>Spiritualité (ex : croyances, dispositions particulières liées aux croyances)<br>Ressources personnelles, communautaires et privées disponibles |

*Fig. 2 : Description des variables de l'OÉA*

Par ailleurs, les propos des participants des *focus-groups* ont fait ressortir la nécessité d'inclure une réflexion éthique à l'OÉA. Plusieurs auteurs ont aussi souligné l'importance d'inclure cette étape [10, 12]. Par contre, les professionnels de la santé et des services sociaux ne sont pas nécessairement habilités pour procéder à une réflexion éthique. Pour faciliter et enrichir cette étape, des questions ont été identifiées (fig. 3). Celles-ci doivent être discutées en équipe interdisciplinaire. Elles favorisent une analyse des conséquences et des enjeux liés aux différentes alternatives possibles. La volonté de la personne concernée ainsi que ses valeurs et celles de ses proches sont considérées, tout comme les normes, règles déontologiques et législatives en vigueur. Enfin, les valeurs professionnelles et organisationnelles sont mises de l'avant pour arriver à prendre la décision la plus acceptable possible pour tous les acteurs concernés.

1) Quelle est la volonté de la personne ? De sa famille ? La personne est-elle consciente de ses besoins ? Désire-t-elle ou est-elle prête à accepter de l'aide ?
2) Pour chacun des problèmes identifiés, des interventions sont-elles possibles pour diminuer les risques ? Si oui, quel risque demeure ? Si non, quel est le risque envisagé ?
3) Quelles-sont les conséquences positives et négatives pour la personne, sa famille, son milieu ?
4) Quels sont les normes, règles déontologiques, règlementations (ex : droit de la personne) protocoles à respecter ou directives organisationnelles applicables à cette décision ?
5) Identifier les valeurs les plus significatives pour la personne, sa famille ou ses proches, l'équipe et l'organisation.
6) Est-ce qu'il y a des valeurs en conflit ? Les nommer (ex : la valeur d'autonomie peut être en conflit avec la valeur de bienfaisance)
7) Quelle est ou quelles sont les valeurs à prioriser dans ce processus ? Pourquoi ?
8) À la lumière de cette réflexion éthique, quelle est la recommandation favorisée ? Est-elle acceptable et viable pour l'équipe ? Pour la personne ? Pour les proches ? Pour l'organisation ? Si oui, quelles sont les suites ? Si non, quelles interventions peuvent être faites pour qu'elle soit plus acceptable ?

*Fig. 3 : Questions soutenant la réflexion éthique*

Les caractéristiques qui démarquent particulièrement l'OÉA sont l'approche interdisciplinaire qu'il préconise et soutient ainsi que la réflexion éthique basée sur l'analyse des risques. Cet outil comblera une lacune rapportée par les professionnels de la santé et des services sociaux québécois, au regard des outils disponibles pour procéder à cette évaluation. Bien que la protection des personnes inaptes soit une préoccupation réelle dans la société, l'évaluation clinique de l'aptitude a été négligée. Jusqu'à maintenant, aucun outil ne semblait disponible pour permettre une évaluation objective et rigoureuse. Ainsi, l'implantation de l'OÉA aura des retombées sur la personne âgée, ses proches, les intervenants, mais aussi sur l'ensemble de la société. En effet, les conséquences d'une déclaration d'inaptitude légale sont majeures pour la personne atteinte de déficits cognitifs et leur protection entraîne des coûts importants.

Déjà, la validation de contenu auprès d'un groupe d'experts incluant tous les professionnels concernés [6, 16] a fait ressortir l'utilité et la viabilité de son utilisation dans les établissements de santé. En outre, l'informatisation de l'OÉA permettra de favoriser un meilleur suivi des personnes âgées. Actuellement, les évaluations débutées dans un établissement de santé ne sont pas nécessairement accessibles aux intervenants si la personne est admise dans un autre endroit, ce qui amène un dédoublement des évaluations. La version informatisée de l'outil, utilisée en réseau, permettrait de pallier ce problème en favorisant un meilleur suivi de la personne âgée. Déjà, au Québec, un dossier de santé informatisé doit être implanté partout d'ici 2015. L'arrivée d'un tel outil serait cohérent avec cette volonté d'informatisation.

* *
*

Pour conclure, il est entendu que toute personne désire conserver l'exercice de ses droits et ce, le plus longtemps possible. Par contre, en présence d'atteintes cognitives, il peut arriver que l'aptitude soit questionnée. Dans ce cas, il est nécessaire que l'évaluation soit faite de façon adéquate et complète et que la décision soit prise suite à une analyse de toutes les alternatives possibles. L'OÉA permet de répondre à ce besoin en guidant les équipes interdisciplinaires dans le processus d'évaluation. L'exhaustivité des variables, la souplesse de l'outil ainsi que les questions soutenant la réflexion éthique permettent son utilisation dans tous les établissements de santé par tous les intervenants concernés. Aussi, la version informatisée permettra de mieux suivre la personne atteinte de déficits cognitifs, et ce, peu importe son cheminement dans les établissements du réseau de la santé et des services sociaux. Ainsi, les pratiques des intervenants seront mieux encadrées et les droits des personnes âgées atteintes de déficits cognitifs mieux protégés.

## RÉSUMÉ

L'augmentation du nombre de personnes âgées atteintes d'Alzheimer ou d'affections connexes amène une pression supplémentaire sur les professionnels de la santé et des services sociaux qui sont sollicités pour évaluer leur aptitude à gérer leurs biens et leur personne. Un outil destiné à guider cette évaluation en équipe interdisciplinaires, l'Outil d'Évaluation de l'Aptitude, a été conçu et est présenté dans cet article.

## BIBLIOGRAPHIE

[1] ALZHEIMER'S DISEASE INTERNATIONAL, (2009). World Alzheimer Report. Consulté le 25 avril 2011, sur Alzheimer's Disease International : http://www.alz.co.uk/resarch/worldreport/. — [2] CODE CIVIL DU QUÉBEC (2010, mai 07). L.Q. 1991, c.64. Consulté le 25 avril 2011, sur Institut canadien d'information juridique : *http://canlii.org/fr/qc/legis/lois/lq-1991-c-64.htm* — [3] COMITÉ DES MINISTRES DU CONSEIL DE L'EUROPE (1999). Principes concernant la protection juridique des majeurs incapables. Recommandation n° R9912. Dans Comité des ministres du Conseil de l'Europe et exposé des motifs. Strasbourg : *Edition du Conseil de l'Europe.* — [4] CURATEUR PUBLIC DU QUÉBEC (2009). À la rencontre de la personne. Le dispositif actuel en bref, vol. 4. Montréal, *QC. Direction des communications du curateur public du Québec.* — [5] CURATEUR PUBLIC DU QUÉBEC (2010). Vieillissement. Consulté le 25 avril 2011, sur une encyclopédie thématique, L'inaptitude et la protection des personnes inaptes : *http://agora.qc.ca/thematique/inaptitude.nsf/Dossiers/Vieillissement* — [6] GENEAU D (2005). Évaluation clinique de l'inaptitude chez la personne âgée. *Objectif Prévention, 28 (4), 20-21.* — [7] GIROUX D, TÉTREAULT S, LANGLOIS L. Évaluation de l'aptitude d'une personne âgée atteinte de déficits cognitifs à gérer sa personne et ses biens : Identification des outils disponibles. *(article soumis A).* — [8] GIROUX D, TÉTREAULT S, LANGLOIS L. Présentation d'un modèle décisionnel concernant l'aptitude d'une personne âgée atteinte de déficits cognitifs à gérer sa personne et ses biens. *(article soumis B).* — [9] GRISSO T, BORUM R, EDENS J, MOYE J, OTTO R (2003). Evaluating competency – forensic assessments and instruments. *New York: Sprenger Science & Business Media.* — [10] LONG D, ROBERT AM (1996). L'évaluation en psychogériatrie de l'aptitude à administrer ses biens, à prendre soin de sa personne et à consentir aux soins. *Revue Québécoise de Psychologie, 17 (2), 45-69.* — [11] MARSON D, SAWRIE S, SNYDER S, MCINTURFF B, STALVEY T, BOOTHE A, CHATTERJEE A, HARRELL L (2000). Assessing financial capacity in patients with Alzheimer disease: A conceptual model and prototype instrument. *Archives of Neurology, 57, 877-84.* — [12] MOYE J, MARSON D (2007). Assessment of decision-making capacity of older adults: An emerging area of practice and research. *Journal of Gerontology: Psychological Sciences, 62B (1),*

*P3-P11.* — [13] SABAT S (2005). Capacity for decision-making in Alzheimer's disease: selfhood, positioning and semiotic people. *Australian and New Zealand Journal of Psychiatry, 39, 1030-5.* — [14] SOCIÉTÉ ALZHEIMER DU CANADA (2010). Raz-de-marée : Impact de la maladie d'Alzheimer et des affections connexes au Canada. Consulté le 25 avril 2011, sur société Alzheimer : *http://www.alzheimer.ca/french/rising_tide/rising_tide.html* — [15] STATISTIQUES CANADA (2005). Document de recherches sur les pensions et le patrimoine. Le patrimoine des Canadiens : un aperçu des résultats de l'enquête sur la sécurité financière. *Ottawa, ON : Division de la statistique du revenu.* — [16] TREMBLAY L (2007). L'évaluation de l'inaptitude chez les personnes âgées présentant une détérioration des fonctions cognitives-Analyse des pratiques professionnelles. *(Essai-Université de Sherbrooke), Sherbrooke, Qc.*

# STAGE DE PRÉVENTION DES CHUTES EN EHPAD – EXPÉRIENCE ET ÉTUDE

V. SOUCHAY*, A. TEGHILLO*, S. VERGNE*

La chute est le fait de tomber au sol contre sa volonté. Elle constitue à l'heure actuelle l'une des principales causes d'entrée en institution. En 2007, l'*Institut national de Veille Sanitaire* (InVS) estime à environ 450 000 par an le nombre de chutes des sujets âgés. Chez les plus de 65 ans, les chutes constituent plus de 80 % des accidents de la vie courante [10]. Ses causes, multifactorielles, peuvent être liées à la personne (vieillissement, troubles de l'équilibre, baisse de l'acuité visuelle, etc.), à ses comportements (nutrition, entretien physique, etc.) ainsi qu'à l'environnement (revêtement des sols, éclairage, etc.).

Lorsqu'une chute survient, l'équipe soignante va systématiquement prendre en charge ses conséquences physiques (plaies, fractures, etc.) mais les blessures psychiques, plus insidieuses, sont souvent négligées.

Au sein de l'EHPAD, la chute est comme une menace qui plane et est redoutée aussi bien par les résidents que par les soignants car elle véhicule beaucoup de non-dits. Elle engendre un sentiment de honte et de nombreuses angoisses souvent à l'origine de changements de comportements chez le résident. Ainsi, après une chute sans gravité dont il a pu se relever seul, le résident ne va pas systématiquement la verbaliser. Alors, on observera souvent une réduction de son périmètre de déplacement, une perte d'assurance dans ses activités de vie quotidienne, un isolement social. Ce constat est d'autant plus évident quand la personne est restée au sol pendant quelques minutes voire même quelques heures, sans pouvoir se relever seule. La chute confronte alors encore plus violemment le résident à ses limites et à l'acceptation de la perte de ses capacités le contraignant à avoir besoin de l'autre, à être dépendant. La chute peut ainsi marquer le basculement du résident dans une réaction en cascade aboutissant à un affaiblissement physique et psychosocial important, voire même à son décès.

Ergothérapeutes en EHPAD à la Fondation Favier Val-de-Marne, nous avons fait de la prévention des chutes une de nos priorités de travail et de recherche.

## DÉMARCHE

Des prises en soin en individuel et en groupe, dont l'objectif commun était de prévenir les chutes et leurs conséquences, existaient déjà au sein de notre EHPAD. Ces séances étaient menées en cothérapie avec une psychomotricienne et regroupaient un nombre assez important de résidents (entre 15 et 20). La dimension physique de la prévention était essentielle. Les exercices permettaient un renforcement musculaire, un entretien de la souplesse et des amplitudes articulaires, un travail de l'équilibre statique et dynamique, des situations de relever du sol, ainsi que quelques conseils donnés pour modifier leurs habitu-

* Ergothérapeutes, Fondation Favier - Val-de-Marne - 1 à 5, rue du 136$^{e}$ de ligne - 94360 Bry-sur-Marne

des. Cette prise en soin, avec toutes ses qualités, nous semblait tout de même incomplète. En effet, les dimensions psychologique et environnementale du résident, étaient très peu prises en compte.

L'EHPAD véhicule de nombreux préjugés. On a ainsi tendance à oublier qu'il s'agit d'abord d'un lieu de vie où chaque résident habite dans son nouveau domicile et ce, quelles que soient ses difficultés. Cette approche a constitué la base de notre réflexion et nous a amenées à créer, en tant qu'ergothérapeutes, un "stage de prévention des chutes au quotidien" dans lequel la dimension environnementale et les habitudes de vie du résident dans son lieu de vie ont une place fondamentale et indispensable.

Dans ce contexte, notre volonté était de permettre au résident d'être au centre de sa prise en soin et de devenir "Acteur" de sa propre prévention. Nous souhaitions ainsi l'amener à analyser et repérer seul les dangers de son environnement, à connaître ses limites ainsi que ses besoins afin d'adapter ou de modifier certaines de ses habitudes de vie.

## POPULATION D'ÉTUDE ET CADRE THÉRAPEUTIQUE

Notre étude se base sur une population de 13 résidents de l'EHPAD, partagés en deux groupes (un de 6 et un de 7). Leur moyenne d'âge est de 84 ans et plus d'un tiers ont plus de 90 ans. Leur GIR est compris entre 3 et 6. Leurs capacités motrices sont suffisamment préservées pour qu'ils puissent se déplacer seuls (5 sur 13) ou avec une aide de marche (7 sur 13) de manière autonome. Un résident se déplace avec un fauteuil roulant électrique car son périmètre de marche est restreint (30 m). Les résidents n'ont pas de pathologie démentielle avérée. Leurs capacités cognitives sont majoritairement préservées. Cependant, un tiers des résidents a des troubles mnésiques légers.

Seulement 2 résidents sur 13 n'avaient jamais chuté avant le stage, 3 avaient chuté plus de 7 fois, 2 étaient restés plus de deux heures au sol. Le lieu des chutes est varié, près de 50 % se sont produites à l'extérieur de l'EHPAD (dans la rue) près de 40 % dans leur chambre et 35 % dans leur salle de bain. Seulement 30 % d'entre eux ont réussi à se relever seul après leur chute.

Le stage de prévention des chutes se déroule sur douze séances évolutives. Les séances ont lieu une fois par semaine, dans la bibliothèque de l'établissement, sur une durée d'une heure et demie. Trois ergothérapeutes encadrent le groupe. Chaque séance a un thème. La chute est ainsi abordée de façon progressive dans le temps : en premier lieu des évaluations et une connaissance individualisée de la perception de chaque participant sur le sujet, puis des entraînements et des apprentissages et enfin un transfert des acquis dans le quotidien en lien avec leur environnement.

## EVALUATIONS

Nous avons tout d'abord évalué les capacités des résidents par un bilan de l'équilibre statique et dynamique lors de la marche : le Tinetti. D'après celui-ci, près de 60 % des résidents ont un risque de chute élevé à très élevé, seulement 8 % n'ont aucun risque de chute (fig. 1). Cependant cette évaluation analytique nous semblait insuffisante car la plupart des résidents avaient déjà chuté (85 %) et ce sont ces chutes antérieures qui conditionnent aujourd'hui leurs peurs et leurs comportements face à la chute. Nous avons ainsi créé une auto-évaluation pour recueillir leurs ressentis concernant leurs chutes passées, leurs appréhensions et quelles conséquences celles-ci ont sur leurs activités de la vie quotidienne (fig. 2). Cette auto-évaluation a été réalisée en début et fin de stage afin de pouvoir connaître leurs attentes, mesurer leur évolution et recevoir leurs critiques.

En tant qu'ergothérapeutes, une dernière évaluation nous semblait essentielle : celle de leur environnement. En effet, comme expliqué précédemment, les résidents en EHPAD ont leur espace de vie comparable à celui d'une personne à domicile. Dans notre institution, il s'agit d'un studio d'une vingtaine de mètres carré composé d'une chambre et d'une salle de bain. Nous avons donc créé une évaluation de l'environnement pour les deux pièces (fig. 3).

*Fig. 1 : Risque de chute selon le TINETTI*

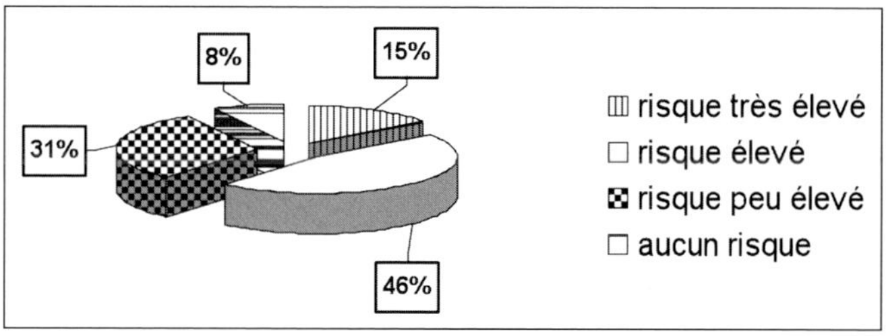


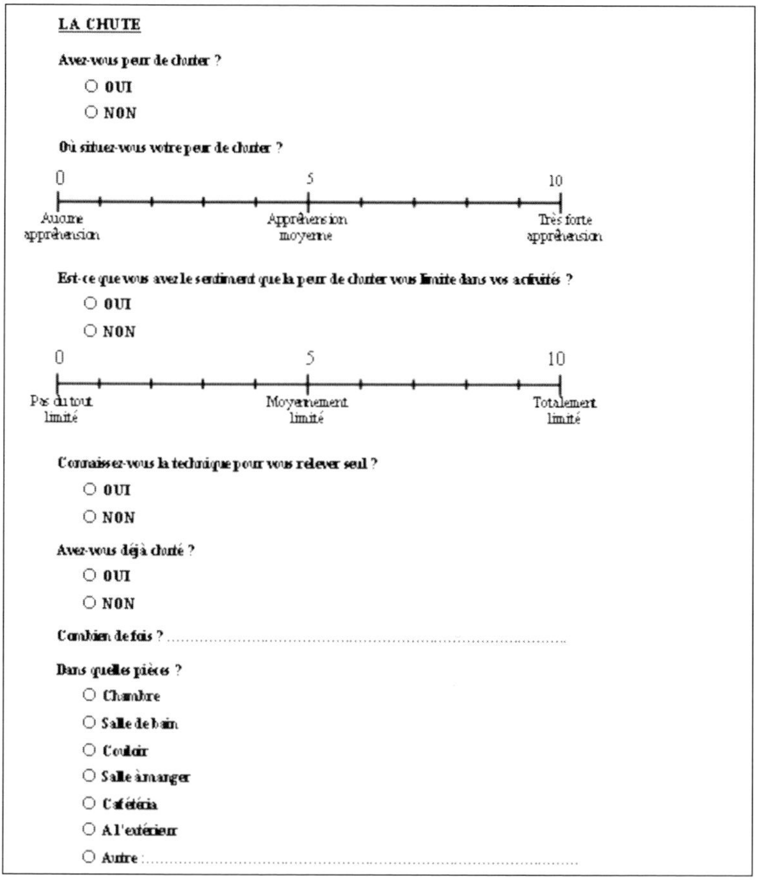

**LA CHUTE**

**Avez-vous peur de chuter ?**

○ **OUI**
○ **NON**

**Où situez-vous votre peur de chuter ?**

0 — Aucune appréhension; 5 — Appréhension moyenne; 10 — Très forte appréhension

**Est-ce que vous avez le sentiment que la peur de chuter vous limite dans vos activités ?**

○ **OUI**
○ **NON**

0 — Pas du tout limité; 5 — Moyennement limité; 10 — Totalement limité

**Connaissez-vous la technique pour vous relever seul ?**

○ **OUI**
○ **NON**

**Avez-vous déjà chuté ?**

○ **OUI**
○ **NON**

**Combien de fois ?** ..........

**Dans quelles pièces ?**

○ **Chambre**
○ **Salle de bain**
○ **Couloir**
○ **Salle à manger**
○ **Cafétéria**
○ **A l'extérieur**
○ **Autre** ..........

*Fig. 2 : Extrait de l'Auto-évaluation du risque de chute en début de stage*

**EVALUATION DE L'ENVIRONNEMENT**

*LA CHAMBRE*

- **PLAN**

- **ORGANISATION DE L'ESPACE**

Espaces de circulation

Encombrement

Accès aux rangements

Accès à l'alerte

Accès aux fenêtres et au balcon

- **MOBILIER**

Eléments stables (appui sécurisé) :

Eléments instables (appui dangereux) :

- **ECLAIRAGE**

Qualité

Quantité

Accès aux interrupteurs

- **AIDES TECHNIQUES**

*Fig. 3 : Extrait de l'évaluation de l'environnement*

Dans chacune d'elles sont analysés : les accès (salle de bain, balcon) ; l'organisation de l'espace (espace de circulation, encombrement, accès aux rangements) ; le mobilier (quels éléments sont stables, lesquels sont des appuis dangereux ?) ; l'éclairage (accès aux interrupteurs, quantité et qualité de l'éclairage) ; l'accès à l'alerte.

A la fin de l'évaluation, il nous semblait important de confronter notre analyse avec celle du résident, en corrélation avec ses habitudes de vie, afin d'identifier ensemble les situations à risques et de l'intégrer entièrement dans un éventuel projet de réaménagement de son environnement.

*Exemple :* Mr C. a installé son téléphone sur sa table de chevet, très haute, située à droite du lit. Il doit tout de même se redresser pour l'atteindre. La situation est *a priori* sans risque. Or, quand son téléphone sonne, il a pris l'habitude de se lever du côté gauche, ce qui l'oblige à faire le tour du lit dans la précipitation pour le décrocher. La situation est en réalité à risque si on prend en compte les habitudes de vie de Mr C. Il a donc fallu déplacer son téléphone du côté où il se lève.

## PEUR DE CHUTER ET VIE QUOTIDIENNE

Au vu des résultats des bilans, notre premier objectif a été de diminuer la peur de chuter et son impact dans le quotidien. Au cours des séances, nous proposions toujours un temps de verbalisation et d'échanges, en début ou fin de séance, pour leur permettre de partager leurs expériences de chute souvent traumatisantes, dont certains n'avaient jamais parlé auparavant.

Deux paramètres majorent l'appréhension : la peur de ne pas pouvoir se relever et la peur de ne pas pouvoir alerter. Pour leur apprendre à se relever il a tout d'abord fallu qu'ils acceptent de se mettre au sol. En début de stage, seulement 38 % acceptent d'aller au sol contre 100 % en fin de stage. Pour arriver à ce résultat nous avons dû avancer étape par étape en nous adaptant aux difficultés de chacun : montrer les étapes du relever du sol pour qu'ils les connaissent avant d'aller au sol, puis petit à petit poser un genou, puis l'autre, s'assoir, se coucher, avec une étape franchie à chaque séance.

Nous avons également prévu des exercices de déplacement au sol et de la relaxation couchée afin de dédramatiser les moments passés au sol et les angoisses générées. Les résidents nous décrivent que nombre de leurs chutes se sont produites "au ralenti" et qu'ils l'ont "sentie venir sans pouvoir l'empêcher". Une séance a été consacrée à la démonstration de comportements à adopter en cas de chute : s'enrouler, ne pas s'agripper. Certains résidents n'ont pas hésité à simuler une chute en appliquant ces conseils. L'entraide entre les résidents et leurs encouragements ont été primordiaux. En effet, M^me^ H. accepte de se mettre au sol seulement si Mr C. lui donne la main pour l'aider (fig. 4). Enfin, la relation de confiance que nous avons établie avec les résidents a été essentielle pour qu'ils dépassent leurs appréhensions.

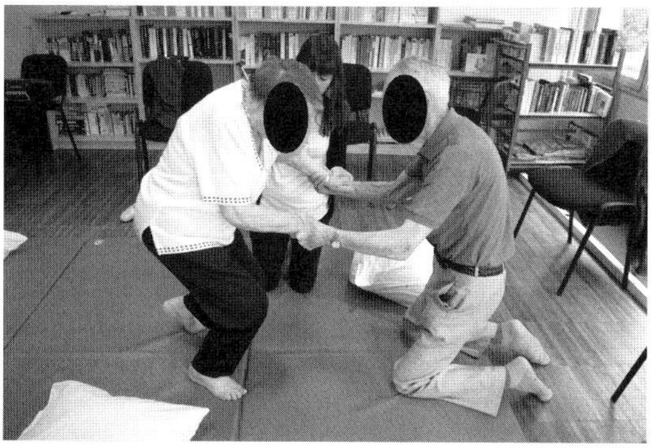

*Fig. 4 : Photo d'entraide entre deux résidents*

En fin de stage, 100 % des résidents se sont relevés au moins une fois seuls et ont acquis une technique pour se relever du sol, 75 % se sentent capables de se relever seuls s'ils chutent. Concernant la peur de chuter, seulement 30 % des résidents ressentent une appréhension moins importante (fig. 5). Ce résultat nous a surprises mais nous avons émis l'hypothèse que la prise de conscience des dangers de l'environnement a pu augmenter l'appréhension.

L'analyse des résultats nous montre également qu'en fin de stage les résidents se sentent toujours limités dans leurs activités de la vie quotidienne, mais de manière moins importante : 45 % d'entre eux se sentent moins limités et ont repris des activités qu'ils n'osaient plus faire comme sortir de leur service, sortir avec les animatrices faire les courses…

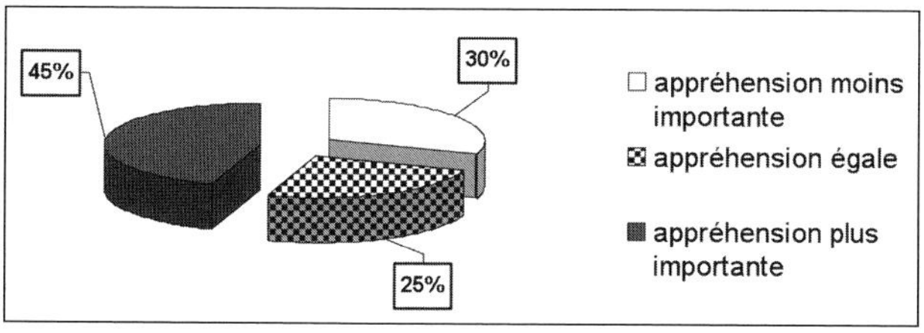


*Fig. 5 : Selon l'autoévaluation, appréhension mesurée en fin de stage en comparaison avec l'appréhension mesurée en début de stage*

## AUTONOMIE

Un autre objectif majeur de ce stage est d'amener le résident à ne plus être un objet de soin passif et de le rendre "Acteur" de sa prévention. L'autonomie a été le maître mot de notre stage dès la première séance. En effet, cette dernière a été réalisée comme une réunion pendant laquelle le stage a été présenté aux résidents (horaire, lieu, fréquence, objectifs). Nous avons également fait part aux résidents de nos attentes en insistant sur la notion d'engagement de leur part pendant toute la durée du stage. De plus, nous avons remis en début de stage trois outils à chaque participant : une fiche d'échauffement, une balle à picots et un "carnet de bord" personnel.

Durant le stage, nous avons sensibilisé les résidents à l'importance de pratiquer une activité physique régulière. La fiche que nous leur avons remise est constituée de différents exercices de mobilisation réalisables en une quinzaine de minutes. Elle comporte également des exercices de stimulation des récepteurs de la plante des pieds, jouant un rôle dans l'équilibre, à effectuer avec une balle à picots. Nous avons conseillé aux participants d'effectuer cet entretien articulaire et musculaire plusieurs fois par semaine voire même quotidiennement, sans leur imposer. Chacun a ainsi pu décider librement de la fréquence de son activité physique en fonction de ses besoins, de ses limites et de ses envies. On a pu observer que, pendant le trimestre où a eu lieu ce stage, 78 % des participants ont pratiqué un échauffement physique au moins trois fois par semaine. Six mois après la fin du stage, la moitié des participants a cessé d'effectuer l'échauffement et l'autre moitié continue de le pratiquer au moins une fois par semaine. Dans le "carnet de bord" personnel que nous avons créé, chaque séance est détaillée individuellement avec son thème général, un résumé de ce qui y a été abordé, des conseils ou des schémas (relever du sol, etc.). Un espace est systématiquement réservé au résident, dans lequel il peut exprimer son ressenti librement et être accompagné dans une démarche d'autoanalyse de ses capacités et des difficultés qu'il a éprouvées au cours de la séance (fig. 6).

Chacun a pu s'approprier ce carnet, l'apporter et le remplir à chaque séance ou le laisser dans sa chambre et l'y remplir plus tard, y noter son ressenti, sa progression, ses difficultés, ses angoisses, ses besoins… ou faire le choix de ne pas l'utiliser.

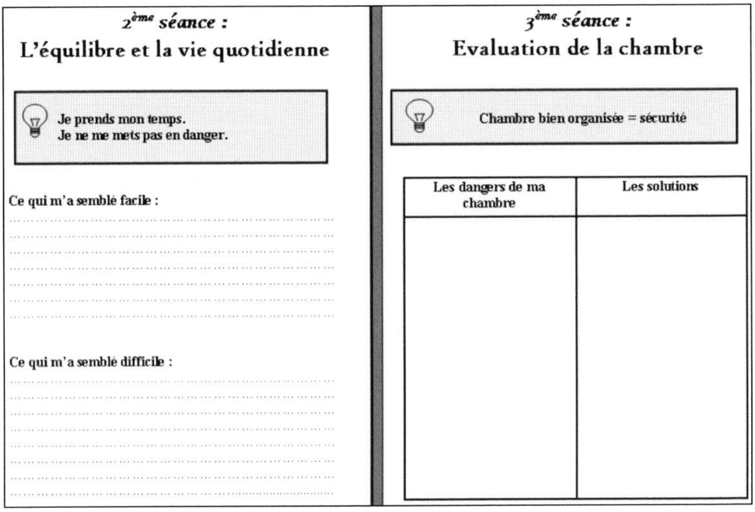
*2ème séance :*
**L'équilibre et la vie quotidienne**

Je prends mon temps.
Je ne me mets pas en danger.

Ce qui m'a semblé facile :

Ce qui m'a semblé difficile :

*3ème séance :*
**Evaluation de la chambre**

Chambre bien organisée = sécurité

| Les dangers de ma chambre | Les solutions |
|---|---|
| | |

*Fig. 6 : Extrait du carnet de bord*

## ANALYSE DE L'ENVIRONNEMENT ET PRISE DE CONSCIENCE DES DANGERS

L'EHPAD étant un lieu de vie à part entière, il nous était indispensable d'intégrer la composante environnementale à notre stage. Nous nous sommes fixées comme objectif d'apprendre au résident à observer son environnement et à l'analyser, à prendre conscience de ses dangers.

Il nous a paru essentiel, en premier lieu, de connaître la perception qu'avaient les résidents de leur environnement. Tous étaient conscients des dangers que comporte l'extérieur mais beaucoup moins de ceux liés à leur environnement plus proche (chambre, salle de bain, etc.).

En second lieu, nous avons donc réalisé l'évaluation précédemment décrite du domicile de chaque participant. Nous avons ainsi pu nous apercevoir que la moitié des résidents n'avait absolument pas conscience des dangers de son domicile, ce qui a rendu l'acceptation des réaménagements d'autant plus difficile. Les situations à risques les plus identifiées par les résidents sont l'accès aux étagères en hauteur, le sol mouillé dans la salle de bain ou encore l'accès à l'alarme. Nous avons, quant à nous, repéré le plus souvent l'encombrement des espaces de circulation ainsi que les accès aux alarmes et aux interrupteurs pour l'éclairage de nuit.

Les solutions que nous avons pu proposer, telles que le déplacement de certains meubles, le repérage des appuis stables ou l'utilisation d'aides techniques (pince à long manche, antidérapant, etc.) ont été acceptées en totalité par la moitié des participants, en partie par le tiers et refusées par seulement deux résidents.

Le changement est toujours un sujet délicat d'autant plus quand il touche au domicile, parfois le seul lieu dont le résident est totalement maître et dans lequel il peut faire et imposer ses propres choix librement. Ce refus étant l'expression de l'autonomie du résident, nous l'avons respecté et aucun aménagement n'a été imposé.

L'environnement a été abordé lors d'autres séances où des mises en situations écologiques de relever du sol ont été réalisées dans la chambre et la salle de bain des participants. Bien que les chambres de l'EHPAD soient construites de manière identique, nous ne nous sommes pas contentées de réaliser ces mises en situation dans une "chambre type". Nous nous sommes en effet rendues au domicile de chacun des participants afin d'être au plus près de leur réalité et des difficultés qu'ils peuvent rencontrer individuellement au quotidien. Des déplacements ont également été organisés dans les différents espaces de vie où les résidents ont l'habitude de se rendre (salle à manger, salle d'activités, cafétéria, etc.) afin d'en observer les dangers. Une séance a été consacrée à l'extérieur avec un apprentissage du transfert-voiture ainsi qu'un parcours dans le parc de l'EHPAD.

Ces séances ont permis aux résidents de prendre l'habitude de bien observer leur environnement afin d'en anticiper les dangers en adaptant leurs comportements (ne pas se précipiter, prendre des appuis stables, bien lever les pieds, etc.) et, par conséquent, de diminuer le risque qu'une chute survienne.

## CONNAISSANCE DES LIMITES ET DES BESOINS

Lors de ce stage, un de nos objectifs a été de pouvoir amener les résidents à connaître et à avoir conscience de leur risque de chute.

Le bilan du Tinetti et les entretiens individuels passés en début de stage, nous ont montré que, pour 70 % des résidents, il n'y a pas de corrélation entre le résultat du bilan et la conscience qu'ils ont de leur risque de chute. En effet, un tiers d'entre eux sous-estiment leurs capacités alors que les autres les surestiment et prennent ainsi des risques dans leur quotidien. Notre objectif a donc été de mettre les uns face à leurs limites et d'amener les autres à les repousser en leur faisant prendre conscience de leurs capacités lors de parcours d'équilibre, de situations de relever du sol et d'analyse de l'environnement.

Nous avons recréé des situations à risque rencontrées quotidiennement par les résidents : monter des marches d'escalier, attraper des objets dans les amplitudes extrêmes (au sol ou en hauteur), effectuer des demi-tours et des changements de direction dans des lieux exigus. De plus, de nombreuses chutes se produisant la nuit, nous avons reconstitué des déplacements nocturnes afin qu'ils puissent appréhender leur environnement dans l'obscurité.

La question de la nécessité d'un soutien s'est posée : ont-ils besoin d'un soutien unilatéral ou bilatéral, d'une aide de marche pour réaliser le parcours ? Nous avons ainsi retrouvé ce que nous avions évalué précédemment : ceux qui prennent des risques ne voulaient pas de soutien et ceux qui sous estimaient leurs capacités souhaitaient un soutien bilatéral.

La prise de conscience de leurs limites a ainsi commencé par l'acceptation d'un soutien adéquat et plus généralement de leurs besoins réels, ce qui s'est parfois fait au cours de plusieurs séances. Le "carnet de bord" leur a ainsi permis de s'auto-questionner : *"Qu'ai-je été capable de faire lors de cette séance ?", "Qu'est-ce qui m'a semblé difficile ?", "Pourquoi ?", "Comment puis-je progresser ?".*

Cette dernière interrogation nous a permis d'aborder le thème des aides de marche qui reste tabou auprès de la personne âgée. Nous souhaitions les sensibiliser aux aides existantes et à leurs bénéfices. Pour leur permettre de se familiariser avec ces aides, nous les avons invités à les essayer au sein du groupe et de son environnement convivial. En effet, les résidents déjà en possession d'une aide de marche ont pu avec fierté aider les autres à relativiser l'acquisition d'une canne ou d'un déambulateur.

## DISCUSSION

Ce suivi s'est déroulé au sein d'un groupe de huit à dix résidents, permettant ainsi à chacun de créer et maintenir un lien social. La problématique de la chute rassemblait tous les résidents inscrits. Ils ont donc pu échanger et partager ensemble leurs expériences, leurs inquiétudes, leurs interrogations et leurs solutions. L'écoute et la disponibilité apportées par trois ergothérapeutes durant les séances de groupe et celles en individuel, ont favorisé la consolidation de la relation de confiance avec les résidents. Ces relations établies entre résidents, entre résidents et thérapeutes ont facilité l'acceptation du regard de l'autre et amoindri leur appréhension concernant certains exercices. Nous avons été surprises de la cohésion qui s'est instaurée entre les résidents, tous réunis autour d'une problématique qui leur est commune : la chute. Celle-ci a été déterminante dans la réussite de ce projet.

Les deux sessions se sont déroulées à l'autonome 2009 et au printemps 2010. Depuis la fin des deux stages, nous n'avons pas constaté une diminution du nombre de chutes chez les résidents. En effet, parmi les treize résidents, huit d'entre eux ont chuté au moins une fois depuis leur participation au stage. En revanche, lors des entretiens réalisés à la suite d'une chute, nous avons pu noter que les résidents nous parlaient plus facilement des circonstances de celle-ci. Leurs capacités d'analyse et d'action se sont avérées plus pertinentes. Les discussions autour de la chute, rendant ce sujet moins tabou et les conseils acquis durant le stage, ont permis aux résidents de gérer cette situation, lorsque celle-ci s'est présentée. Nous avons observé moins de situations de repli au sein de leur chambre et une reprise plus rapide des activités (participation aux repas, animations, ateliers thérapeutiques). Un résident nous a verbalisé une meilleure assurance lors de ses déplacements et plus de sorties vers l'extérieur, une autre a désormais pris l'initiative de sortir seule dans le parc.

*Exemple :* M^me^ M. est une résidente qui présente des troubles de l'équilibre importants. Elle nous confie d'elle même qu'elle ne se sent pas en sécurité lorsqu'elle se déplace. Avant sa participation au stage, elle refusait l'idée d'utiliser une aide de marche. Elle n'en a pas accepté pendant le stage. Six mois plus tard, M^me^ M. est tombée lors d'une sortie à l'extérieur avec sa fille. Lors de l'entretien post-chute, elle a su parfaitement en analyser les causes et nous a demandé spontanément un déambulateur. L'acceptation et l'apprentissage de l'utilisation de l'aide de marche se sont faites immédiatement et de manière tout à fait adaptée.

Durant les deux sessions de notre stage, nous avons pu identifier un certain nombre de limites à notre intervention. En effet, certains dangers observés par les résidents dans leur environnement ne sont pas modifiables car liés aux contraintes architecturales de l'institution. Comme par exemple dans les salles de bain, où les cabines sont entièrement moulées, l'ajout de barres d'accès et leur changement de hauteur sont impossibles.

Par ailleurs, les aménagements que nous avons pu proposer aux résidents n'ont pas toujours été acceptés. A ce moment, nous nous sommes confrontées à nos propres limites en tant qu'ergothérapeute. Nous avons laissé les résidents faire leurs choix, exprimer leur autonomie et leur identité au sein de leur domicile.

De plus, deux résidentes venant en accueil de jour et vivant chez elles ont réalisé les premières séances de notre stage. Malheureusement, nous avons été contraintes d'arrêter leur participation. Leurs troubles cognitifs, liés à une maladie d'Alzheimer diagnostiqué à un stade modéré, ont rendu impossible l'analyse de leur environnement, le lien nécessaire entre chaque séance, l'intégration des conseils apportés et le transfert des acquis dans la vie quotidienne. Nous n'avons pas intégré ces deux résidentes dans notre population d'étude.

Enfin, les causes médico-psychosociales de la chute constituent également une des limites à notre intervention. Ceci nous amène à mettre en évidence l'importance du travail interdisciplinaire avec le médecin, le psychologue ou le psychomotricien. C'est une recherche en amont et en aval des causes somatiques et iatrogènes, des composantes psychiatriques et psychologiques, sans oublier d'intégrer la dimension corporelle.

* *
*

Au cours des douze séances du stage de prévention des chutes au quotidien, les objectifs ont été adaptés et le suivi personnalisé en fonction des capacités du résident, de son espace de vie, de ses désirs, de ses angoisses et de ses habitudes de vie en considérant non seulement la chute en elle-même mais aussi et surtout l'"avant" et l'"après-chute".

Aujourd'hui, étendre et approfondir cette étude en programmant d'autres "stages de prévention des chutes" en EHPAD nous paraît essentiel pour confirmer nos résultats.

La chute est également présente à domicile. Malheureusement, les ergothérapeutes libéraux ou qui exercent à domicile n'ont pas toujours la possibilité d'intervenir sur la prévention primaire des chutes pour les personnes seniors.

Avec l'AFEG *(Association Française des Ergothérapeutes en Gériatrie)* et des organismes de caisse de retraite, nous avons eu la chance d'organiser et de participer à trois journées de rencontre autour de la prévention des chutes à domicile. Lors de ces journées, au travers d'ateliers (relever du sol, conseil en aide technique, test d'équilibre, etc.) et de conférences, nous avons pu sensibiliser cette population âgée vivant encore à domicile et qui, bien trop souvent, entre en institution après une chute qui aurait pu être évitée. De cet échange, très riche, naît une réelle demande. Notre intervention au niveau de la prévention a toute sa place pour se développer dans l'avenir. Notre espoir serait que de telles journées améliorent la qualité de la prévention des chutes et retardent ainsi l'entrée en institution.

## RÉSUMÉ

L'EHPAD est un lieu de vie, où la prévention des chutes en lien avec l'environnement y est encore trop peu présente. La chute et ses conséquences psychosociales y sont souvent banalisées par les résidents et les soignants. Ergothérapeutes, nous avons créé un "stage de prévention des chutes au quotidien" en douze séances. Notre étude a été réalisée auprès de treize résidents mis en situations écologiques, en analysant leur vécu autour de la chute et les risques de l'environnement afin qu'ils deviennent acteurs de leur prévention.

## BIBLIOGRAPHIE

[1] CHOQUE J, QUENTIN O (2007). Gym Douce pour les personnes handicapées, *Amphora, Paris, 109-29.* — [2] BLOT M (janvier 2005). Présentation d'une grille d'évaluation de l'équilibre de la personne âgée lors des activités de la vie journalière, in *"Revue de l'AFEG", n° 4.* — [3] DUBRIT S, PAUCHARD F (2002). Les chutes chez la personne âgée, une approche interdisciplinaire, in *"actualités psychologiques", Vol. 12, 69-89.* — [4] GARLENCQ B, BOUCHET-CHIALVA S, ANFRIE A, LAMARQUE E, VIALE-CARAYON M, SANCHEZ S (2001). Rééducation de la sensibilité plantaire, expérience en ergothérapie, quatorzième série, *Sauramps médical, Montpellier, 199-206.* — [5] NOUVEL F (2004). Evaluation des risques de chute de la personne âgée, in "expérience en ergothérapie", dix-septième série, *Sauramps médical, Montpellier, 254-8.* — [6] RICHARD D, BLOT M, JACQUOT JM (2002). Equilibre et la chute de la personne âgée : expérience d'une école de la chute au CHU de Nimes, in "Expériences en ergothérapie", quinzième série, *Sauramps médical, Montpellier, 204-8.* — [7] HAUTE AUTORITÉ DE SANTÉ (2009). Evaluation et prise en charge des personnes âgées faisant des chutes répétées. *Recommandations Société Française de Gériatrie et Gérontologie (Avril 2009).* — [8] INPES (2002). Comment garder son équilibre après 60 ans ? Guide pratique, *INPES Ed.* — [9] Conseil Général du Val-de-Marne (2010). L'activité physique au service de la santé des seniors : entretenir sa forme et garder l'équilibre. — [10] InVS (2007). L'état de santé de la population en France – Indicateurs associés à la loi relative à la politique de santé publique, *Rapport 2007, 238.*

# ERGOTHÉRAPIE EN GÉRIATRIE : QUELLE PLACE POUR LA MÉDIATION ANIMALIÈRE ?

N. SIMON*

## UN PROJET DE ZOOTHÉRAPIE EN E.H.P.A.D.

Ergothérapeute en Établissement d'Hébergement pour Personnes Âgées Dépendantes (ou E.H.P.A.D.), je réalise un atelier de zoothérapie auprès de personnes âgées présentant des troubles démentiels avec ma chienne Baucis, spécifiquement éduquée.

Mais qu'est-ce que la zoothérapie ? Selon l'Institut Français de Zoothérapie : *"la zoothérapie est une médiation qui s'exerce en individuel ou en petit groupe à l'aide d'un animal familier, consciencieusement sélectionné et éduqué, sous la responsabilité d'un professionnel, appelé le 'zoothérapeute' dans l'environnement immédiat de la personne chez qui l'on cherche à éveiller des réactions visant à maintenir ou à améliorer son potentiel cognitif, physique, psychosocial ou affectif"*. J'apporterai à cette définition une précision importante vis-à-vis du qualificatif de zoothérapeute qui ne doit être, à mon sens, qu'une spécialisation d'un "thérapeute" (dans sa définition de "professionnel habilité à traiter les malades") diplômé et donc connaissant les pathologies, apte à réaliser un projet pluridisciplinaire s'appuyant sur des objectifs thérapeutiques et à en évaluer les effets. Dans ma pratique personnelle en E.H.P.A.D., je peux définir la zoothérapie comme : une activité à visée thérapeutique utilisant le chien comme médiateur dont l'objectif général est de permettre à la personne d'occuper sa place d'individu dans sa singularité et non à travers la maladie. Cet atelier de zoothérapie s'inscrit dans une des lignes directrice du projet institutionnel de l'E.H.P.A.D. qui est d'*"offrir à la personne âgée une prise en charge personnalisée, visant à optimiser ses facultés physiques et mentales ; faire de chacun l'objet de tous les soins et non un objet de soins"*.

## CADRE THÉRAPEUTIQUE

L'atelier se fait avant tout dans le cadre de vie du résident. Les séances, hebdomadaires, fonctionnent sur le mode du groupe fermé. Elles durent 45 minutes et se déroulent au sein de l'Espace protégé qui est défini dans l'établissement comme *"un espace qui prend en charge des personnes présentant un déclin intellectuel, quelle qu'en soit l'origine [...] il est organisé pour des personnes valides physiquement, mais nécessitant une surveillance et un projet individuel spécifique"* (extrait du Contrat de séjour).

* Ergothérapeute - Zoothérapeute, Résidence Sudalia - 255, allée de la Marquerose - 34430 Saint Jean-de-Védas - nadergo@hotmail.fr

## Objectifs thérapeutiques

A l'objectif général qu'est celui de permettre au résident d'occuper sa place d'individu dans sa singularité viennent s'ajouter des objectifs thérapeutiques individualisés, mettant en jeu différentes sphères : motrice, cognitive et mnésique, communication sensorielle et affective.

*Sphère motrice :* En zoothérapie, c'est un médiateur vivant qui est utilisé ; sa définition même s'oppose à l'inerte et dévoile l'une des spécificités de cet atelier, qui est l'échange dynamique s'opérant indifféremment et réciproquement entre la personne et le chien. La venue de l'animal va solliciter les capacités motrices de la personne et offre au thérapeute un support de jeu : promener le chien en laisse fera directement appel aux capacités de locomotion, ramasser une balle au sol fait intervenir la dynamique posturale, brosser le chien la mobilité articulaire, les préhensions...

*Sphère cognitive et mnésique :* Au cours de l'atelier de zoothérapie, les fonctions cognitives et mnésiques vont être stimulées. Je ne parle pas ici de "stimulation cognitive" *stricto sensu*, puisqu'il ne s'agit pas d'améliorer les fonctions cognitives dans la vie quotidienne des personnes présentant un déficit cognitif léger mais d'évaluer et de solliciter les capacités préservées (praxies, gnosies, lecture, planification...) chez des résidents présentant des symptomatologies importantes. Il va s'agir, par exemple, de retrouver le nom du chien, de l'épeler, de définir la couleur de son poil, de nommer les différentes parties de son corps et d'identifier à quoi elles correspondent "sur nous", mais également de reconnaître la balle la plus petite, de lire une consigne écrite, de mémoriser un parcours à réaliser avec l'animal, d'utiliser une brosse pour le toiletter, de planifier les différentes actions à réaliser pour lui donner à boire... Dans un souci de diversifier les sollicitations, j'ai également créé différents supports de jeux tels que Memory, puzzles, dominos, cartes à apparier... à partir de photos de Baucis.

*Communication :* L'animal est un facilitateur social : de par sa présence, il sollicite les capacités de communication verbale et non verbale. C'est sur cette base, sur le plaisir qu'ont les personnes à partager un moment en présence du chien, que l'ergothérapeute va susciter les échanges oraux : verbalisation des ressentis, le partage de souvenirs... et les valorise. Quant à la communication non verbale, le chien réagit à quatre des éléments de la classification de Marino Bonaiuto que sont : le comportement spatial (contact corporel), le comportement cinétique (mouvements du corps), le visage (regards, contacts visuels) et les signes paraverbaux (intonation de la voix et ses modulations). Auprès des sujets âgés l'utilisation de l'animal va donc être un outil précieux par sa capacité à créer un échange dynamique, à offrir un feed-back au message envoyé, à distance de la sémantique de celui-ci.

*Sphère sensorielle :* Avec l'avancée en âge, les capacités de l'individu se voient affaiblies ; comme l'expose L. Gonzales [4] *"les capteurs sensoriels, les voies de conduction nerveuse et les systèmes d'intégration centraux constituent des systèmes extrêmement complexes et fragiles, très sensibles à l'effet du temps"*. Il m'apparaît primordial de solliciter la sphère sensorielle en ergothérapie, tout simplement parce que notre corps est notre façon d'être au monde. En partant du principe qu'une personne ne peut vivre sans les fonctions exercées par la peau, j'ai fait le choix de privilégier le sens du toucher dans mon action. La venue de l'animal ne laisse pas indifférent, il bouleverse le mode "habituel" de rencontre et d'échange en occupant une *"distance relationnelle intime"*. Le chien recherche le contact physique : il se frotte contre les jambes, vient poser sa tête sur les cuisses, lèche les mains, offrant par la même occasion son lot de stimulations sensorielles et mettant en jeu la sphère émotionnelle : on le caresse, on l'embrasse, on le repousse... Il fait revêtir par ces échanges, trois dimensions au toucher. La première est celle "d'entrer en contact avec", la deuxième "d'inspirer des émotions" et la dernière celle "d'avoir des sensations tactiles".

***Sphère affective :*** Le chien ne juge pas, dans cette simple affirmation se dessine un atout dans la prise en soin ergothérapique. Dans le cadre de l'atelier de zoothérapie, ce sont les notions d'identité, d'estime de soi, de confiance... qui vont être mises en jeu. Comme l'explique Y. Kagan [6], *"la restauration de l'identité passe par la récupération de l'estime de soi et de la confiance en soi [...]. Dans la pratique, l'aide et le soin doivent s'attacher à valoriser la personne âgée".* Cet axe de travail s'inscrit pleinement dans la dynamique de l'atelier de zoothérapie et va se faire dans les quatre composantes que sont : *"J'existe"* (j'ai une identité, une histoire personnelle singulière), *"Je suscite l'intérêt"* (le chien vient me voir, il recherche mes caresses) *"Je suis compétente"* (le chien interagit avec moi, j'effectue un soin sur l'animal) et *"Je suis importante"* (la personne que je suis a de la valeur).

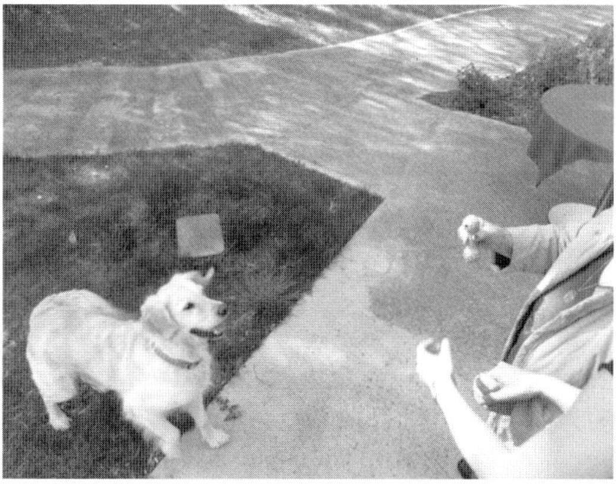

***Fig. 1** : "L'animal, support de jeu"*

***Contre-indication :*** Toute personne ne souhaitant pas être en contact avec le chien ou pour qui ce type d'atelier n'est pas significatif, allergique.

## Evaluation et suivi

Un compte rendu est réalisé à l'issue de chaque atelier, individualisé, il reprend les points clés de la séance. Ce document est consigné dans le dossier d'ergothérapie de la personne et un bilan global est réalisé de manière périodique afin de faire une synthèse des observations, de vérifier la pertinence des objectifs thérapeutiques et de les réajuster au besoin.

## Retour d'expérience

Depuis juillet 2010, j'interviens au sein d'un E.H.P.A.D. en proposant un atelier de zoothérapie aux résidents de l'espace protégé. Cette activité s'inscrit dans une perspective de soin centrée sur le plaisir, la qualité de vie. Elle instaure un cadre ludique et rassurant où le résident se voit offrir la possibilité "d'être". Bien au-delà du "faire", c'est dans ce rapport vrai avec l'animal que la zoothérapie trouve toute sa valeur en E.H.P.A.D. et plus particulièrement au sein d'un espace protégé. J'ai pris conscience de l'importance de cette notion dans les paroles des sujets âgés que j'ai rencontrés en atelier de zoothérapie. Nombres d'entres elles, m'ont évoqué la neutralité, *"la véracité du chien"*, me disant sur un ton complice *"les animaux ne sont pas comme les Hommes"*... de telle manière qu'elles m'ont fait réfléchir à l'incidence de ce non-jugement, de cette vérité, de cette véracité dans ma pratique, portant mon regard d'ergothérapeute sur la part de l'affectivité là où prime généralement celle de l'effectivité.

*"Le chien m'aime pour ce que je suis"*, voilà le postulat de départ et la porte ouverte à de nouvelles pistes de travail en ergothérapie. La triangulation "Patient – Thérapeute – Objet" a pour spécificité en zoothérapie la présence d'un médiateur vivant qui va nourrir les processus, les échanges ; il va mettre en jeu la sphère psycho-affective et son expression, dans *"une aire transitionnelle d'expérience"* au sens de D. Winnicot [14]. Celle-ci pouvant être définie comme un espace de jeu (dans le sens de ludique), de jeu spontané, c'est-à-dire un espace dont les caractéristiques sont sans cesse remodelées par l'expérience de la rencontre avec l'Autre, par les interactions avec le médiateur vivant et projectif qu'est le chien.

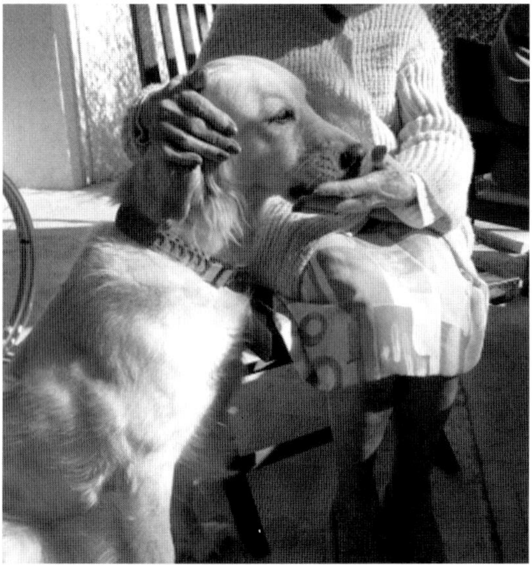

*Fig. 2 :* "la zoothérapie *c'est pouvoir s'évader de la pathologie, apporter un confort et un réconfort"*,
Soignant de la résidence Sudalia, mars 2011.

## LA ZOOTHÉRAPIE DANS L'INSTITUTION

L'ergothérapie, en E.H.P.A.D. s'inscrit dans un accompagnement global et pluridisciplinaire du sujet âgé. Une part de nos actions d'ergothérapeutes est "centrée" sur le résident : rééducation, installation, choix des matériels médicaux, maintien de l'autonomie...

alors qu'une autre se situe dans l'accompagnement des personnels de l'institution, dans des actes de manutention par exemple, il s'agit là de "savoir-faire". J'ajouterai la nécessité de proposer un accompagnement des équipes dans le "savoir-être". La zoothérapie est un fait vécu qui va enrichir le regard du soignant ; une expérience dans sons sens littéral : *"Fait d'acquérir, volontairement ou non, ou de développer la connaissance des êtres et des choses par leur pratique et par une confrontation plus ou moins longue de soi avec le monde."* (cnrtl). Ce qu'il va se jouer au cours de l'atelier, donne aux personnels de l'E.H.P.A.D. une autre vision du résident, en dehors du temps des soins. Durant l'atelier de zoothérapie, je vais travailler sur l'atmosphère affective, sur la qualité de la relation dans son versant émotionnel grâce à la présence du chien. C'est un aspect particulièrement important auprès de la personne âgée car même si elle ne comprend plus notre rôle par exemple, elle reste sensible à ce que nous exprimons (sur le plan des émotions), à notre bienveillance (nos gestes, nos paroles, notre regard...) et va en garder une empreinte émotionnelle, "un souvenir émotionnel" qui va jouer positivement dans nos relations futures. L'ergothérapeute met ainsi en avant un accompagnement centré sur la sollicitation et la valorisation des capacités, sur la validation des propos échangés, dans un mode relationnel authentique. L'atelier de zoothérapie donne également au sujet la possibilité de se présenter sous un angle nouveau, de dévoiler une autre facette de sa personnalité. Ainsi mise "à distance" de sa pathologie, de sa vieillesse, la personne peut être "découverte" dans ce qu'elle est, dans son histoire, dans l'expression de ses émotions, de ses ressentis, de sa tendresse envers le chien. La perception qu'a le soignant se trouvera modifiée, ce qui aura des répercussions sur l'environnement du résident et l'expression de ses troubles du comportement. Comme l'exprime L. Ploton [10] : *"La modification de notre regard (de nos représentations), qui surdétermine nos conduites, permet la mise en œuvre d'alternatives et un changement d'attitude. L'important ce n'est pas ce qu'il faudrait faire, mais ce que nous pensons".*

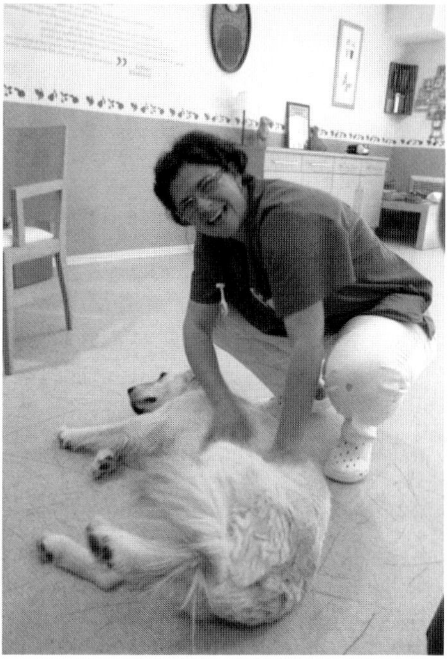

*Fig. 3 : "La zoothérapie est très bénéfique pour l'ensemble du personnel en plus des résidents".* Personnel administratif de la résidence Sudalia, mars 2011.

* *
*

En conclusion, la zoothérapie est un outil de soin intéressant en E.H.P.A.D. car il permet une approche relationnelle différente en ergothérapie. Cette activité, significative pour le résident va venir renforcer son sentiment d'existence et d'identité. Dans le cadre bienveillant de l'atelier, par l'accompagnement de l'ergothérapeute et la véracité de l'animal, la personne âgée va pouvoir ÊTRE et expérimenter. Mis à distance de sa pathologie, de sa vieillesse, le résident est redécouvert dans ce qu'il est. La venue, encadrée, d'un chien en E.H.P.A.D. est porteuse de sens, et il existe partout un lien fort entre cet animal et l'entourage humain qu'il côtoie depuis plus de quinze mille ans. Sa présence offre une teinte nouvelle aux relations et devrait pouvoir se généraliser au sein des institutions pour les bénéfices qu'elle apporte, pour cette approche relationnelle si particulière qu'A. Lamartine a su transcrire en ces mots :

*"Ô mon chien ! Dieu seul sait la distance entre nous ;*
*Seul il sait quel degré de l'échelle de l'être*
*Sépare ton instinct de l'âme de ton maître :*
*Mais seul il sait aussi par quel secret rapport*
*Tu vis de son regard et meurs de sa mort,*
*Et quelle pitié pour nos cœurs il te donne,*
*Pour aimer encor ceux que n'aiment plus personne"*

A. Lamartine (Jocelyn, 1800)

## RÉSUMÉ

Ergothérapeute en gériatrie, j'ai mis en place et réalise un atelier de zoothérapie. Mais qu'est-ce que la zoothérapie ? Quelles sont les spécificités de l'utilisation d'un médiateur vivant ? A la lumière de mon expérience personnelle, j'apporterais mon analyse quant à la pertinence d'une approche dont l'axe principal est de permettre au sujet d'occuper sa place d'individu dans sa singularité et non à travers la maladie.

## BIBLIOGRAPHIE

[1] BONAIUTO M, MARICCHIOLO F (2007). La comunicazione non verbale. *Carocci Editore, Roma.* — [2] DEFONTAINES B (2004). Trous de mémoire et maladies de la mémoire, *médicales Bash Ed, édition 2005; Paris, 216 p.* — [3] DE PALMA M (2004). Entre l'humain et l'animal, De la Zoothérapie à la thérapie, *coll. Psychologie, Quebecor Ed ; Outremont, 276 p.* — [4] GONZALES L (2004). "Conséquences de la désafférentation sensorielle chez les personnes âgées" in *Revue de Gériatrie, Tome 29, N° 1, 61-6.* — [5] HENNEL-BRZOZOWSKA A (2008). La communication non-verbale et paraverbale, *in "Synergies", N° 5, 21-30.* — [6] KAGAN Y (1996). Dictionnaire de pratique de gérontologie, *Frison Roche Ed. Paris, 811 p.* — [7] LE GOUES G (2000). L'âge et le principe de plaisir, *Dunod Ed ; Paris, 161 p.* — [8] MAISONDIEU J (2010). Vous avez dit démence ? (Approche psychodynamique des démences), in *"La revue francophone de gériatrie et de gérontologie", n° 168, Tome XVII, 31-2.* — [9] PEYTAVIN JL (2003). Alzheimer et démences séniles, *Prat-Europa Ed ; Issy-Les-Moulineaux, 176 p.* — [10] PLOTON L (2010). Ce que nous enseignent les malades d'Alzheimer *Chronique sociale Ed, Lyon, 143 p.* — [11] SELMES J, DEROUESNE C (2006). La maladie d'Alzheimer Activités et vie sociale, *John Libbey Eurotext Ed ; Montrouge, 199 p.* — [12] TROUVE E. Ergothérapie en gériatrie : approches cliniques (2009), coll. Ergothérapies, *SOLAL Ed ; Marseille, 385 p.* — [13] VERNAY D (2003). Le chien partenaire de vies Applications et perspectives en santé humaine, *Eres Ed ; Ramonville St-Agne, 151 p.* — [14] WINICOTT DW (1975). Jeu et réalité, *Ed Gallimard, édition 2002. Paris ; 275 p.*

Pour les définitions : http://www.cnrtl.fr/definition/